YIYUAN GANRAN GUANLI SHIJIAN YU YINGYONG

医院感染管理
实践与应用

主　编　王　莉　李金娜

副主编　狄友华　王晓青　赵庆兰　王红梅

编　委　（以姓氏笔画为序）

王　莉　西安交通大学第二附属医院

王　璟　杨凌示范区医院

王红梅　西安交通大学第二附属医院

王晓青　西安市中医医院

毛　华　西安交通大学第二附属医院

刘　婷　西安交通大学第二附属医院

孙　鹭　西安市中医医院

刘莉茹　洛阳市中心医院

李金娜　西安交通大学第二附属医院

李宁侠　西安医学院第二附属医院

狄友华　西安医学院第二附属医院

吴月明　西安交通大学第二附属医院

赵庆兰　新疆维吾尔自治区人民医院

张艳霞　新疆维吾尔自治区人民医院

郝会香　西安交通大学第二附属医院

鲁　华　新疆维吾尔自治区人民医院

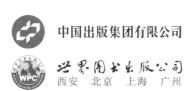

中国出版集团有限公司

世界图书出版公司

西安　北京　上海　广州

图书在版编目 (CIP) 数据

医院感染管理实践与应用/王莉，李金娜主编.—西安：世界图书出版西安有限公司，2023.11

ISBN 978-7-5232-0978-3

Ⅰ.①医…　Ⅱ.①王…②李…　Ⅲ.①医院－感染－卫生管理　Ⅳ.①R197.323.4

中国国家版本馆 CIP 数据核字（2023）第 232358 号

书　　　名	医院感染管理实践与应用
	YIYUAN GANRAN GUANLI SHIJIAN YU YINGYONG
主　　　编	王　莉　李金娜
责任编辑	胡玉平
装帧设计	绝色设计
出版发行	世界图书出版西安有限公司
地　　　址	西安市雁塔区曲江新区汇新路 355 号
邮　　　编	710061
电　　　话	029-87214941　029-87233647（市场营销部）
	029-87234767（总编室）
网　　　址	http://www.wpcxa.com
邮　　　箱	xast@wpcxa.com
经　　　销	新华书店
印　　　刷	西安市久盛印务有限责任公司
开　　　本	787mm×1092mm　1/16
印　　　张	18.25
字　　　数	460 千字
版次印次	2023 年 11 月第 1 版　2023 年 11 月第 1 次印刷
国际书号	ISBN 978-7-5232-0978-3
定　　　价	78.00 元

医学投稿　xastyx@163.com ‖ 029-87279745　029-87285296

（如有印装错误，请寄回本公司更换）

随着医疗卫生工作的飞速发展，新技术新设备的应用以及有创操作的增加，医院感染管理迎来了新的挑战，特别是随着2020年全球范围内新型冠状病毒疫情的暴发，感染防控工作更加引起卫生行政部门、医疗机构和医务人员的高度重视，并引起社会公众的广泛关注。医院感染管理涉及的专业学科多，内容广泛，相关的规范指南较多，知识体系庞大而复杂，医院感染专（兼）职人员在实践工作中面临着诸多难题。2021年国家卫生健康委发布了《进一步加强医疗机构感控人员配备管理相关工作的通知》（88号文件），全国各地医疗机构增加了医院感染管理专（兼）职人员的配置，医院感染管理专职人员和感染控制医生、护士大量增加。在教学培训和临床实践的过程中我们发现，面对数量巨大、纷繁复杂的医院感染管理相关的专业知识、规范制度等，需要一本侧重于医院感染管理实践工作、重点突出、实用性强的书籍作为培训教材和实践应用工具书，快速提升年轻医院感染管理专职人员和临床感染控制医生、护士的专业知识和技术水平及能力。结合世界卫生组织发布的《WHO感染预防与控制专业人员核心能力》中医院感染管理专职人员需具备的16项核心能力，主要基于我国目前已发布的医院感染管理相关的各项规范、标准、指南等文件，着重于临床实践应用部分，再辅以一些示范应用案例，以供医院感染管理相关人员在教学培训和实践工作中参考应用。

本书共有十一个部分，尽量纳入了医院感染管理的重点内容和关键技术，包括医院感染管理的关键学术名词和核心制度，医院感染病例的诊断、环境清洁消毒、感染监测、多重耐药菌和抗菌药物应用管理、重点环节和重点部门医院感染管理要点以及医院感染管理信息软件的应用等内容。虽然本书的编委会成员认真负责、严谨细致，但是我们也深知此书存在诸多不足，清醒地认识到本书的局限性。由于本书所涉及的内容有限，未能全面覆盖医院感染管理工作的各个方面，难免挂一漏万；由于编委会水平有限，本书难免存在瑕疵和错误；由于示范应用案例来自编委会成员所在医院的工作实践，不一定与其他医疗机构的情况完全匹配，仅供参考。

因此，请读者们注意在实际工作中应以国家和当地卫生行政部门的要求为准，并结合自身医疗机构的实际情况，批判性地看待本书中的内容。敬请读者对本书内容提出批评指正，以便不断改进修订。

本书内容规划、书稿统筹由主编西安交通大学第二附属医院李金娜主持完成，主编西安交通大学第二附属医院王莉编写了第一部分、第二部分、第三部分、第八部分，共编写16.2万字；副主编西安医学院第二附属医院狄友华编写了第六部分，共编写3.4万字；副主编西安市中医医院王晓青编写了第九部分，共编写3.9万字；副主编新疆维吾尔自治区人民医院赵庆兰编写了第四部分，共编写3.8万字；副主编西安交通大学第二附属医院王红梅编写了第十部分，共编写2.8万字；编委西安交通大学第二附属医院刘婷编写了第五部分，共编写6.5万字；编委西安交通大学第二附属医院吴月明编写了第七部分、第十一部分，共编写7.9万字；其他编委参与了资料收集、文字校对等工作。在此，对所有参与本书编写的人员表示感谢！也对支持和参与本书出版的医疗机构、医院感染相关专业的专家们表示感谢！

我们希望本书有其实践和应用价值，对年轻的医院感染管理专职人员和感染预防与控制相关工作人员有所帮助。

李金娜　王　莉

西安交通大学第二附属医院

2023 年 9 月

目　录

第一部分

医院感染管理概论

一、医院感染管理概念

医院感染管理是各级卫生行政部门、医疗机构及医务人员针对诊疗活动中存在的医院感染、医源性感染及相关的危险因素进行的预防、诊断和控制活动。

二、医院感染管理的主要内容

项目	内容
预防与控制	①医疗机构应当按照有关医院感染管理的规章制度和技术规范，加强医院感染的预防与控制工作。 ②医疗机构应当按照《消毒管理办法》，严格执行医疗器械、器具的消毒工作技术规范，医疗机构使用的消毒药械、一次性医疗器械和器具应当符合国家有关规定。一次性使用的医疗器械、器具不得重复使用。 ③医疗机构应当制定具体措施，保证医务人员的手卫生、诊疗环境条件、无菌操作技术和职业卫生防护工作符合规定要求，对医院感染的危险因素进行控制。 ④医疗机构应当严格执行隔离技术规范，根据病原体传播途径，采取相应的隔离措施。 ⑤医疗机构应当制定医务人员职业卫生防护工作的具体措施，提供必要的防护物品，保障医务人员的职业健康。 ⑥医疗机构应当严格按照《抗菌药物临床应用指导原则》，加强抗菌药物临床使用和耐药菌监测管理。 ⑦医疗机构应当按照医院感染诊断标准及时诊断医院感染病例，建立有效的医院感染监测制度，分析医院感染的危险因素，并针对导致医院感染的危险因素，实施预防与控制措施。 ⑧医疗机构应当及时发现医院感染病例和医院感染的暴发，分析感染源、感染途径，采取有效的处理和控制措施，积极救治患者。 ⑨医疗机构经调查证实发生5例以上医院感染暴发、由于医院感染暴发直接导致患者死亡、由于医院感染暴发导致3人以上人身损害后果三种情形时，应当于12h内向所在地的县级地方人民政府卫生行政部门报告，并同时向所在地疾病预防控制机构报告。所在地的县级地方人民政府卫生行政部门确认后，应当于24h内逐级上报至省级人民政府卫生行政部门。省级人民政府卫生行政部门审核后，应当在24h内上报至国家卫生主管部门。 ⑩医疗机构发生10例以上的医院感染暴发事件、发生特殊病原体或者新发病原体的医院感染、可能造成重大公共影响或者严重后果的医院感染三种情形时，应当按照《国家突发公共卫生事件相关信息报告管理工作规范（试行）》的要求进行报告。 ⑪医疗机构发生的医院感染属于法定传染病的，应当按照《中华人民共和国传染病防治法》和《国家突发公共卫生事件应急预案》的规定进行报告和处理。

项目	内容
预防与控制	⑫医疗机构发生医院感染暴发时，所在地的疾病预防控制机构应当及时进行流行病学调查，查找感染源、感染途径、感染因素，采取控制措施，防止感染源的传播和感染范围的扩大。 ⑬卫生行政部门接到报告，应当根据情况指导医疗机构进行医院感染的调查和控制工作，并可以组织提供相应的技术支持。
人员培训	①各级卫生行政部门和医疗机构应当重视医院感染管理的学科建设，建立专业人才培养制度，充分发挥医院感染专业技术人员在预防和控制医院感染工作中的作用。 ②省级人民政府卫生行政部门应当建立医院感染专业人员岗位规范化培训和考核制度，加强继续教育，提高医院感染专业人员的业务技术水平。 ③医疗机构应当制定对本机构工作人员的培训计划，对全体工作人员进行医院感染相关法律法规、医院感染管理相关工作规范和标准、专业技术知识的培训。 ④医院感染管理专业人员应当具备医院感染预防与控制工作的专业知识，并能够承担医院感染管理和业务技术工作。 ⑤医务人员应当掌握与本职工作相关的医院感染预防与控制方面的知识，落实医院感染管理规章制度、工作规范和要求。工勤人员应当掌握有关预防和控制医院感染的基础卫生学和消毒隔离知识，并在工作中正确运用。

三、医院感染管理的关键学术名词

名词	定义
医院感染	指住院患者在医院内获得的感染，包括在住院期间发生的感染和在医院内获得出院后发生的感染，但不包括入院前已开始或者入院时已处于潜伏期的感染。医院工作人员在医院内获得的感染也属医院感染。
医源性感染	指在医学服务中，因病原体传播引起的感染。
医院感染散发	是指医院感染在某医院或某地区住院患者中历年的一般发病率水平。历年是指情况大致相同的年份。历年的一般发病率水平可因医院、时间、感染部位的不同而有所差异。
医院感染流行	是指某医院、某科室医院感染发病率显著超过历年散发发病率水平，其差异具有统计学意义。
医院感染暴发	是指在医疗机构或其科室的患者中，短时间内发生3例以上同种同源感染病例的现象。
疑似医院感染暴发	指在医疗机构或其科室的患者中，短时间内出现3例以上临床症候群相似、怀疑有共同感染源的感染病例；或者3例以上怀疑有共同感染源或感染途径的感染病例现象。
医院感染的三个环节	①外源性感染包括三个环节即感染源、感染途径和易感人群，缺少或中断任一环节，将不会发生医院感染。 ②内源性感染或自身感染的感染过程是感染源（自身）、易位途径和易感生态环境。
感染源	主要有患者、带菌者或自身感染者、感染的医务人员、污染的医疗器械、污染的血液及血液制品、环境储源和动物感染源等。

名词		定义
感染途径	概念	可由单一因素组成，也可由多个因素组成可经接触、共同媒介或生物媒介感染。感染因素为医院中被病原体污染的环境物品如仪器设备、患者的日常用品等。医院感染的感染途径主要有以下几种。
	接触感染	为医院感染最常见也是最重要的感染方式之一，包括直接接触感染和间接接触感染。直接接触感染指病原体从感染源直接传播给接触者如患者之间，医务人员与患者之间，医务人员之间，都可通过手的直接接触而感染病原体；患者的自身感染也可认为是自身直接接触感染，如病原体从已感染的切口传至身体其他部位。间接接触感染指病原体从感染源排出后，经过某种或某些感染媒介如医务人员的手、医疗仪器设备、病室内的物品等传播给易感者。
	飞沫感染	是指咳嗽、打喷嚏或谈话时排出病原体导致患者发生感染。因飞沫在空气中悬浮时间短，播散距离一般小于1m，所以不需空气隔离或消毒。
	空气感染	是以空气为媒介，在空气中带有病原微生物的微粒子，随气流流动，当患者吸入这种带微生物的气溶胶后而发生感染。
	医源性感染	因各种诊疗活动所致的医院感染。
易感人群		病原体传播到宿主后，是否引起感染取决于病原体的毒力和宿主的易感性。医院感染的易感人群主要有： ①机体免疫功能严重受损者。 ②婴幼儿及老年人。 ③接受各种免疫抑制剂治疗者。 ④长期使用广谱抗菌药物者。 ⑤接受各种侵袭性操作的患者。 ⑥住院时间长者。 ⑦手术时间长者。 ⑧营养不良者。
医院感染监测		是指长期、系统、连续地收集、分析、解释医院感染在一定人群中的发生、分布及其影响因素，并将监测结果报送和反馈给有关部门和科室，为医院感染的预防控制和管理提供科学依据。医院感染监测宜采用前瞻性调查方式主动收集资料，不宜采用回顾性调查方式被动收集资料。
依据医院感染监测范围	全面综合性监测	是指连续不断地对医院所有单位（科室）、所有患者和医务人员的所有部位的医院感染及其有关危险因素等进行综合性监测。适用于新建或未开展过医院感染监测的医院，一般全面综合性监测应连续监测2年以上。
	目标性监测	是指根据不同范围内医院感染重点，对选定的目标开展的医院感染监测。选定的目标一般为重点人群、重点感染部位、重点危险因素等。目前大多数发达国家医院感染目标性监测的主要内容和干预点有重症监护病房（ICU）医院感染监测（包括成人和儿童ICU）、高危新生儿医院感染监测、手术部位感染监测、手术后肺炎监测、血液透析相关感染监测、抗菌药物临床应用与细菌耐药性监测等。适合于全面综合性监测已经开展2年以上、医院和医务人员具有一定的医院感染监测意识的医院。目标监测持续时间不短于6个月。

名词		定义
根据调查方式	前瞻性调查	患者入院后即处在监测之中，不断了解其医院感染危险因素、是否发生医院感染以及感染的流行病学特征等。前瞻性调查是有计划地对监测的特殊部门或全院进行的医院感染调查，对住院患者进行跟踪观察，直到患者出院，也包括出院患者的随访。常被认为是"金标准"，最准确。
	回顾性调查	指患者出院之后通过查阅住院病历了解其医院感染危险因素和是否已经发生医院感染。回顾性调查完全依赖于病历记录，虽然也能得到有关资料，其准确性依靠记录者，资料滞后，不能及时发现问题和解决问题。回顾性调查是医院感染漏报率调查中常用的方法。医院感染漏报率是指在一定时期内漏报病例占实际发生的感染病例的百分率。
根据数据收集人员	主动监测	由感染控制团队发起的、受过专业训练的医院感染管理专职人员主动进行的数据收集程序。感染控制人员需定期（最好每天）到病房巡视，向医生和护士了解患者有无新发感染情况；查阅所有目标人群的在院病历资料，结合病房的床边调查收集医院感染数据，对上报的医院感染病例和发现的可疑病例进行确认、核实。
	被动监测	医院按照感染监测需要提出监测报告要求，由医护人员而非医院感染管理专职人员报告医院感染病例或相关事件，感染控制团队进行汇总分析。
多重耐药菌		主要是指对临床使用的三类或三类以上抗菌药物同时呈现耐药的细菌。常见多重耐药菌包括耐甲氧西林金黄色葡萄球菌（MRSA）、耐万古霉素肠球菌（VRE）、产超广谱 β - 内酰胺酶（ESBL）细菌、耐碳青霉烯类抗菌药物肠杆菌科细菌（CRE）、耐碳青霉烯类抗菌药物鲍曼不动杆菌（CRAB）、多重耐药 / 泛耐药铜绿假单胞菌（MDR/PDR-PA）和多重耐药结核分枝杆菌等。
细菌耐药性		是指致病微生物对于抗菌药物作用的耐受性或对抗性，是抗菌药物、细菌本身及环境共同作用的结果。
天然耐药		因染色体 DNA 突变所致。
获得性耐药		大多由质粒、噬菌体及其他遗传物质携带外来的 DNA 片段所致。
交叉耐药		是指细菌对同一作用机制药物中不同种类的药物同时耐药，例如对环丙沙星、氧氟沙星、加替沙星等同时耐药。
多重耐药		是指细菌对不同作用机制药物同时耐药，例如对青霉素、庆大霉素、氧氟沙星、红霉素等同时耐药。
呼吸机相关性肺炎		是指机械通气（MV）48h 后至拔管后 48h 内出现的肺炎，是医院获得性肺炎的重要类型，其中 MV ≤ 4d 内发生的肺炎为早发性呼吸机相关性肺炎，≥ 5d 者为晚发性呼吸机相关性肺炎。
导管相关性血流感染		是指带有血管内导管患者的菌血症或真菌血症，且除导管外无其他明显的血行感染源。
导尿管相关尿路感染		是指患者留置导尿管后，或者拔除导尿管 48h 内发生的泌尿系统感染。
消毒		指用化学、物理、生物的方法杀灭或者消除环境中的病原微生物。
预防性消毒		对可能受到病原微生物污染的物品和场所进行的消毒。

名词	定义
疫源地消毒	对存在或曾经存在传染源的场所进行的消毒。随时消毒是在疫源地内存在传染源时进行的消毒，终末消毒是传染源离开疫源地后，对疫源地进行的一次彻底消毒。
消毒剂	用于杀灭传播媒介上的微生物使其达到消毒或灭菌要求的制剂。
高效消毒剂	指可杀灭一切细菌繁殖体（包括分枝杆菌）、病毒、真菌及其孢子等，对细菌芽孢（致病性芽孢菌）也有一定杀灭作用，达到高水平消毒要求的制剂，主要有环氧乙烷、过氧乙酸、过氧化氢、戊二醛、邻苯二甲醛、次氯酸钠等。
中效消毒剂	指仅可杀灭分枝杆菌、真菌、病毒及细菌繁殖体等微生物，达到消毒要求的制剂。主要有碘伏、乙醇等。
低效消毒剂	指仅可杀灭细菌繁殖体和亲脂病毒，达到消毒要求的制剂。主要有氯己定、苯扎溴铵等。
灭菌	杀灭或者消除传播媒介上的一切微生物，包括致病微生物和非致病微生物，也包括细菌芽孢和真菌孢子。
灭菌剂	可杀灭一切微生物（包括细菌芽孢）使其达到灭菌要求的制剂。目前医院常用的灭菌剂有戊二醛、环氧乙烷等。
中和剂	在微生物杀灭试验中，用以消除试验微生物与消毒剂的混悬液中和微生物表面上残留的消毒剂，使其失去对微生物抑制和杀灭作用的试剂。
菌落形成单位	由单个菌体或聚集成团的多个菌体在固体培养基上生长繁殖所形成的集落，在活菌培养计数时，以其表达活菌的数量。
手卫生	为医务人员在从事职业活动过程中的洗手、卫生手消毒和外科手消毒的总称。
洗手	医务人员用流动水和洗手液（肥皂）揉搓冲洗双手，去除手部皮肤污垢、碎屑和部分微生物的过程。
卫生手消毒	医务人员用手消毒剂揉搓双手，以减少手部暂居菌的过程。
外科手消毒	外科手术前医护人员用流动水和洗手液揉搓冲洗双手、前臂至上臂下 1/3，再用手消毒剂清除或者杀灭手部、前臂至上臂下 1/3 暂居菌和减少常居菌的过程。
常居菌	能从大部分人体皮肤上分离出来的微生物，是皮肤上持久的固有寄居菌，不易被机械摩擦清除。如凝固酶阴性葡萄球菌、棒状杆菌属、不动杆菌属等。一般情况下不致病，在一定条件下可引起导管相关感染和手术部位感染等。
暂居菌	寄居在皮肤表层，常规洗手容易被清除的微生物。直接接触患者或被污染的物体表面时可获得，可通过手传播，与医院感染密切相关。
手卫生设施	用于洗手与手消毒的设施设备，包括洗手池、水龙头、流动水、洗手液（肥皂）、干手用品、手消毒剂等。
隔离	采用各种方法、技术，防止病原体从患者及携带者传播给他人的措施。
隔离的基本原则	是严格管理感染源、阻断感染传播途径、保护易感人群，以达到切断感染链，降低外源性感染发生和暴发的目的。
隔离技术	是指为达到隔离预防的目的而采取的一系列操作和措施。
区域隔离	是指将感染源（患者或病原携带者）安置在指定的地点或特殊环境中，使他们与普通患者分开，并对指定的地点或特殊环境及时消毒处理，以防止疾病的传播和不同病种间的交叉感染。

名词	定义
隔离衣	用于保护医务人员避免受到血液、体液和其他感染性物质污染，或用于保护患者避免感染的防护用品。根据与患者接触的方式包括接触感染性物质的情况和隔离衣阻隔血液和体液的可能性选择是否穿隔离衣并选择其型号。
防护服	临床医务人员在接触甲类或按甲类传染病管理的传染病患者时所穿的一次性防护用品。应具有良好的防水、抗静电、过滤效率和无皮肤刺激性，穿脱方便，结合部严密，袖口、脚踝口应为弹性收口。
清洁区	进行呼吸道传染病诊治的病区中不易受到患者血液、体液和病原微生物等物质污染及传染病患者不应进入的区域。包括医务人员的值班室、卫生间、男女更衣室、浴室以及储物间、配餐间等。
潜在污染区	进行呼吸道传染病诊治的病区中位于清洁区与污染区之间，有可能被患者血液、体液和病原微生物等物质污染的区域。包括医务人员的办公室、治疗室、护士站、患者用后的物品、医疗器械等的处理室、内走廊等。
污染区	进行呼吸道传染病诊治的病区中位于传染病患者和疑似患者接受诊疗的区域，包括被其血液、体液、分泌物、排泄物污染物品暂存和处理的场所。包括病室、处置室、污物间以及患者入院、出院处理室等。
两通道	进行呼吸道传染病诊治的病区中的医务人员通道和患者通道。医务人员通道、出入口设在清洁区一端，患者通道、出入口设在污染区一端。
缓冲间	进行呼吸道传染病诊治的病区中清洁区与潜在污染区之间，潜在污染区与污染区之间设立的两侧均有门的小室，为医务人员的准备间。
标准预防	是针对医院所有患者、医务人员和进入医院的人员采用的一种预防措施。无论是否有疑似或确定的感染状态，接触患者的血液、体液、分泌物、汗液以外的排泄物、患者的黏膜及非完整皮肤时，均认为有携带可传播的病原体的可能，均采取相应的隔离与防护措施。
安全注射	医疗机构及医务人员在诊疗活动中，为有效防范因注射导致的感染风险所采取的，对接受注射者无害，使实施注射操作的医务人员不暴露于可避免的风险，以及注射后的医疗废物不对环境和他人造成危害的临床注射活动的规范性要求。
床单位消毒	对患者住院期间、出院、转院、死亡后所用的床及床周围物体表面进行的清洁与消毒。
终末消毒	传染源离开疫源地后，对疫源地进行的一次彻底的消毒。如传染病患者出院、转院或死亡后，对病室进行的最后一次消毒。
负压病区（房）	通过特殊通风装置，使病区（房）的空气由清洁区向污染区流动，使病区（房）内的压力低于室外压力。负压病区（房）排出的空气需经处理，确保对环境无害。病室与外界压差宜为 –30Pa，缓冲间与外界压差宜为 –15Pa。
产生气溶胶的操作	能产生气溶胶的操作，例如气管插管及相关操作、心肺复苏、支气管镜检、吸痰、咽拭子采样、尸检以及采用高速设备（如钻、锯、离心等）的操作等。
呼吸道卫生	呼吸道感染患者佩戴医用外科口罩、在咳嗽或打喷嚏时用纸巾盖住口鼻、接触呼吸道分泌物后实施手卫生，并与其他人保持1m以上距离的一组措施。

参考文献

1. 李六亿，刘玉村. 医院感染管理学 [M]. 北京：北京大学医学出版社，2010.

2. 中华人民共和国卫生部令（第 48 号）《医院感染管理办法》[EB/OL]（2006-07-06）. http://www.nhc.gov.cn/yzygj/s3576/200804/47bf2958f3914c758e918ee884308f7d.shtml.

第二部分

医院感染管理核心制度

一、医疗机构感染预防与控制基本制度（试行）

感染预防与控制（简称感控）是医疗管理的重要内容，做好感控工作对保障医疗质量与医疗安全具有重要意义。为进一步落实相关法律法规、规章制度和规范性文件等要求，指导医疗机构开展感控工作，提高感控水平，制定感控基本制度。本制度是各级各类医疗机构必须遵守和严格执行的基本要求，且有"底线性"和"强制性"特征。

1. 感控分级管理制度

项目	内容
涵义	是指导和规范医疗机构建立层级合理、专兼结合、分工明确、运转高效的感控分级管理组织体系，并有效开展感控工作的规范性要求。 ①感控分级管理组织体系的各层级主体包括医院感控委员会、感控管理部门、临床与医技科室感控管理小组，以及感控专（兼）职人员等。 ②感控涉及的相关职能部门包括但不限于医务、药学、护理、信息、总务后勤、医学装备、质量控制，以及教学科研等管理部门；涉及的临床与医技科室包括全部临床学科、专业，并覆盖各学科、专业所设立的门（急）诊、病区和检查治疗区域等。
基本要求	①按规定建立感控组织体系，结合本机构规模和诊疗活动实际，配置数量充足、结构合理的感控专兼职人员。 ②明确感控组织体系的管理层级与责任主体。管理层级有"医疗机构、感控管理部门和临床科室"三级管理和"医疗机构、临床科室"二级管理两种基本模式，后者主要适用于依规定不需要设置独立感控管理部门的医疗机构。采用二级管理模式的医疗机构应当设置专（兼）职感控管理岗位。 ③明确管理体系中各层级、各部门及其内设岗位的感控职责；明确各层级内部、外部沟通协作机制。 ④教育引导全体工作人员践行"人人都是感控实践者"的理念，将感控理念和要求融入诊疗活动全过程、全环节、全要素之中。 ⑤规范预检分诊工作，落实医疗机构内传染病防控措施。将发热伴有呼吸道、消化道感染症状，以及其他季节流行性感染疾病症状、体征的就诊者纳入医疗机构预检分诊管理；将基于特定病种、操作和技术等的感染防控核心措施纳入重点病种临床路径管理和医疗质量安全管理；参与抗菌药物临床合理应用与管理。

2. 感控监测及报告管理制度

项目	内容
涵义	是医疗机构根据感控工作需要，对健康保健相关感染的发生、分布及其影响因素等数据信息开展收集、分析、反馈，以及依法依规上报等活动的规范性要求。
基本要求	①制定并实施可行的健康保健相关感染监测与报告管理规定，主要内容包括但不限于：监测的类型、指标、方法以及监测结果的反馈等；明确监测责任主体、参与主体及其各自职责；强化临床一线医务人员履行健康保健相关感染监测与报告义务第一责任人的主体责任。 ②为开展健康保健相关感染监测提供物资、人员和经费等方面的保障；积极稳妥地推动信息化监测工作，并将健康保健相关感染的监测质量、结果评价及数据利用等纳入医疗质量安全管理考核体系。 ③加强对健康保健相关感染监测制度执行情况的监管，并进行持续质量改进及效果评价。 ④完善健康保健相关感染监测多主体协调联动机制和信息共享反馈机制，确保监测工作顺利开展，监测结果能够有效应用于医疗质量安全持续改进的实践。

3. 感控标准预防措施执行管理制度

项目		内容
涵义		是医疗机构中各相关主体自觉、有效、规范地执行感控标准预防措施的规范性要求。
基本要求		标准预防主要包括手卫生、隔离、环境清洁消毒、诊疗器械/物品清洗消毒与灭菌、安全注射等措施。医疗机构应当加强资源配置与经费投入，以保障感控标准预防措施的落实；不得以控制成本和支出为由，挤占、削减费用，影响标准预防措施的落实。
手卫生	涵义	是医疗机构及医务人员依据标准预防的规定和诊疗活动的需要，合理配置手卫生设施、持续推动和优化手卫生实践的规范性要求。
	基本要求	①根据《医务人员手卫生规范》等标准和规范的要求，制定符合本机构实际的手卫生制度，全面推动手卫生的实施。 ②指定相关部门负责手卫生的宣传教育、培训、实施、监测和考核等工作；定期开展覆盖全体医务人员的手卫生宣传、教育和培训，并对培训效果进行考核。临床科室是手卫生执行的主体部门，日常实施自查与监督管理。 ③根据不同部门和专业实施手卫生的需要，为其配备设置规范、数量足够、使用方便的手卫生设备设施，包括但不限于：流动水洗手设施、洗手池、洗手液、干手设施、速干手消毒液，以及手卫生流程图等。重点部门、区域和部位应当配备非手触式水龙头。 ④建立并实施科学规范的手卫生监测、评估、干预和反馈机制，不断提升医务人员手卫生知识知晓率、手卫生依从性和正确率。

项目		内容
隔离	涵义	是医疗机构及医务人员针对诊疗过程中出现或者可能出现的感染传播风险,依法、规范地设立有效屏障的规范性要求。隔离对象分为两类:一类是具有明确或可能的感染传播能力的人员,对其按照感染源进行隔离;另一类是具有获得感染可能的高风险目标人员,对其进行保护性隔离。隔离屏障包括物理屏障和行为屏障。物理屏障以实现空间分隔为基本手段,行为屏障以规范诊疗活动和实施标准预防为重点。
	基本要求	①根据感染性疾病的传播途径及特点,制定并实施本机构的隔离措施管理规定。 ②对需要实施隔离措施的患者,应当采取单间隔离或同类患者集中隔离的方式;对医务人员加强隔离技术培训;为隔离患者和相关医务人员提供必要的个人防护用品;隔离患者所用诊疗物品应当专人专用(听诊器、血压计、体温计等)。 ③在严格标准预防的基础上,按照疾病传播途径和防控级别实施针对性隔离措施。 ④加强对隔离患者的探视、陪护人员的感控知识宣教与管理,指导和监督探视、陪护人员根据患者感染情况选用合适的个人防护用品。 ⑤对隔离措施执行情况进行督查、反馈,并加以持续质量改进。
环境清洁消毒	涵义	是医疗机构及其工作人员对诊疗区域的空气,环境和物体(包括诊疗器械、医疗设备、床单元等)表面,以及地面等实施清洁消毒或新风管理,以防控与环境相关感染的发生和传播的规范性要求。
	基本要求	①确定实施环境物表清洁消毒的主体部门及监管部门,明确各部门及相关岗位人员的职责。 ②确定不同风险区域环境物表清洁消毒的基本规范、标准操作流程和监督检查的规定,并开展相关培训。 ③规范开展针对诊疗环境物表清洁消毒过程及效果的监测。 ④制订并严格执行感染暴发(疑似暴发)后的环境清洁消毒规定与床单元终末处置流程。 ⑤明确对空调通风系统、空气净化系统与医疗用水实施清洁消毒、新风管理和进行监管的主体部门及其职责,制订并执行操作规程及监测程序。
诊疗器械/物品清洗消毒和(或)灭菌	涵义	是医疗机构对临床使用的诊疗器械和物品正确地实施清洁消毒和(或)灭菌处置的规范性要求。
	基本要求	①根据所使用可复用诊疗器械/物品的感染风险分级,选择适宜的消毒灭菌再处理方式,包括但不限于:各种形式的清洁、低水平消毒、中水平消毒、高水平消毒和(或)灭菌等;相关操作人员应当做好职业防护。 ②在实施消毒灭菌处置前应当对污染的器械/物品进行彻底清洗。但针对被朊病毒、气性坏疽及突发不明原因传染病病原体污染的诊疗器械、器具和物品,在灭菌处置前应当先消毒。 ③建立针对内镜、外来器械、植入物等的清洗消毒灭菌管理规范和相应标准操作规程,做好清洗消毒灭菌质量监测和反馈。 ④诊疗活动中使用的一次性使用诊疗器械/物品符合使用管理规定,在有效期内使用且不得重复使用。 ⑤医疗机构使用的消毒灭菌产品应当符合相应生产与使用管理规定,按照批准使用的范围、方法和注意事项使用。 ⑥器械/物品清洗、消毒、灭菌程序符合标准或技术规范的规定,做好过程和结果监测,建立并执行质量追溯机制和相应的应急预案。医疗机构对经清洗消毒灭菌的器械/物品应当采取集中供应的管理方式。

项目		内容
安全注射	涵义	是医疗机构及医务人员在诊疗活动中，为有效防范因注射导致的感染风险所采取的、对接受注射者无害、使实施注射操作的医务人员不暴露于可避免的风险，以及注射后医疗废物不对环境和他人造成危害的临床注射活动的规范性要求。
	基本要求	①制订并实施安全注射技术规范和操作流程；明确负责安全注射管理的责任部门和感控部门或人员的监督指导责任；加强对医务人员的安全注射相关知识与技能培训；严格实施无菌技术操作。 ②诊疗活动中使用的一次性使用注射用具应当一人一针一管一用一废弃；使用的可复用注射用具应当一人一针一管一用一清洗灭菌；杜绝注射用具及注射药品的共用、复用等不规范使用。 ③加强对注射前准备、实施注射操作和注射操作完成后医疗废物处置等的全过程风险管理、监测与控制，强化对注射全过程中各相关操作者行为的监督管理。 ④提供数量充足、符合规范的个人防护用品和锐（利）器盒；指导、监督医务人员和相关工作人员正确处置使用后的注射器具。

4. 感控风险评估制度

项目	内容
涵义	是医疗机构及医务人员针对感控风险开展的综合分析、评价、预判、筛查和干预等活动，从而降低感染发生风险的规范性要求。感控风险评估种类主要包括病例风险评估、病种风险评估、部门（科室）风险评估、机构风险评估，以及感染聚集、流行和暴发等的风险评估。
基本要求	①医疗机构及其科室、部门应当根据所开展诊疗活动的特点，定期开展感控风险评估。 ②明确影响本机构感控的主要风险因素和优先干预次序。 ③根据风险评估结果，合理设定或调整干预目标和策略，采取基于循证证据的干预措施。 ④建立并实施根据风险评估结果开展感染高危人员筛查的工作机制。

5. 多重耐药菌感染预防与控制制度

项目	内容
涵义	是医疗机构为预防和控制多重耐药菌引发的感染及其传播，根据本机构多重耐药菌流行趋势和特点开展的监测、预防与控制等活动的规范性要求。 目前要求纳入目标防控的多重耐药菌包括但不限于：耐甲氧西林金黄色葡萄球菌（MRSA）、耐万古霉素肠球菌（VRE）、耐碳青霉烯类抗菌药物肠杆菌科细菌（CRE）、耐碳青霉烯类抗菌药物鲍曼不动杆菌（CR-AB）和耐碳青霉烯类抗菌药物铜绿假单胞菌（CR-PA）等。
基本要求	①制定并落实多重耐药菌感染预防与控制规范，明确各责任部门和岗位的分工、职责和工作范围等。 ②依据本机构和所在地区多重耐药菌流行趋势和特点，确定多重耐药菌监测范围，加强信息化监测，采取有效措施预防和控制重点部门和易感者的多重耐药菌感染。 ③加强感染防控、感染病学、临床微生物学、重症医学和临床药学等相关学科的多部门协作机制，提升专业能力。 ④加强针对本机构相关工作人员的多重耐药菌感染预防与控制知识培训。

项目	内容
基本要求	⑤严格执行多重耐药菌感染预防与控制核心措施，核心措施包括但不限于：手卫生、接触隔离、环境清洁消毒、可复用器械与物品的清洁消毒灭菌、抗菌药物合理使用、无菌技术操作、标准预防、减少侵入性操作，以及必要的针对环境和患者的主动监测和干预等。 ⑥规范病原微生物标本送检，严格执行《抗菌药物临床应用指导原则》，合理选择并规范使用抗菌药物。

6. 侵入性器械／操作相关感染防控制度

项目		内容
侵入性器械相关感染防控制度	涵义	是诊疗活动中与使用侵入性诊疗器械相关的感染预防与控制活动的规范性要求。侵入性诊疗器械相关感染的防控主要包括但不限于：血管内导管相关血流感染、导尿管相关尿路感染、呼吸机相关肺炎和透析相关感染的预防与控制。
	基本要求	①建立本机构诊疗活动中使用的侵入性诊疗器械名录。 ②制订并实施临床使用各类侵入性诊疗器械相关感染防控的具体措施。 ③实施临床使用侵入性诊疗器械相关感染病例的目标性监测。 ④开展临床使用侵入性诊疗器械相关感染防控措施执行依从性监测。 ⑤根据病例及干预措施依从性监测数据进行持续质量改进。
手术及其他侵入性操作相关感染防控制度	涵义	是诊疗活动中与外科手术或其他侵入性操作（包括介入诊疗操作、内镜诊疗操作、CT／超声等引导下穿刺诊疗等）相关感染预防与控制活动的规范性要求。
	基本要求	①建立本机构诊疗活动中所开展手术及其他侵入性诊疗操作的名录。 ②制订并实施所开展各项手术及其他侵入性诊疗操作的感染防控措施，以及防控措施执行依从性监测的规则和流程。 ③根据患者病情和拟施行手术及其他侵入性诊疗操作的种类进行感染风险评估，并依据评估结果采取针对性的感染防控措施。 ④规范手术及其他侵入性诊疗操作的抗菌药物预防性使用。 ⑤实施手术及其他侵入性诊疗操作相关感染病例目标性监测。 ⑥开展手术及其他侵入性诊疗操作相关感染防控措施执行依从性监测。 ⑦根据病例及干预措施执行依从性监测数据进行持续质量改进。

7. 感控培训教育制度

项目	内容
涵义	是医疗机构针对不同层级、不同岗位的工作人员开展针对性、系统性、连续性的感控相关基础知识、基本理论和基本技能培训教育活动的规范性要求。感控培训教育的基本内容包括但不限于：培训目标、适用对象、进度安排、实施方式，以及考核评估等。
基本要求	①医疗机构人力资源、医疗、护理、教育科研和后勤保障等相关管理职能部门和各临床、医技科室应当将感控防控相关内容纳入所开展的培训教育之中。各部门和临床、医技科室应当根据培训对象制订培训计划并组织实施。 ②明确不同层级、不同岗位工作人员接受感控知识培训的形式、内容与方法等，并做好培训教育组织管理工作。

项目	内容
基本要求	③制定并实施感控知识与技能培训教育考核方案，将考核结果纳入相关医务人员执业资质（准入）、执业记录和定期考核管理。 ④向陪护、探视等人员提供感控相关基础知识宣教服务。

8. 医疗机构内感染暴发报告及处置制度

项目	内容
涵义	是医疗机构及医务人员针对诊疗过程中出现的感染疑似暴发、暴发等情况，依法依规采取预警、调查、报告与处置等措施的规范性要求。
基本要求	①建立医疗机构内感染暴发报告责任制，强化医疗机构法定代表人或主要负责人为第一责任人的定位；制订并执行感染监测以及感染暴发的报告、调查与处置等规定、流程和应急预案。 ②建立并执行感染疑似暴发、暴发管理机制，组建感控应急处置专家组，指导开展感染疑似暴发、暴发的流行病学调查及处置。 ③强化各级具有报告责任主体履职情况的监督问责。在诊疗过程中发现短时间内出现3例或以上临床症状相同或相近的感染病例，尤其是病例间可能存在具有流行病学意义的共同暴露因素或者共同感染来源时，无论有无病原体同种同源检测的结果或检测回报结果如何，都应当按规定逐级报告本机构感控部门（或专职人员）和法人代表或主要负责人。 ④制订并实施感染疑似暴发、暴发处置预案。处置预案应当定期进行补充、调整和优化，并组织开展经常性演练。

9. 医务人员感染性病原体职业暴露预防处置及上报制度

项目	内容
涵义	是医疗机构感染性病原体职业暴露预防、处置和上报等活动的规范性要求。 感染性病原体职业暴露按传播途径分类，主要包括血源性暴露、呼吸道暴露、消化道暴露和接触暴露等。
基本要求	①建立适用于本机构的感染性病原体职业暴露预防、处置及上报规范和流程，主要内容包括但不限于：明确管理主体及其职责；制订并执行适用的预防、处置和报告流程；实施监督考核等。 ②根据防控实践的需要，为医务人员提供数量充足、符合规范要求的用于防范感染性病原体职业暴露风险的设备设施、个人防护用品，以及其他支持、保障措施。 ③对医务人员开展有关预防感染性病原体职业暴露的培训教育，感染性病原体职业暴露高风险部门应当定期进行相关应急演练。 ④建立医务人员感染性病原体职业暴露报告管理体系与流程。 ⑤对发生感染性病原体职业暴露的医务人员进行暴露后评估、处置和随访，严格按照相关防护要求采取检测、预防用药等应对处置措施。 ⑥建立并执行预防感染性病原体职业暴露相关医务人员疫苗接种管理制度。

10. 医疗机构内传染病相关感染预防与控制制度

项目	内容
涵义	是医疗机构及医务人员依法依规开展本机构内传染病相关感染防控活动的规范性要求。
基本要求	①诊疗区域空间布局、设备设施和诊疗流程等符合传染病相关感染预防与控制的要求。 ②确定承担本机构内传染病疫情监测、报告、预防和控制工作的主体部门、人员及其职责；明确感控管理部门或人员指导监督本机构内传染病相关感染防控工作开展的职责。 ③严格执行传染病预检分诊要求，重点询问和关注就诊者发热、呼吸道症状、消化道症状、皮肤损害等临床表现和流行病学史，并了解就诊者症状出现以来的就医、用药情况。医疗机构不具备相应的救治条件时，应当规范采取就地隔离或转诊至有能力救治的医疗机构等措施。 ④根据传染病传播途径的特点，对收治的传染病患者采用针对性措施阻断传播途径，防止传染病传播；做好疫点管理，及时进行终末消毒，按规范做好医疗废物处置。 ⑤定期对工作人员进行传染病防控和职业暴露防护知识、技能的培训；为从事传染病诊疗工作的医务人员提供数量充足且符合规范要求的个人防护用品，并指导、监督其正确选择和使用。

二、医院感染管理组织设置及其职责

按规定建立感控组织体系，明确感控组织体系的管理层级与责任主体。

1. 医院感染管理委员会

项目	内容
设置	住院床位总数在 100 张以上的医院应当设立医院感染管理委员会和独立的医院感染管理部门。住院床位总数在 100 张以下的医院应当指定分管医院感染管理工作的部门。
人员构成	①主任委员由医院院长或者主管医疗工作的副院长担任。 ②医院感染管理委员会由医院感染管理部门、医务部门、护理部门、临床科室、消毒供应室、手术室、临床检验部门、药事管理部门、设备管理部门、后勤管理部门及其他有关部门的主要负责人组成。
职责	①认真贯彻医院感染管理方面的法律法规及技术规范、标准，制定本医院预防和控制医院感染的规章制度、医院感染诊断标准并监督实施。 ②根据预防医院感染和卫生学要求，本医院的建筑设计、重点科室建设的基本标准、基本设施和工作流程进行审查并提出意见。 ③研究并确定本医院的医院感染管理工作计划，并对计划的实施进行考核和评价。 ④研究并确定本医院的医院感染重点部门、重点环节、重点流程、危险因素以及采取的干预措施，明确各有关部门、人员在预防和控制医院感染工作中的责任。 ⑤研究并制订本医院发生医院感染暴发及出现不明原因传染性疾病或者特殊病原体感染病例等事件时的控制预案。 ⑥建立会议制度，定期研究、协调和解决有关医院感染管理方面的问题。 ⑦根据本医院病原体特点和耐药现状，配合药事管理委员会提出合理使用抗菌药物的指导意见。 ⑧其他有关医院感染管理的重要事宜。

2. 医院感染管理部门

项目		内容
设置		住院床位总数在 100 张以上的医院应当设立独立的医院感染管理部门。住院床位总数在 100 张以下的医院应当指定分管医院感染管理工作的部门。其他医疗机构应当有医院感染管理专（兼）职人员。
人员构成	感控配备形式	医疗机构配备感控人员包括专职和兼职两种形式。专职感控人员主要配备在医疗机构感控管理部门，全职从事全院的感控日常管理和业务工作，不承担其他与感控无关的工作。不得临时从其他科室抽调人员作为专职感控人员开展工作。有条件的医疗机构也可在新生儿科、血液透析、重症医学科、手术室等重点科室配备专职感控人员。兼职感控人员一般配备在不设病床的个体诊所、医务室等规模较小的医疗机构，或规模较大医疗机构的科室，开展本机构或科室的感控日常管理和业务工作。
	人员数量	①非定点医院：原则上按照每 150~200 张实际使用病床（含口腔综合治疗台，下同）配备 1 名专职感控人员。100 张以下实际使用病床配备 2 名专职感控人员；100~500 张实际使用病床配备不少于 4 名专职感控人员；500 张以上实际使用病床，根据医疗机构类别，按照每增加 150~200 张实际使用病床增配 1 名专职感控人员。各科室应当至少指定 1 名医务人员，作为本科室的兼职感控人员，鼓励同时配备兼职感控医师和护士。实际使用病床数多于 50 张的科室，应当每 50 张床至少配备 1 名兼职感控人员。 ②定点医院：感控人员配备数量应当保持在非定点医院的 1.5~2 倍。其他传染病医疗救治定点医疗机构感控人员配备数量，参照定点医院要求执行。
	专业结构	①感控工作涉及面宽，工作内容复杂。 ②二级以上医疗机构配备专职感控人员时，应当充分考虑其专业结构，确保各项工作顺利开展。其人员构成应当包括医师、护士，可以包括药学、医技以及有卫生专业背景的管理人员等其他人员。 ③所有人员均应掌握公共卫生专业知识。医师占比不低于 30%，护士占比不高于 40%，其他人员占比不高于 30%。 ④兼职感控人员应当为医药护技等卫生专业技术人员。 ⑤感控管理部门主要负责人应当具有较高的专业技术职务任职资格，并长时间专职从事院内感染防控工作。 ⑥鼓励由具有高级专业技术职务任职资格，并专职从事 5 年以上院内感染防控工作的人员，担任感控管理部门主要负责人。
	职责	①对有关预防和控制医院感染管理规章制度的落实情况进行检查和指导。 ②对医院感染及其相关危险因素进行监测、分析和反馈，针对问题提出控制措施并指导实施。 ③对医院感染发生状况进行调查、统计分析，并向医院感染管理委员会或者医疗机构负责人报告。 ④对医院的清洁、消毒灭菌与隔离、无菌操作技术、医疗废物管理等工作提供指导。 ⑤对传染病的医院感染控制工作提供指导。 ⑥对医务人员有关预防医院感染的职业卫生安全防护工作提供指导。 ⑦对医院感染暴发事件进行报告和调查分析，提出控制措施并协调、组织有关部门进行处理。 ⑧对医务人员进行预防和控制医院感染的培训工作。 ⑨参与抗菌药物临床应用的管理工作。 ⑩对消毒药械和一次性使用医疗器械、器具的相关证明进行审核。 ⑪组织开展医院感染预防与控制方面的科研工作。 ⑫完成医院感染管理委员会或者医疗机构负责人交办的其他工作。

项目	内容
职责	⑬在医疗机构内开展主动监测，尤其是对重点科室、侵入性操作环节实现全覆盖。通过主动监测，及时发现感染散发病例、感染聚集性病例和感染暴发，持续改进感控工作，降低潜在感染风险。要增强敏感性，发生疑似感染暴发或暴发后，感控人员要落实相应职责，按照规定及时报告，并开展调查处置工作。 ⑭要落实感控人员的监督指导职责，督促指导各部门和人员做好感控工作。对于监督指导过程中发现的薄弱环节及风险隐患，要立即督促整改；对拒不改正的，要按照程序报告感控管理委员会，并提出处理意见。

3.医院感染管理小组

项目	内容
设置	医疗机构内临床和医技科室均应设立医院感染管理小组。
人员构成	病区负责人为本病区医院感染管理第一责任人。医院感染管理小组人员包括医师和护士，宜为病区内相对固定人员，医师宜具有主治医师以上职称。
职责	①医院感染管理小组负责本病区医院感染管理的各项工作，结合本病区医院感染防控工作特点，制定相应的医院感染管理制度，并组织实施。 ②根据本病区主要医院感染特点，如医院感染的主要部位、主要病原体、主要侵袭性操作和多重耐药菌感染，制订相应的医院感染预防与控制措施及流程，并组织落实。 ③配合医院感染管理部门进行本病区的医院感染监测，及时报告医院感染病例，并应定期对医院感染监测、防控工作的落实情况进行自查、分析，发现问题及时改进，并做好相应记录。 ④结合本病区多重耐药菌感染及细菌耐药情况，落实医院抗菌药物管理的相关规定。 ⑤负责对本病区工作人员医院感染管理知识和技能的培训。 ⑥接受医院对本病区医院感染管理工作的监督、检查与指导，落实医院感染管理相关改进措施，评价改进效果，做好相应记录。

参考文献

1. 国家卫生健康委办公厅.关于进一步加强医疗机构感染预防与控制工作的通知（国卫办医涵[2019]480号）（2019-05-08）.医院感染管理文件汇编（2015-2021）[G].北京：中国质量标准出版传媒有限公司，2021.11：486-493.

2. 中华人民共和国卫生部令（第48号）《医院感染管理办法》[EB/OL]（2006-07-06）.http://www.nhc.gov.cn/yzygj/s3576/200804/47bf2958f3914c758e918ee884308f7d.shtml.

3. 中华人民共和国国家卫生和计划生育委员会.病区医院感染管理规范：WS/T510-2016[S].医院感染管理文件汇编（2015-2021）[G].北京：中国质量标准出版传媒有限公司，2021.11：1491-1498.

4. 国务院应对新型冠状病毒肺炎疫情联防联控机制综合组.关于进一步加强医疗机构感控人员配备管理相关工作的通知（联防联控机制综发[2021]88号）（2021-08-20）.医院感染管理文件汇编（2015-2021）[G].北京：中国质量标准出版传媒有限公司，2021.11：831-832.

第三部分

医院感染病例管理

为加强医院感染管理，提高医院感染诊断水平和监测的准确率，卫生部组织相关专家，在充分论证、反复修订的基础上制定了《医院感染诊断标准（试行）》，于 2001 年 1 月 2 日发布《关于印发医院感染诊断标准（试行）的通知》（卫医发 [2001]2 号）并执行。随着社会和医疗技术的发展，医院感染病例也在发生着新的变化。2018 年中华人民共和国国家卫生健康委员会组织医院感染专业委员会专家们根据《中华人民共和国传染病防治法》和《医院感染管理办法》的相关要求，按照 GB/T1.1-2009 给出的规则起草了新的《医院感染诊断标准（报批稿）》。

参加起草单位：中国医学科学院北京协和医院、中国人民解放军总医院、北京医院、北京大学第一医院、北京大学人民医院、北京大学第三医院、首都医科大学附属北京天坛医院、首都医科大学附属北京积水潭医院、首都医科大学附属北京友谊医院、首都医科大学附属北京宣武医院、首都医科大学附属北京朝阳医院、首都医科大学附属北京安贞医院、首都医科大学附属北京同仁医院、首都医科大学附属北京儿童医院、天津医科大学总医院、天津市第一中心医院、郑州大学第一附属医院、河南省人民医院、广东省人民医院、四川大学华西医院、四川省人民医院、中南大学湘雅医院、复旦大学附属华山医院、上海交通大学医学院附属瑞金医院、广州医科大学附属第一医院、南方医科大学南方医院、南京医科大学第二附属医院、中国医学科学院阜外医院。

主要起草人：马小军、周炯、葛瑛、张黎、徐英春、孙芳艳、柴文昭、徐梅、杨启文、黄晶、戴梦华、李秉璐、魏俊吉、仉建国、林进、刘俊涛、向阳、苗齐、郑月宏、茅枫、李单青、毛一雷、钟勇、吕威、赵继志、刘运喜、胡继红、王贵强、郑波、张晓辉、匡季秋、高燕、伊敏、袁晓宁、张越巍、陈辉、齐文杰、王宁、王力红、童朝晖、谷丽、侯晓彤、贾明、王滨、朱光发、贾一新、乔庐东、钱素云、刘钢、彭芸、江荣才、逄崇杰、杨文杰、孙同文、程剑剑、侯铁英、宗志勇、喻华、吴安华、杨帆、倪语星、卓超、孙树梅、张发明、陈祖君、吴永波。

在新标准尚未正式发布期间，仍然执行《医院感染诊断标准（试行）》（卫医发 [2001]2 号）的标准，《医疗相关感染诊断标准（报批稿）》仅供参考。

一、医院感染诊断的关键学术名词

名词	定义	
医院感染	也称医疗机构感染（Hospital Infection），是指住院患者在医院内获得的感染，包括在住院期间发生的感染和在医院内获得、出院后发生的感染；但不包括入院前已开始或入院时已处于潜伏期的感染。医院工作人员在医院内获得的感染也属于医院感染。	
	属于医院感染情况	不属于医院感染情况
	①无明确潜伏期的感染，规定入院48h后发生的感染为医院感染；有明确潜伏期的感染，自入院时起超过平均潜伏期后发生的感染为医院感染。 ②本次感染直接与上次住院有关。 ③在原有感染基础上出现其他部位新的感染（除外脓毒血症迁徙灶），或在原感染已知病原体基础上又分离出新的病原体（排除污染和原来的混合感染）的感染。 ④新生儿在分娩过程中和产后获得的感染。 ⑤由于诊疗措施激活的潜在性感染，如疱疹病毒、结核分枝杆菌等的感染。 ⑥医务人员在医院工作期间获得的感染。	①皮肤黏膜开放性伤口只有细菌定植而无炎症表现。 ②由于创伤或非生物性因子刺激而产生的炎症表现。 ③新生儿经胎盘获得（出生后48h内发病）的感染，如单纯疱疹、弓形体病、水痘等。 ④患者原有的慢性感染在医院内急性发作。
医源性感染	在医学服务中，因病原体传播引起的感染。	
医疗保健相关感染	患者或就诊者在诊断、治疗和预防等医疗保健活动中所获得的感染。	
感染性疾病	由病原微生物引起的疾病。其中传染性较强，可引起宿主间相互传播的称为传染病。	
定植	微生物在皮肤、黏膜、开放性伤口或分泌物中存在，但并不引起临床症状和体征。各种细菌经常从不同环境落到人体，并能在一定部位定居和不断生长、繁殖后代。从临床标本中分离出细菌，但患者没有感染的相应临床症状和体征，一般不需要抗菌药物治疗。	
炎症	具有血管系统的活体组织对损伤因子（如病原体、理化因子、缺血、异常免疫等）所发生的防御反应。	
感染	由微生物入侵繁殖或机体自身菌群的异位，比例失调对机体所造成的损害而发生的一种炎症反应称为感染。	
感染/事件（发生）日期	在7d感染窗口期内，第一次出现满足某特定部位感染诊断条件的日期即为感染日期。感染日期一定在7d感染窗口期内或手术部位感染的监测期内。	
7d感染窗口期	是指某特定部位感染的所有诊断条件都需在7d内满足，即第一次诊断检测阳性或无诊断检测方法但第一次描述有阳性的症状和体征（如腹泻）那一天的前后3d。诊断检测仅指以下5种：①标本采集和微生物培养；②影像学检查；③症状；④医生诊断；⑤开始治疗。	
入院时存在的感染	如果感染发生在入院前2d或入院后2d内。鉴于对重复感染期的考虑，如果感染发生在入院前两天的任何一天，它的感染日期都认为是入院第1天。	

名词	定义
14d重复感染期	从感染第1天起至之后的14d内不会有新的相同类型的感染重复出现，期间即使同一感染部位有不同病原体检出也不应认为是新的感染，而是应该属于同一次感染。14d重复感染期经常用于血流感染，尿路感染和肺部感染中。
继发性血流感染归因期	由原发部位感染继发的血流感染的血标本采集时间段，这个时间段是感染窗口期（IWP）和重复感染期（RIT）的累积。根据感染发生日期的不同，继发性血流感染归因期从14~17d不等。要考虑是继发性血流感染，那么血液标本应该在继发性血流感染归因期内采集并满足以下条件之一：①血标本中检出的病原体至少有一种跟原发灶的致病菌一致；②血培养阳性必须是原发灶感染的判定标准之一。
转运规则	若在感染发生日期当天或前一天，患者发生转运或出院，属于转运前的部门或病房。
致病菌分布规则	这个规则告诉我们在14d重复感染期内或继发血流感染归因期内，标本培养获得相同或不同的病原体该如何处理。应注意以下几点：①在14d重复感染期内即使发现新的致病菌也不应认为是新的感染而是同一次感染；②原发感染应该先于继发性血流感染；③血标本中的病原体可能同时会有不止一个的来源。

二、医疗机构感染病例分类及名称

按系统感染分类	医疗机构感染病例名称
呼吸系统感染	上呼吸道感染：咽炎、喉炎、扁桃体炎。
	下呼吸道感染：肺炎（呼吸机相关、手术后肺炎、与呼吸机或手术无关）。
	不伴肺炎的支气管炎、气管支气管炎、细支气管炎、气管炎。
	其他下呼吸道感染，如肺脓肿、支气管肺炎。
	胸膜腔感染
心血管系统感染	血管感染，如动静脉移植、分流、瘘的感染。
	心内膜炎
	心肌炎或心包炎
	纵隔炎
血液系统感染	血管相关性感染
	败血症
	输血相关感染
胃肠道感染	胃肠炎
	胃肠道感染（除外胃肠炎和阑尾炎的胃肠道感染）
	病毒性肝炎（有明确依据为医疗机构内获得）
	腹腔内感染
	坏死性结肠炎
	抗生素相关性腹泻（包括艰难梭菌感染所致的伪膜性肠炎）

按系统感染分类	医疗机构感染病例名称
中枢神经系统感染	颅内脓肿
	脑膜炎或脑室炎
	脊髓脓肿
泌尿系统感染	尿路感染（导尿管相关或非导尿管相关）
	无症状尿路感染（导尿管相关或非导尿管相关）
	其他尿路感染（肾、输尿管、膀胱、尿道、腹膜后组织、肾周组织）
手术部位感染	表浅切口感染
	深部切口感染
	器官／腔隙感染
皮肤软组织感染	皮肤感染
	软组织感染
	压疮感染
	烧伤感染
	乳腺脓肿或乳腺炎
	脐炎
	新生儿脓疱病
	包皮环切术后感染
骨关节感染	骨髓炎
	椎间隙感染
	关节或滑膜感染
	关节假体周围感染
生殖道感染	子宫内膜炎
	外阴切开术后感染
	阴道穹窿感染
	其他生殖道感染
眼耳鼻喉口腔感染	结膜炎
	结膜炎外的其他眼部感染
	外耳炎、中耳炎
	口腔感染（口、舌、牙龈）
	鼻窦炎
全身性感染	播散性感染（如麻疹、风疹、腮腺炎、其他出疹性传染病等病毒感染）

三、医院感染病例诊断标准

1. 呼吸系统

1.1　上呼吸道感染

	临床诊断	病原学诊断
2001 版	发热（≥38.0℃超过2d），有鼻咽、鼻旁窦和扁桃体等上呼吸道急性炎症表现。	在临床诊断基础上，分泌物涂片或培养可发现有意义的病原微生物。
	说明：必须排除普通感冒和非感染性病因（如过敏等）所致的上呼吸道急性炎症。	
报批版	上呼吸道感染至少应符合下列标准之一： ①患者至少有以下两项症状或体征：发热（>38℃），咽部红肿，咽喉痛，咳嗽，声音嘶哑，或咽喉部有脓性分泌物。且同时具备下列情况之一： a. 以临床诊断或治疗为目的，通过微生物培养或非培养方法（如：非主动监测培养/检测，Not Active Surveillance Culture/Testing，ASC/AST），从上呼吸道（即喉、咽和会厌）检出病原体。注：不包括痰液，因为痰液不是上呼吸道标本。 b. IgM 抗体效价达诊断水平或双份血清 IgG 呈 4 倍增加。 c. 医生诊断为上呼吸道感染。 ②经手术、组织学病理学或影像学检查发现有脓肿。 ③年龄 ≤ 1 岁的婴儿，至少具备下列两项症状或体征：发热（>38℃），低体温（<36℃），呼吸暂停，心动过缓，流涕，或咽喉部有脓性分泌物。且具备下列情况之一： a. 以临床诊断或治疗为目的，通过微生物培养或非培养方法（如非主动监测培养/检测），从上呼吸道（即喉、咽和会厌）检出病原体。 b. IgM 抗体效价达诊断水平或双份血清 IgG 呈 4 倍增加。 c. 医生诊断为上呼吸道感染。	

1.2　下呼吸道感染

	临床诊断	病原学诊断
2001 版	符合下述两条之一即可诊断： ①患者出现咳嗽、痰黏稠，肺部出现湿啰音，并有下列情况之一： a. 发热。 b. 白细胞总数和（或）嗜中性粒细胞比例增高。 c. X 线胸片显示肺部有炎性浸润性病变。 ②慢性气道疾患患者稳定期（慢性支气管炎伴或不伴阻塞性肺气肿、哮喘、支气管扩张症）继发急性感染，并有病原学改变或 X 线胸片显示与入院时比较有明显改变或新病变。	在临床诊断基础上，符合下述 6 条之一即可诊断： ①经筛选的痰液连续两次分离到相同病原体。 ②痰细菌定量培养分离病原菌数 ≥ 106cfu/mL。 ③血培养或并发胸腔积液者的胸液分离到病原体。 ④经纤维支气管镜或人工气道吸引采集的下呼吸道分泌物病原菌数 ≥ 105cfu/mL；经支气管肺泡灌洗（BAL）分离到病原菌数 ≥ 104cfu/mL；或经防污染标本刷（PSB）、防污染支气管肺泡灌洗（PBAL）采集的下呼吸道分泌物分离到病原菌，而原有慢性阻塞性肺病包括支气管扩张者病原菌数必须 ≥ 103cfu/mL。 ⑤痰液或下呼吸道采样标本中分离到通常非呼吸道定植的细菌或其他特殊病原体。 ⑥免疫血清学、组织病理学的病原学诊断证据。

	临床诊断	病原学诊断
2001 版	**说明：** ①痰液筛选的标准为痰液涂片镜检鳞状上皮细胞 <10 个 / 低倍视野和白细胞 >25 个 / 低倍视野或鳞状上皮细胞：白细胞 ≤ 1 : 2.5；免疫抑制和粒细胞缺乏患者见到柱状上皮细胞或锥状上皮细胞与白细胞同时存在，白细胞数量可以不严格限定。 ②应排除非感染性原因如肺栓塞、心力衰竭、肺水肿、肺癌等所致的下呼吸道的胸片的改变。 ③病变局限于气道者为医院感染气管－支气管炎；出现肺实质炎症（X 线胸片显示）者为医院感染肺炎（包括肺脓肿），报告时需分别标明。	

报批版	医院获得性肺炎（Hospital acquired pneumonia，HAP）：住院期间没有接受有创机械通气、未处于病原感染的潜伏期，而于入院 48h 后新发生的肺炎。临床诊断需至少同时满足临床表现 A 1 项 +B 2 项 +C 影像学 1 项。	

临床诊断	病原学诊断
临床表现： A 项： a. 无其他原因发热（T > 38.0℃）。 b. 外周血白细胞 >10 × 10⁹/L 或 <4 × 10⁹/L（伴或不伴核左移）。 c. ≥ 70 岁的老人，无其他原因的神志突变。 B 项： a. 新出现的脓痰、痰性质改变、呼吸道分泌物增加或吸痰次数增多。 b. 新出现或加重的咳嗽、呼吸困难、气促。 c. 湿啰音或管状呼吸音。 d. 氧合指数下降（PaO_2/FiO_2），吸氧需求增加。 C 影像学表现： a. 新发或进展性肺部浸润影。 b. 新发或进展性实变。 c. 新发或进展性空洞形成 （需排除急性呼吸窘迫综合征、肺水肿、基础疾病累及肺、肺栓塞等）。	在临床诊断的基础上，若同时满足以下任意一项，可作为确定致病菌的依据。 ①血培养阳性（排除其他部位感染引起）。 ②胸腔积液检出病原体。 ③下呼吸道标本定量或半定量培养分离出有临床意义的病原体（例如痰、BAL、PSB 等）。 ④ BAL 直接镜检见吞噬细菌细胞数 ≥ 5%（如革兰染色）。 ⑤肺组织定量或半定量培养分离出有意义的病原体。 ⑥病理学：至少符合 1 项 a. 脓肿或实变病灶有大量外周血多形核细胞聚集在细支气管和肺泡。 b. 有肺实质被真菌菌丝或假菌丝入侵的证据。 ⑦其他检测： a. 常规培养不能检测的病原体：呼吸道分泌物或组织病毒、支原体、衣原体、军团菌、百日咳杆菌血清学依据。 b. 病原体血清 IgM 抗体由阴转阳或血清 IgG 滴度呈 4 倍升高（如流感病毒、衣原体）。 c. 嗜肺军团菌Ⅰ型：免疫荧光分析（IFA）法测得军团菌血清Ⅰ型滴度急性期较恢复期呈 4 倍升高或达到 ≥ 1 : 128，放射免疫分析（RIA）或酶联免疫法（EIA）查尿嗜肺军团菌Ⅰ型抗原。

婴幼儿或儿童的临床标准与成人有所不同，具体如下： ① ≤ 1 岁婴儿的临床标准：血氧饱和度下降（如 SpO_2<94%，吸氧需求增加），且至少符合以下 3 项： a. 体温不稳定。 b. 外周血白细胞 >15 × 10⁹/L 或 <4 × 10⁹/L（伴核左移 ≥ 10%）。 c. 新出现脓痰、痰性状改变、呼吸道分泌物增多或吸痰次数增多。 d. 呼吸暂停、呼吸急促、胸壁回弹时鼻翼煽动、哭闹时鼻翼煽动。 e. 喘鸣、湿啰音、干啰音。

	临床诊断	病原学诊断
报批版	f. 咳嗽。 g. 心率 <100 次 / 分或 >170 次 / 分。 ② 1~12 岁儿童的临床标准，至少符合以下 3 项： a. 发热（T>38.0℃）或低体温（T<36.0℃）。 b. 外周血白细胞 <4×10⁹/L 或 >15×10⁹/L。 c. 新出现的脓痰、痰性状改变、呼吸道分泌物增多或吸痰次数增多。 d. 新出现或加重的咳嗽、呼吸困难、呼吸暂停或心动过速。 e. 听诊湿啰音或支气管呼吸音。 f. 血氧饱和度下降（如 SpO_2<94%，吸氧需求增加）。	
	肺炎以外的下呼吸道感染诊断标准必须符合以下至少一项： ①患者在肺组织或胸腔积液行革兰染色时，或对肺组织或胸腔积液（胸腔积液为胸腔穿刺中，或初次放置胸部引流管而非留置胸部引流管中获得）进行培养，或是以非临床诊断或治疗为目的所进行的基于非培养基的微生物学检测方法（例如非主动监测培养 / 检测），可见到病原体。 ②患者有活检或组织病理学检查发现的肺脓肿或其他感染证据（例如脓胸）。 ③当肺部感染临床证据不明确，而医生进行抗感染治疗时，患者有脓肿或感染的影像学证据（不包括肺炎的影像学证据）。 说明： 如果患者既有下呼吸道的其他感染，又有肺部感染，则报告为肺部感染。如果下呼吸道的其他感染是手术部位感染，则同时报告肺部感染和手术部位的呼吸道的其他感染。	

1.3　胸膜腔感染

	临床诊断	病原学诊断
2001 版	发热，胸痛，胸腔积液外观呈脓性或带臭味，常规检查白细胞计数 ≥1000×10⁶/L。	在临床诊断基础上，符合下述两条之一即可诊断。 ①胸腔积液培养分离到病原菌。 ②胸腔积液普通培养无菌生长，但涂片见到细菌。
	说明： ①胸腔积液发现病原菌，则不论胸腔积液性状和常规检查结果如何，均可做出病原学诊断。 ②应强调胸腔积液的厌氧菌培养。 ③邻近部位感染自然扩散而来的胸膜腔感染，如并发于肺炎、支气管胸膜瘘、肝脓肿者不列为医院感染；诊断操作促使感染扩散者则属医院感染。若肺炎系医院感染，如其并发脓胸按医院感染肺炎报告，另加注括号标明脓胸。 ④结核性胸膜炎自然演变成结核性脓胸不属于医院感染。 ⑤患者同时有上呼吸道和下呼吸道感染时，仅需报告下呼吸道感染。	

1.4　呼吸机相关性肺炎（Ventilator associated pneumonia，VAP）

指气管插管或气管切开患者接受机械通气 48h 后发生的肺炎，机械通气撤机、拔管后 48h 内出现的肺炎也属于 VAP 范畴，严重医院获得性肺炎患者治疗期间病情进展需要辅助通气，不符合 VAP 诊断。临床诊断需至少同时满足临床表现 1 项 + 影像学 1 项，若同时满足以下任一项，可作为确定致病菌的依据。

	临床诊断	病原学诊断
报批版	①临床表现： a.呼吸道分泌物量增多、性状改变或吸痰次数增多。 b.无其他原因发热。 c.呼吸频率增加、潮气量减少、每分钟静息通气量增加或氧合指数下降。 d.机械通气量需求增加。 ②影像学表现： a.新发或进展性肺部浸润影。 b.新发或进展性实变。 c.新发或进展性空洞形成。 （需排除急性呼吸窘迫综合征、肺水肿、基础疾病累及肺、肺栓塞、吸入性肺炎）	病原学依据： ①血培养阳性（排除其他部位感染源引起）。 ②下呼吸道标本定量或半定量培养分离出有临床意义的病原体(例如痰、BAL、PSB等)。

2. 心血管系统

2.1 侵犯心脏瓣膜（包括人工心瓣膜）的心内膜炎

	临床诊断	病原学诊断
2001版	患者至少有下列症状或体征中的两项且无其他明确原因可以解释：发热、新出现心脏杂音或杂音发生变化、栓塞性改变、皮肤异常表现（如瘀斑、出血、疼痛性皮下肿块），充血性心力衰竭，心脏传导异常，并合并有下列情况之一： ①外科手术或病理组织学发现心脏赘生物。 ②超声心动图发现赘生物的证据。	在临床诊断基础上，符合下述3条之一即可诊断。 ①心脏瓣膜或赘生物培养出病原体。 ②临床诊断基础上，两次或多次血液培养阳性。 ③在临床诊断基础上，心脏瓣膜革兰染色发现病原菌。
报批版	自然或人工心脏瓣膜的心内膜炎：必须符合以下至少1项标准： ①由心脏赘生物或确定为心脏来源的其他部位赘生物栓塞（比如实体器官脓肿）中分离，以诊断/治疗为目的的培养/非培养的微生物检测方法——如非主动监测培养/检测到微生物。 ②对心脏赘生物以及确定为心脏来源的其他部位赘生物栓塞（比如实体器官脓肿）进行组织病理学检查时发现微生物；在心脏赘生物或心内脓肿的组织病理学检查中可见心内膜炎的表现。 ③至少出现下列心内膜炎的超声心动图表现之一： a.心脏瓣膜或支撑结构上的赘生物。 b.心内脓肿。 c.人工瓣膜新出现的部分裂开。 ④以及至少下列情况之一： a.1d之内单独抽取的≥2份血标本，以诊断/治疗为目的的培养/非培养的微生物检测方法——如非主动监测培养/检测——分离出典型感染性心内膜炎病原体（如草绿色链球菌、牛链球菌、嗜血杆菌属、放线杆菌、心杆菌、艾肯菌、金氏杆菌属、金黄色葡萄球菌、肠球菌属）。 b.以诊断/治疗为目的的培养/非培养的微生物检测方法——如非主动监测培养/检测——鉴定出贝纳特柯克斯体；或抗Ⅰ型IgG抗体滴度>1∶800。 ⑤满足下列情况中至少3项：

	临床诊断	病原学诊断
报批版	a. 心内膜炎病史、人工瓣膜、未纠正的先天性心脏病、风湿性心脏病病史、肥厚性梗阻性心肌病或已知的静脉药物应用。 b. 发热（>38.0℃）。 c. 血管征象：主要动脉栓塞（特别是栓塞性脑卒中、肾梗死、脾梗死或脓肿、栓塞导致的手指缺血/坏疽），脓毒性肺梗死，感染性动脉瘤（经影像学证实、手术或大体病理学标本证实），颅内出血，结膜出血或詹韦（Janeway）损害。 d. 免疫学现象：肾小球肾炎（经证实的或有记录的，或尿液分析中可见白细胞或红细胞），Osler 结节，Roth 斑或类风湿因子阳性。 e. 以及至少下列情况之一： ・1d 之内单独抽取的 ≥2 份血标本，以诊断/治疗为目的的培养/非培养的微生物检测方法——如非主动监测培养/检测——鉴定出典型感染性心内膜炎病原体（如草绿色链球菌、牛链球菌、嗜血杆菌属、放线杆菌、心杆菌、艾肯菌、金氏杆菌属、金黄色葡萄球菌、肠球菌属）。 ・以诊断/治疗为目的的培养/非培养的微生物检测方法——如非主动监测培养/检测——鉴定出贝纳特柯克斯体；或抗Ⅰ型 IgG 抗体滴度 >1:800。 ⑥满足以下至少 1 项： a. 经超声心动图可见的心脏瓣膜或支撑结构上的赘生物。 b. 经超声心动图可见的心内脓肿。 c. 经超声心动图可见的人工瓣膜新出现的部分裂开。 以及至少下列情况其中 3 项： a. 心内膜炎病史、人工瓣膜、未纠正的先天性心脏病、风湿性心脏病病史、肥厚性梗阻性心肌病或已知的静脉药物应用。 b. 发热（>38.0℃）。 c. 血管征象：主要动脉栓塞（特别是栓塞性脑卒中、肾梗死、脾梗死或脓肿、栓塞导致的手指缺血/坏疽），脓毒性肺梗死，感染性动脉瘤（经影像学证实、手术或大体病理证实），颅内出血，结膜出血或詹韦损害。 d. 免疫学现象：肾小球肾炎（证实或记录的，或尿液分析中可见白细胞或红细胞），Osler 结节，Roth 斑或类风湿因子阳性。 e. 通过至少下列方法之一从血标本中鉴定出病原体。 ・以诊断/治疗为目的的培养/非培养的微生物检测方法——如非主动监测培养/检测——在血标本中鉴定出病原体。 ・1d 之内单独抽取的 ≥2 份血标本，以诊断/治疗为目的的培养/非培养的微生物检测方法——如非主动监测培养/检测——鉴定出相同的共生微生物。 ⑦满足所有以下标准： a. 心内膜炎病史、人工瓣膜、未纠正的先天性心脏病、风湿性心脏病病史、肥厚性梗阻性心肌病或已知的静脉药物应用。 b. 发热（>38.0℃）。 c. 血管征象：主要动脉栓塞（特别是栓塞性脑卒中、肾梗死、脾梗死或脓肿、栓塞导致的手指缺血/坏疽），脓毒性肺梗死，感染性动脉瘤（经影像学证实、手术或大体病理证实），颅内出血，结膜出血或詹韦损害。 d. 免疫学现象：肾小球肾炎（证实或记录的，或尿液分析中可见白细胞或红细胞），Osler 结节，Roth 斑或类风湿因子阳性。 e. 以下至少一种方法从血标本中鉴定出病原体。	

	临床诊断	病原学诊断
报批版	·以诊断 / 治疗为目的的培养 / 非培养的微生物检测方法——如非主动监测培养 / 检测——在血标本中鉴定出病原体。 ·1d 之内单独抽取的 ≥ 2 份血标本，以诊断 / 治疗为目的的培养 / 非培养的微生物检测方法——如非主动监测培养 / 检测——鉴定出相同的共生微生物。 **注：** ①"心脏赘生物"包括心脏起搏器 / 除颤器导线或心室辅助装置（VAD）组件上的赘生物。 ②如果临床相关性支持不明确（特别是证据来自临床对心内膜炎的抗生素治疗记录）。	

2.2 心肌炎或心包炎

	临床诊断	病原学诊断
2001 版	符合下述两条之一即可诊断。 ①患者至少有下列症状或体征中的两项且无其他明确原因可以解释：发热、胸痛、奇脉、心脏扩大，并合并有下列情况之一： a. 有心肌炎或心包炎的异常心电图改变。 b. 心脏组织病理学检查证据。 c. 影像学发现心包渗出。 ②患者 ≤ 1 岁至少有下列症状或体征中的两项且无其他明确原因可以解释：发热、胸痛、奇脉或心脏扩大，呼吸暂停，心动过缓，并至少有下列情况之一： a. 有心肌炎或心包炎的异常心电图改变。 b. 心脏组织病理学检查证据。 c. 影像学检查发现心包渗出。	在临床诊断基础上，符合下述两条之一即可诊断。 ①心包组织培养出病原菌或外科手术 / 针吸取物培养出病原体。 ②在临床诊断基础上，血中抗体阳性（如流感嗜血杆菌、肺炎球菌），并排除其他部位感染。
报批版	心肌炎或心包炎的诊断必须至少符合以下条件之一： ①基于以临床诊断 / 治疗为目的的微生物培养或其他检测方法（例如非主动监测培养或检测），患者的心包组织或积液被证实含有病原微生物。 ②须至少符合 A 项标准中的 2 项以及 B 项标准中的一项。 A 项标准： a. 发热（体温 >38℃）。 b. 胸痛。 c. 奇脉。 d. 心界扩大。 B 项标准： a. 有心肌炎 / 心包炎的特征性异常心电图表现。 b. 心脏的组织学检查有心肌炎 / 心包炎的证据。 c.（疾病初期和恢复期）双份血清 IgG 抗体滴度有 4 倍或以上升高。 d. 心动超声图、CT、MRI 或血管造影证实有心包渗出。 1 周岁以下婴儿心肌炎或心包炎的诊断必须至少符合以下条件之一： ①基于以临床诊断 / 治疗为目的的微生物培养或其他检测方法（例如非主动监测培养或检测），患儿的心包组织或积液被证实含有病原微生物。 ②须至少符合 A 项标准中的两项以及 B 项标准中的一项。	

	临床诊断	病原学诊断
报批版	A 项标准： a. 发热（体温 >38℃）。 b. 体温过低（<36℃）。 c. 窒息。 d. 心动过缓。 e. 奇脉。 f. 心界扩大。 B 项标准： a. 有心肌炎 / 心包炎的特征性异常心电图表现。 b. 心脏的组织学检查有心肌炎 / 心包炎的证据。 c.（疾病初期和恢复期）双份血清 IgG 抗体滴度有 4 倍或以上升高。 d. 心动超声图、CT、MRI 或血管造影证实有心包渗出。 注：绝大多数心脏外科手术后或心肌梗死后的心包炎是非感染性的。	

2.3 纵隔炎

报批版	纵隔炎的诊断必须至少符合以下条件之一： ①基于以临床诊断 / 治疗为目的的微生物培养或其他检测方法（例如非主动监测培养或检测），患者的纵隔组织或积液被证实含有病原微生物。 ②患者在大体解剖学或组织病理学上有纵隔炎的证据。 ③患者须至少符合 A 项标准中的一项以及 B 项标准中的一项。 A 项标准： a. 发热（体温 >38℃）。 b. 胸痛。 c. 胸骨不稳固。 B 项标准： a. 纵隔区有脓性引流物。 b. 影像学检查示纵隔增宽。
	1 周岁以下婴儿纵隔炎诊断标准：必须至少符合以下条件之一： ①基于以临床诊断 / 治疗为目的的微生物培养或其他检测方法（例如非主动监测培养或检测），患儿纵隔组织或积液被证实含有病原微生物。 ②患儿在大体解剖学或组织病理学上有纵隔炎的证据。 ③须至少符合 A 项标准中的一项以及 B 项标准中的一项。 A 项标准： a. 发热（体温 >38℃）。 b. 体温过低（<36℃）。 c. 窒息。 d. 心动过缓。 e. 胸骨不稳固。 B 项标准： a. 纵隔区有脓性引流物。 b. 影像学检查示纵隔增宽。

3. 血液系统

3.1 血管相关性感染

	临床诊断	病原学诊断
2001 版	符合下述 3 条之一即可诊断。 ①静脉穿刺部位有脓液排出，或有弥散性红斑（蜂窝组织炎的表现）。 ②沿导管的皮下走行部位出现疼痛性弥散性红斑并除外理化因素所致。 ③经血管介入性操作，发热 >38℃，局部有压痛，无其他原因可解释。	导管尖端培养和（或）血液培养分离出有意义的病原微生物。
	说明： ①导管尖端培养其接种方法应取导管尖端 5cm，在血平板表面往返滚动一次，细菌菌数 ≥ 15cfu/ 平板即为阳性。 ②从穿刺部位抽血定量培养，细菌菌数 ≥ 100cfu/mL，或细菌菌数相当于对侧同时取血培养的 4~10 倍；或对侧同时取血培养出同种细菌。	
报批版	中心导管相关性血流感染（central line-associated BSI, CLABSI）：与中心导管相关的血流感染。 诊断标准：同时满足以下两项： ①满足实验室证实的血流感染（原发性血流感染）诊断标准。 ②在血流感染发病时或发病前 1d 存在中央导管，并且已留置至少 48h。	
	说明： ①需要监测的中央导管类型： a. 永久性中央导管，包括植入式输液港、隧道式导管。 b. 临时性中央导管，非植入式、非隧道式。 c. 脐带导管（新生儿）。 ②中央导管的定义：终止于心脏或大血管内的用于输注液体、抽取血液或检测血流动力学的导管。大血管主要包括以下几类：主动脉、肺动脉、上腔静脉、下腔静脉、头臂静脉、颈内静脉、锁骨下静脉、髂总静脉、髂外静脉、股静脉、新生儿中脐动脉 / 脐静脉。 ③有时导管可能会发生漂移，不要求导管终端持续位于大血管内。 ④以下装置不属于中央导管：在中央血管内的起搏器导线或其他非导管装置不属于中央导管，因为没有液体被输注或抽出；动脉导管、动静脉瘘、动静脉移植、体外膜肺氧合（ECMO）、血液透析导管、主动脉内球囊反搏装置、非接入的中央导管（未接入或住院期间插入的）、外周注射、心室辅助装置。	

3.2 败血症

	临床诊断	病原学诊断
2001 版	发热 >38℃或体温 <36℃，可伴有寒战，并合并下列情况之一： ①有入侵门户或迁徙病灶。 ②有全身中毒症状而无明显感染灶。 ③有皮疹或出血点、肝脾肿大、血液中性粒细胞增多伴核左移，且无其他原因可以解释。 ④收缩压 <12kPa（90mmHg），或较原收缩压下降超过 5.3kPa（40mmHg）。	临床诊断基础上，符合下述两条之一即可诊断。 ①血液培养分离出病原微生物。 ②血液中检测到病原体的抗原物质。

	临床诊断	病原学诊断
2001版	说明： ①入院时有经血液培养证实的败血症，在入院后血液培养又出现新的非污染菌，或医院败血症过程中又出现新的非污染菌，均属另一次医院感染败血症。 ②血液培养分离出常见皮肤菌，如类白喉杆菌、肠杆菌、凝固酶阴性葡萄球菌、丙酸杆菌等，需不同时间采血，有两次或多次培养阳性。 ③血液中发现有病原体抗原物质，如流感嗜血杆菌、肺炎链球菌、乙种溶血性链球菌，必须与症状、体征相符，且与其他感染部位无关。 ④血管相关败（菌）血症属于此条，导管相关动静脉炎计入心血管感染。 ⑤血培养有多种菌生长，在排除污染后可考虑复数菌败血症。	
报批版	分类： ①非中心导管相关性血流感染 a.原发性血流感染 b.继发性血流感染 ②中心导管相关性血流感染	
	原发性血流感染： 实验室证实的血流感染，并非继发于其他部位感染（特殊类型感染、泌尿道感染、手术部位感染、肺部感染）。	继发性血流感染： 继发于其他特定部位感染的血流感染。
	诊断标准：满足以下任何1项即可诊断，其中标准①和标准②适用于所有患者，标准③仅适用于年龄≤1岁的患儿。 ①一套或多套的血液标本中检测出确定的病原体（NHSN常见的定植菌除外），通过培养或非培养检测方法；且血中病原体与其他部位感染无关（参见继发性血流感染）。 ②至少有以下1种症状或体征：发热(>38℃)、寒战、低血压（收缩压≤90mmHg）；同时至少2套不同时段采集的血液标本中分离出NHSN常见的定植菌（通过培养或非培养检测方法），且病原体与其他部位感染无关； ③对于年龄≤1岁的患儿：至少有以下1种症状或体征：发热（>38℃）、低体温（<36℃）、呼吸暂停、心动过缓；同时至少2套不同时段采集的血液标本中分离出NHSN常见的定植菌（通过培养或非培养检测方法），且病原体与其他部位感染无关。	诊断标准：满足第①条及第②条中至少一项： ①满足（国家医疗保健安全网络NHSN）定义的特定部位感染诊断标准，或泌尿道感染（UTI）、肺炎（PNEU）或手术部位感染（SSI）感染的诊断标准； ②并满足至少以下一项： a.特定部位感染分离到病原体，同时血标本中也分离到病原体，至少有1种血标本中的病原体与特定部位感染的病原体一致；且血标本的采集时间在特定部位感染后的14d内。如：骨感染，褥疮感染，椎间隙感染，耳/乳突感染，鼻窦炎，皮肤感染，软组织感染，子宫内膜炎，心内膜炎，胃肠炎/胃肠道感染，腹腔感染，颅内感染，脑膜炎/脑室炎，脊髓脓肿，关节/关节囊感染，人工关节感染，下呼吸道感染（非肺炎，如胸膜腔感染、肺脓肿等），纵隔感染，口腔感染（口腔、牙龈、舌），生殖道感染，脐部感染，上呼吸道感染（咽炎、喉炎、会厌炎），泌尿道感染，动脉或静脉感染，阴道感染，肺炎。

	临床诊断	病原学诊断
报批版	**说明：** ①诊断标准 A 中，不需要满足其他的条件，即症状或体征，如发热、低血压等。 ②诊断标准 B 和 C 中，两次常见定植菌必须为同一种病原体，且以第一次标本采集的时间作为确定感染时间窗的标准。 ③诊断标准 B 和 C 中，常见的定植菌包括但不仅限于：类白喉杆菌（棒状杆菌属、非白喉棒状杆菌），芽孢杆菌属（非炭疽芽孢杆菌），丙酸杆菌属，凝固酶阴性葡萄球菌（包括表皮葡萄球菌），草绿色链球菌，气球菌属，微球菌属，红球菌属等。 ④诊断标准 B 和 C 中，至少 2 套不同时段采集的血液标本指：在同一天或连续 2d 内进行的至少 2 次独立的血标本采集，并且采血部位均进行了合理的消毒。有助于降低污染菌的检出。	b. 血标本中分离到病原体是特定部位感染的判定标准之一，且血标本在特定部位感染后 14d 内采集。如骨感染、椎间盘感染、心内膜炎、胃肠道感染、胃肠炎、腹腔感染、关节/关节囊感染、脑膜炎/脑室炎、生殖道感染、肺炎、脊髓脓肿、脐炎。 **说明：** 病原体一致，是指： ①若两种病原体均鉴别到属和种，则必须相同。 ②若两种病原体其中一种无法鉴定到种，则至少要鉴定到属，并且与另一种病原体在属水平相同。

3.3 输血相关感染

常见有病毒性肝炎（乙、丙、丁、庚型等）、HIV 感染，巨细胞病毒感染，疟疾，弓形体病等。

	临床诊断	病原学诊断
2001 版	必须同时符合下述 3 种情况才可诊断。 ①从输血至发病，或从输血至血液中出现病原免疫学标志物的时间超过该病原体感染的平均潜伏期。 ②受血者受血前从未有过该种感染，免疫学标志物阴性。 ③证实供血员血液存在感染性物质，如：血中查到病原体、免疫学标志物阳性、病原 DNA 或 RNA 阳性等。	在临床诊断基础上，符合下述 4 条之一即可诊断。 ①血液中找到病原体。 ②血液特异性病原体抗原检测阳性，或其血清在 IgM 抗体效价达到诊断水平，或双份血清 IgG 呈 4 倍升高。 ③组织或体液涂片找到包涵体。 ④病理活检证实。
	说明： ①患者可有症状、体征，也可仅有免疫学改变。 ②艾滋病潜伏期长，受血者在受血后 6 个月内可出现 HIV 抗体阳性，后者可作为初步诊断依据，但需进一步进行确证试验。	

4. 腹部和消化系统

4.1　感染性腹泻

	临床诊断	病原学诊断
2001 版	符合下述 3 条之一即可诊断。 ①急性腹泻，粪便常规镜检白细胞≥ 10 个 / 高倍视野。 ②急性腹泻，或伴发热、恶心、呕吐、腹痛等。 ③急性腹泻每天 3 次以上，连续 2d，或 1d 水样泄 5 次以上。	在临床诊断基础上，符合下述 4 条之一即可诊断。 ①粪便或肛拭子标本培养出肠道病原体。 ②常规镜检或电镜直接检出肠道病原体。 ③从血液或粪便中检出病原体的抗原或抗体，达到诊断标准。 ④从组织培养的细胞病理变化（如毒素测定）判定系肠道病原体所致。
	说明： ①急性腹泻次数应≥ 3 次 /24h。 ②应排除慢性腹泻的急性发作及非感染性因素，如诊断治疗原因、基础疾病、心理紧张等所致的腹泻。	
报批版	胃肠炎诊断必须满足以下标准之一： ①急性腹泻（水样便超过 12h），且除外非感染原因（如诊断性检查、非抗生素制剂治疗、慢性疾病急性加重或心理压力）。 ②除外其他已知原因，出现以下 2 项及以上的症状或体征：恶心、呕吐、腹痛、发热（>38℃）或头痛。此外还须满足以下标准之一： a. 粪便或直肠拭子培养出，或者非培养的微生物检查方法（如 ASC/AST）检测到肠道致病菌。 b. 显微镜观察粪便标本发现肠道致病菌。 c. 单份血清检测显示 IgM 抗体滴度达到诊断水平，或双份血清的病原体 IgG 抗体呈 4 倍升高。	
	说明： ①此处的"肠道病原体"非肠道正常菌群，而是指经化验、培养的其他肠道致病菌，包括沙门菌、志贺菌、耶尔森菌、弧菌、肠道致病性或肠道出血性大肠埃希菌或贾第鞭毛虫。 ②若患者既有胃肠炎、又有胃肠道感染时，发病时间以胃肠道感染发病的时间为准。	

4.2　胃肠道感染

	临床诊断	病原学诊断
2001 版	患者出现发热（≥ 38℃）、恶心、呕吐和（或）腹痛、腹泻，无其他原因可解释。	临床诊断基础上，符合下述 3 条之一即可诊断。 ①从外科手术或内镜取得组织标本或外科引流液培养出病原体。 ②上述标本革兰染色或氢氧化钾浮载片可见病原体、多核巨细胞。 ③手术或内镜标本显示感染的组织病理学证据。
报批版	胃肠道感染（包括食道、胃、小肠、大肠和直肠的感染，不包括胃肠炎、阑尾炎和艰难梭菌感染），必须满足以下标准之一： ①患者有下列表现之一： a. 解剖结构或组织病理学检查发现脓肿或其他感染证据。	

临床诊断	病原学诊断
报批版 b. 解剖结构或组织病理学检查发现脓肿或其他感染证据，并且在血液中通过培养或非培养的微生物检查方法发现病原体，血液的病原体中必须至少包括 1 个黏膜屏障损伤（MBI）相关病原体（参见血流感染部分）。 ②患者出现以下 2 项或以上与感染器官或组织相符的症状或体征：发热（>38℃）、恶心、呕吐、腹痛、压痛、吞咽疼痛或吞咽困难。此外还须满足以下标准之一： a. 在引流物或有创操作获得的组织中，通过培养或非培养的微生物检查方法检测到病原体。 b. 在引流物或有创操作获得的组织中，通过革兰染色发现病原体或通过氢氧化钾染色发现真菌物质或通过显微镜检查发现多核巨细胞。 c. 在血液中通过培养或非培养的微生物检查方法发现病原体。血液的病原体中必须至少包括 1 个黏膜屏障损伤相关病原体（参见血流感染部分）。并且影像学检查提示胃肠道感染（如消化内镜检查、MRI 或 CT 检查），若影像学不明确，则有相关临床资料支持（如胃肠道感染抗生素治疗的有关医疗文书）。 d. 影像学检查提示胃肠道感染（如消化内镜检查、MRI 或 CT 检查），若影像学不明确，则有相关临床资料支持（如胃肠道感染抗生素治疗的有关医疗文书）。	
说明： 若患者既有胃肠炎、又有胃肠道感染时，发病时间以胃肠道感染发病的时间为准。	

4.3 抗菌药物相关性腹泻

临床诊断	病原学诊断
2001 版 近期曾应用或正在应用抗生素，出现腹泻，可伴大便性状改变如水样便、血便、黏液脓血便或见斑块条索状伪膜，可合并下列情况之一： ①发热 ≥ 38℃。 ②腹痛或腹部压痛、反跳痛。 ③周围血白细胞升高。	在临床诊断基础上，符合下述 3 条之一即可诊断。 ①大便涂片有菌群失调或培养发现有意义的优势菌群。 ②如情况许可时作纤维结肠镜检查见肠壁充血、水肿、出血，或见到 2~20mm 灰黄（白）色斑块伪膜。 ③细菌毒素测定证实。
说明： ①急性腹泻次数 ≥ 3 次 /24 小时。 ②应排除慢性肠炎急性发作或急性胃肠道感染及非感染性原因所致的腹泻。	

4.4 病毒性肝炎

临床诊断	病原学诊断
2001 版 有输血或应用血制品史、不洁食物史、肝炎接触史，出现下述症状或体征中的任何两项并有肝功能异常，无其他原因可解释。 ①发热。 ②厌食。 ③恶心、呕吐。 ④肝区疼痛。 ⑤黄疸。	在临床诊断基础上，血清甲、乙、丙、丁、戊、庚等任何一种肝炎病毒活动性标志物阳性。
说明： 应排除非感染性病因（如：α_1－抗胰蛋白酶缺乏、酒精、药物等）和胆道疾病引起的肝炎或损害。	

4.5 腹（盆）腔内组织感染

包括胆囊、胆道、肝、脾、胰、腹膜、膈下、盆腔、其他组织或腔隙的急性感染，含持续腹膜透析继发性腹膜炎。

	临床诊断	病原学诊断
2001版	具有下列症状、体征中任何两项，无其他原因可以解释，同时有检验、影像学检查的相应异常发现。 ①发热 ≥ 38℃。 ②恶心、呕吐。 ③腹痛、腹部压痛或反跳痛或触及包块状物伴触痛。 ④黄疸。	在临床诊断基础上，符合下述两条之一即可诊断。 ①经手术切除、引流管、穿刺吸引或内镜获取的标本检出病原体。 ②血培养阳性，且与局部感染菌相同或与临床相符。
2001版	**说明：** ①应排除非生物因子引起的炎症反应及慢性感染的急性发作。 ②原发性脏器穿孔所致的感染不计为医院感染。	
报批版	腹腔感染，至少满足下列中一项： ①腹腔脓肿或脓性组织标本，培养或非培养微生物检测方法鉴定出阳性病原体（不包括 ASC/ACT）。 ②满足下列中至少一项： a. 基于解剖或病理诊断的脓肿或其他腹腔感染证据。 b. 基于解剖或病理诊断的脓肿或其他腹腔感染证据，以及血标本的培养或非培养微生物检测方法鉴定出阳性病原体，且病原体包括至少 1 种 MBI 病原体（具体见血流感染章节）。 ③ A. 满足下列至少两项： a. 体温 >38℃。 b. 恶心。 c. 呕吐。 d. 腹痛或肌紧张。 e. 黄疸。 f. 低血压。 B. 同时满足以下至少一项： a. 来自体液、组织或无菌引流区域（比如闭式引流装置、开放引流、T 管引流、CT 引导下置管引流）的标本，培养或非培养微生物检测方法鉴定出阳性病原体。 b. 血标本的培养或非培养微生物检测方法鉴定出阳性病原体，且病原体包含至少 1 种 MBI 病原体，同时影像学检查（比如超声、CT、MRI、ERCP、放射性扫描）提示感染，且临床抗生素疗效支持腹腔感染。	
报批版	**说明：** ①所有检查是以诊断为目的和前提的，不包括 ASC/ACT 等。 ②不包括胰腺炎，除非是感染相关诱发因素。 ③胆道扩张可以认为是胆管炎的表现。 ④院内获得性腹腔感染补充标准： a. 原发病灶控制 48h 后发生的感染。 b. 本次或 90d 内住院时间大于 48h。 c. 30d 内入住长期护理机构。 d. 家庭注射治疗，家庭创伤护理，30d 内透析。 e. 90d 内使用广谱抗菌药物超过 5d。	

4.6 腹水感染

	临床诊断	病原学诊断
2001 版	腹水原为漏出液，出现下述两条之一即可诊断。 ①腹水检查变为渗出液。 ②腹水不易消除，出现腹痛、腹部压痛或反跳痛。腹水常规检查白细胞 >200 × 10^6/L，中性粒细胞 <25%。	在临床诊断基础上，腹水细菌培养阳性。

4.7 艰难梭菌感染

报批版	艰难梭菌感染诊断必须满足以下标准之一： ①不成形粪便标本（粪便形态与容器形态一致）中产毒素艰难梭菌检测阳性。 ②患者消化内镜检查或组织病理学检查提示伪膜性结肠炎。
	说明： ①若检出其他肠道病原体且符合胃肠炎或胃肠道感染诊断标准，胃肠炎或胃肠道感染需同艰难梭菌感染一起上报。 ②根据院内感染的重复感染时间窗规定上报每一次新发的胃肠艰难梭菌感染。 ③艰难梭菌感染的实验室结果分类（例如复发的艰难梭菌感染、偶发的艰难梭菌感染、院内发作、社区发作、院内获得社区发作）不适用于院内感染，包括艰难梭菌相关的胃肠感染。

4.8 坏死性小肠结肠炎

报批版	婴儿（不足 1 岁）的坏死性小肠结肠炎必须满足以下标准之一： ①婴儿至少有 1 项以下临床和影像学表现： A. 至少以下 1 项临床表现： a. 抽吸出胆汁（除外从放置于幽门下的胃管中抽出胆汁的情况）。 b. 呕吐。 c. 腹腔积气。 d. 大便隐血或肉眼血便（无直肠裂隙）。 B. 至少以下 1 项影像学表现，若影像学不明确，则有相关临床资料支持（如坏死性小肠结肠炎抗生素治疗的有关医疗文书）： a. 肠壁囊样积气。 b. 门静脉积气（肝胆积气）。 c. 气腹。 ②需要外科手术的坏死性小肠结肠炎：婴儿至少有 1 项以下表现： a. 广泛肠坏死（累及 2cm 以上肠管）。 b. 肠壁囊样积气，伴或不伴有肠穿孔。
	说明： 坏死性小肠结肠炎的诊断标准既不包括特定部位的标本，也不包括血标本中检出的微生物，然而坏死性小肠结肠炎继发的血流感染例外。若患者满足坏死性小肠结肠炎两条诊断标准中的任意一条，其发生的血流感染被认为是坏死性小肠结肠炎继发。并且符合继发血流感染期间血标本中检出的微生物是实验室证实的血流感染病原体，或同一天或连续几天不同情况下采集的两份或多份血标本中检出同一种常见共生菌。

5. 中枢神经系统

5.1　细菌性脑膜炎、脑室炎

	临床诊断	病原学诊断
2001版	符合下述 3 条之一即可诊断： ①发热，颅内高压症状（头痛、呕吐、婴儿前囟张力高、意识障碍）之一，脑膜刺激征（颈抵抗、布氏征、克氏征阳性、角弓反张）之一，脑脊液（CSF）炎性改变。 ②发热、颅内高压症状、脑膜刺激征及脑脊液白细胞轻至中度升高，或经抗菌药物治疗后症状体征消失，脑脊液恢复正常。 ③在应用抗生素过程中，出现发热、不典型颅内高压症状体征、脑脊液白细胞轻度增多，并具有下列情况之一： a. 脑脊液中抗特异性病原体的 IgM 达诊断标准，或 IgG 呈 4 倍升高，或脑脊液涂片找到细菌。 b. 有颅脑侵袭性操作（如颅脑手术、颅内穿刺、颅内植入物）史，或颅脑外伤或腰椎穿刺史。 c. 脑膜附近有感染灶（如头皮切口感染、颅骨骨髓炎等）或有脑脊液漏者。 d. 新生儿血培养阳性。	在临床诊断基础上，符合下述 3 条之一即可诊断。 ①脑脊液中培养出病原菌。 ②脑脊液病原微生物免疫学检测阳性。 ③脑脊液涂片找到病原菌。
	说明： ①一岁以内婴儿有发热（>38℃）或低体温（<36℃），出现意识障碍、呼吸暂停或抽搐，如无其他原因可解释，应疑有脑膜炎并及时进行相关检查。 ②老年人反应性低，可仅有嗜睡、意识活动减退、定向困难表现，应及时进行相关检查。 ③细菌性脑膜炎与创伤性脑膜炎、脑瘤脑膜反应的区别要点是脑脊液糖量的降低，C 反应蛋白增高等。	
报批版	至少符合以下 1 项标准： ①通过培养技术或致力于临床诊断和目标性治疗的非培养微生物检测技术检测出脑脊液病原体。 ②符合以下至少 2 项： a. 发热（>38℃）或头痛。 b. 脑膜刺激征。 c. 脑神经损害体征。 以及符合以下至少 1 项： ①脑脊液白细胞数增加，蛋白升高，及糖含量降低（每次需报告实验室参考值范围）。 ②脑脊液革兰染色查及病原体。 ③通过培养技术或致力于临床诊断和目标性治疗的非培养微生物检测技术检测出血标本中的病原体。 ④特异性病原体 IgM 达诊断标准，或 IgG 呈 4 倍升高。	
	说明： ①脑脊液分流装置感染为手术部位感染（脑膜炎／脑室炎）为置入装置 90d 以内；若为 90d 之后或该项操作之后，考虑为脑膜炎／脑室炎而非手术部位感染。 ②脑膜炎和脑炎同时存在，归属为脑膜炎／脑室炎。 ③术后脑膜炎和脑脓肿同时存在，归属为颅内感染。 ④脑膜炎和脊髓脓肿同时存在，归属为脊髓脓肿。	

	临床诊断	病原学诊断
报批版	1 岁以内婴儿脑膜炎 / 脑室炎： 符合以下至少 2 项： ①发热（＞38℃）、低体温（＜36℃）、呼吸暂停、心动过缓、烦躁。 ②脑膜刺激征。 ③脑神经损害体征，以及符合以下至少 1 项： a. 脑脊液白细胞数增加，蛋白升高，糖含量降低（每次需报告实验室参考值范围）。 b. 脑脊液革兰染色查到病原体。 c. 通过培养技术或致力于临床诊断和目标性治疗的非培养微生物检测技术检测出血标本中的病原体。 d. 特异性病原体 IgM 达诊断标准，或 IgG 呈 4 倍升高。	

5.2 颅内脓肿（包括脑脓肿、硬膜下和硬膜外脓肿等）

	临床诊断	病原学诊断
2001 版	符合下述两条之一即可诊断： ①发热、颅内高压症状之一、颅内占位体征（功能区定位征），并具有以下影像学检查证据之一： a. CT 扫描。 b. 脑血管造影。 c. 磁共振扫描。 d. 核素扫描。 ②外科手术证实。	在临床诊断基础上，穿刺脓液或组织活检找到病原体，或细菌培养阳性。
报批版	符合以下至少 1 项标准： ①通过培养技术或致力于临床诊断和目标性治疗的非培养检测技术检测出脑组织 / 硬脑膜病原体。 ②解剖学或组织病理学证实脓肿形成或其他颅内感染征象。 ③具有以下至少 2 项症状或体征：头痛、头晕、发热（＞38.0℃）、局灶神经系统体征、意识水平改变、意识障碍，以及符合以下至少 1 项： a. 细针抽吸或侵袭性操作或尸检获取脑组织或脓肿组织标本，显微镜下查及病原体。 b. 影像学表现提示感染（超声、CT、MRI、放射性核素脑扫描、动脉造影）；或影像学表现不典型，临床医生开具治疗颅内感染的抗生素医嘱或认为存在感染。 c. 特异性病原体 IgM 达诊断标准，或 IgG 呈 4 倍升高除外其他原因。 **说明：** ①脑膜炎和脑炎同时存在，归属为脑膜炎 / 脑室炎。 ②术后脑膜炎和脑脓肿同时存在，归属为颅内感染。 ③脑膜炎和脊髓脓肿同时存在，归属为脊髓脓肿。	
	1 岁以内婴儿颅内感染（脑脓肿、硬膜下 / 硬膜外感染、脑炎）： 具有以下至少 2 项症状或体征：发热（＞38.0℃）、低体温（＜36.0℃）、呼吸暂停、心动过缓、局灶神经系统体征、意识水平变化（如烦躁、进食困难、昏睡），以及符合以下至少 1 项： ①通过细针抽吸或侵袭性操作或尸检获取脑组织或脓肿组织标本，显微镜查及病原体。 ②影像学表现提示感染（如超声、CT、MRI、放射性核素脑扫描、动脉造影）；或影像学表现不典型，医生开具治疗颅内感染的抗生素医嘱或认为存在感染。 ③特异性病原体 IgM 达诊断标准，或 IgG 呈 4 倍升高。	

5.3 椎管内感染：包括硬脊膜下脓肿和脊髓内脓肿。

	临床诊断	病原学诊断
2001版	符合下述两条之一即可诊断： ①发热、有神经定位症状和体征或局限性腰背痛和脊柱运动受限，并具有下列情况之一： a. 棘突及棘突旁有剧烈压痛及叩击痛。 b. 神经根痛。 c. 完全或不完全脊髓压迫症。 d. 检查证实：脊髓CT、椎管内碘油造影、核磁共振、X线平片、脑脊液蛋白及白细胞增加并奎氏试验有部分或完全性椎管梗阻。 ②手术证实。	手术引流液细菌培养阳性。
	说明： ①并发脑膜炎的椎管内感染，归入细菌性脑膜炎统计报告。 ②此类医院感染少见，多发生于败血症、脊柱邻近部位有炎症、脊柱外伤或手术有高位椎管麻醉史者。 ③应排除败血症的转移性病灶或脊柱及其临近部位炎症的扩散所致。	
报批版	硬脊膜下或硬脊膜外脓肿，未累及脑脊液或临近骨组织，必须符合以下至少1项诊断标准： ①通过培养技术或致力于临床诊断和目标性治疗的非培养微生物检测技术检测出硬膜下/硬膜外脓肿组织标本病原体。 ②解剖学或组织病理学提示硬脊膜下或硬脊膜外脓肿形成。 ③具备以下至少1项局部症状或体征：发热（>38℃）、背痛或压痛、神经根炎、下肢瘫痪、截瘫，以及符合以下至少1项： a. 通过培养技术或致力于临床诊断和目标性治疗的非培养微生物检测技术检测出血液标本中的病原体，以及影像学提示脊髓脓肿；或影像学表现不典型，临床医生开具治疗脊髓脓肿的抗生素医嘱或认为存在感染。 b. 影像学证实脊髓脓肿，比如脊髓造影，超声，CT，MRI，其他扫描（镓、锝等）；或影像学表现不典型，临床医生开具治疗脊髓脓肿的抗生素医嘱或认为存在感染。 说明： ①手术后脑膜炎和脑脓肿并存，归属为颅内感染。 ②脑膜炎和脊髓脓肿并存，归属为脊髓感染。	

6. 泌尿系统

	临床诊断	病原学诊断
2001版	患者出现尿频、尿急、尿痛等尿路刺激症状，或有下腹触痛、肾区叩痛，伴或不伴发热，并具有下列情况之一： ①尿检白细胞男性≥5个/高倍视野，女性≥10个/高倍视野，插导尿管患者应结合尿培养。	在临床诊断基础上，符合下述4条之一即可诊断。 ①清洁中段尿或导尿留取尿液（非留置导尿）培养革兰阳性球菌菌数≥104cfu/mL、革兰阴性杆菌菌数≥105cfu/mL。 ②耻骨联合上膀胱穿刺留取尿液培养细菌菌数≥103cfu/mL。 ③新鲜尿液标本经离心应用相差显微镜检查（1×400），在30个视野中有半数视野见到细菌。

	临床诊断	病原学诊断
2001版	②临床已诊断为泌尿道感染，或抗菌治疗有效而认定的泌尿道感染。	④无症状性菌尿症：患者虽然无症状，但在近期（通常为1周）有内镜检查或留置导尿史，尿液培养革兰阳性球菌浓度≥104cfu/mL、革兰阴性杆菌浓度≥105cfu/mL，应视为泌尿系统感染。

2001版

说明：
①非导尿或穿刺尿液标本细菌培养结果为两种或两种以上细菌，需考虑污染可能，建议重新留取标本送检。
②尿液标本应及时接种。若尿液标本在室温下放置超过2h，即使其接种培养结果细菌菌数≥104cfu/mL或105cfu/mL，亦不应作为诊断依据，应予重新留取标本送检。
③影像学、手术、组织病理或其他方法证实的、可定位的泌尿系统（如肾、肾周围组织、输尿管、膀胱、尿道）感染，报告时应分别标明。

报批版

泌尿系统感染必须具有下列标准之一或以上者：
①以临床诊治为目的进行微生物培养或检测，从患者感染部位的体液（尿液除外）或组织中鉴定出病原体
②经侵入性操作行解剖学或组织病理学检查发现脓肿或其他感染证据。
③患者具有以下临床表现之一：
a. 发热（>38.0℃）。
b. 局部疼痛或压痛，并且至少具备下列一项：
· 感染部位引流出脓液。
· 以临床诊治为目的进行微生物培养或检测，从血液中鉴定出病原体。通过影像学检查（如超声、CT、MRI、放射性核素扫描）发现感染的证据，若影像学证据不足，可结合临床相关证据作为支持（如泌尿系统感染抗菌药物治疗的医师文书）。
④年龄≤1岁的婴儿至少有以下症状或体征之一：
a. 发热（>38.0℃）。
b. 低体温（<36.0℃）。
c. 呼吸暂停。
d. 心动过缓。
e. 嗜睡。
f. 呕吐。
并且至少具备下列一项：
a. 感染部位引流出脓液。
b. 以临床诊治为目的进行微生物培养或检测，从血液中鉴定出病原体。通过影像学检查（如超声、CT、MRI、放射性核素扫描）发现感染的证据，若影像学证据不足，可结合临床相关证据作为支持（如泌尿系统感染抗菌药物治疗的医师文书）。

说明：
①新生儿包皮环切的术后感染报告为皮肤软组织感染。
②若患者同时满足泌尿系统感染和尿路感染标准，只报告为尿路感染。但泌尿系统感染属于手术部位器官/腔隙感染时，只报告为泌尿系统感染。

泌尿道感染（Urinary Tract Infection, UTI）是指以泌尿道为原发部位而非继发于其他部位，且满足有症状的泌尿道感染（SUTI）或无症状菌尿（ABUTI）诊断标准的感染。
分为：
①有症状的泌尿道感染（Symptomatic Urinary Tract Infection, SUTI）
a. 非导尿管相关尿路感染（Non Catheter-associated Urinary Tract Infection, Non-CAUTI）

	临床诊断	病原学诊断
报批版	b. 导尿管相关尿路感染（Catheter-associated Urinary Tract Infection，CAUTI） ②无症状菌尿（Asymptomatic Bacteremic UTI，ABUTI）	

有症状的泌尿道感染

| 非导尿管相关尿路感染诊断标准：
必须满足下列第 A、B、C 条标准（婴儿除外）：
①患者有或曾留置导尿但导尿管不在位，距感染日＞2d 或患者发生感染的当天及前 1d 体内无导尿管。
②至少有下列症状或体征之一：
a. ≤65 岁的患者出现的发热（＞38℃）。
b. 无法用其他原因解释的耻骨上肌触痛或压痛。
c. 无法用其他原因解释的肋脊角痛或压痛。
d. 无法用其他原因解释的尿频。
e. 无法用其他原因解释的尿急。
f. 无法用其他原因解释的排尿困难。
③尿培养阳性，病原体不超过 2 种，且至少一种菌的菌落数 ≥105cfu/mL。
说明：
发热是感染的非特异性症状，因此不能因其可用其他已知原因来解释而除外泌尿道感染。 | 导尿管相关尿路感染诊断标准：
必须满足下列第①②③条标准：
①患者出现感染时已留置导尿或感染自然日有一段时间带管或感染日前 48h 内拔除导尿管。
②至少有下列症状或体征之一：
a. 发热（＞38℃）。
b. 无法用其他原因解释的耻骨上肌触痛或压痛。
c. 无法用其他原因解释的肋脊角痛或压痛。
③尿培养阳性，病原体不超过 2 种，且至少一种菌的菌落数 ≥105cfu/mL。
说明：
发热是感染的非特异性症状，因此不能因其可用其他已知原因来解释而除外 UTI。 |

婴儿的（≤1 岁）的有症状的泌尿道感染的诊断标准略有不同，必须满足下列第①②③条标准：
①患者≤1 岁（有或没有导尿管）。
②至少有下列症状或体征之一：
a. 发热（＞38.0℃）。
b. 低体温（＜36.0℃）。
c. 无法用其他原因解释的呼吸困难。
d. 无法用其他原因解释的心动过速。
e. 无法用其他原因解释的昏睡。
f. 无法用其他原因解释的呕吐。
g. 无法用其他原因解释的耻骨上肌触痛或压痛。
③尿培养阳性，病原体不超过 2 种，且至少一种菌的菌落数 ≥105cfu/mL。
说明： 发热及低体温是感染的非特异性症状，因此不能因其可用其他已知原因来解释而除外 UTI。

无症状菌尿 ABUTI 诊断标准：
所有年龄层患者的导管相关或不相关 ABUTI 必须满足下列第①②③条标准：
①没有症状或体征（**说明：** ＞65 岁的非导尿管相关 ABUTI 患者如伴发热仍归入 ABUTI）。
②尿培养阳性，病原体不超过 2 种，且至少一种菌的菌落数 ≥105cfu/mL。
③血标本鉴定出的病原体至少有一种与尿培养一致且为尿常见致病病原体。

7. 手术部位

7.1 表浅手术切口感染

仅限于切口涉及的皮肤和皮下组织，感染发生于术后 30d 内。

	临床诊断	病原学诊断
2001 版	具有下述两条之一即可诊断： ①表浅切口有红、肿、热、痛，或有脓性分泌物。 ②临床医师诊断的表浅切口感染。	在临床诊断基础上细菌培养阳性。
	说明： ①创口包括外科手术切口和意外伤害所致伤口，为避免混乱，不用"创口感染"一词，与伤口有关的感染参见皮肤软组织感染诊断标准。 ②切口缝合针眼处有轻微炎症和少许分泌物不属于切口感染。 ③切口脂肪液化，液体清亮，不属于切口感染。	
报批版	浅表切口手术部位感染必须符合以下条件： ①感染发生在手术后 30d 以内。 ②仅累及切口部位的皮肤和皮下组织。 ③患者至少出现以下 1 种情况： a. 浅表切口处有脓液排出。 b. 经无菌操作从浅表切口处取得的分泌物或皮下组织中培养出致病菌，或基于临床诊断/治疗为目的的微生物鉴定阳性（非培养）。 c. 至少有 1 项感染的症状或体征：疼痛或压痛、局部肿胀或红肿、发热，并且浅表切口被外科医生打开查看，病原体培养阳性或未做培养。 **注意：** 这里有两种特殊类型的浅表切口感染 ①主要浅表切口感染——患者在手术中有 1 个或多个切口时，主要切口部位发生的浅表切口感染，如剖宫产的切口或冠状动脉旁路（搭桥）手术的胸部切口。 ②次要浅表切口感染——患者在手术中有 1 个以上的切口，次要切口部位发生的浅表切口感染，如冠状动脉旁路（搭桥）手术的腿部取血管处。 以下情况不符合浅表切口感染定义： ①诊断/治疗蜂窝组织炎（发热、发红、肿胀），且自身不符合浅表切口定义的。相反，切口处需引流或培养、鉴定出致病菌则不应被视为蜂窝组织炎。 ②针眼脓肿（缝线穿透部位的微小炎症和渗出）。 ③局部戳伤或针刺部位感染（应按照感染深度报告为皮肤或软组织感染，而不是手术部位感染），腹腔镜穿刺套管针进行的操作不应视为戳伤。 ④包皮环切术不视为手术操作，新生儿包皮环切术感染不属于手术部位感染。 ⑤烧伤创面的感染应报告为烧伤感染（BURN），而不适应报告为浅表切口感染。	

7.2 深部手术切口感染

无植入物手术后 30d 内、有植入物（如人工心脏瓣膜、人造血管、机械心脏、人工关节等）术后 1 年内发生的与手术有关并涉及切口深部软组织（深筋膜和肌肉）的感染。

	临床诊断	病原学诊断
2001 版	符合上述规定，并具有下述 4 条之一即可诊断。 ①从深部切口引流出或穿刺抽到脓液，感染性手术后引流液除外。 ②自然裂开或由外科医生打开的切口，有脓性分泌物或有发热≥ 38℃，局部有疼痛或压痛。 ③再次手术探查、经组织病理学或影像学检查发现涉及深部切口脓肿或其他感染证据。 ④临床医师诊断的深部切口感染。	在临床诊断基础上，分泌物细菌培养阳性。
报批版	深部切口手术部位感染必须符合以下条件： ①感染发生在 7.3.1 表内手术的 30d 或 90d 内。 ②感染累及深部软组织（如肌膜、肌肉层）。 ③患者至少有以下 1 种情况： a.深部切口处有脓性引流物，且引流物不是从手术部位的器官或腔隙流出。 b.深部切口自行裂开或由外科医生蓄意将其打开并且培养阳性，或未进行培养但患者至有下列任一症状：发热（>38℃）、局部疼痛或压痛。但若切口的培养为阴性者则不需符合这项标准。 c.再次手术检查或组织病理学、影像学检查，发现深部切口有脓肿或其他感染的证据。 **注意**：这里有两种特殊类型的深部切口感染 ①主要深部切口感染——患者在手术中有 1 个或多个切口时，主要切口部位发生的深部切口感染，如剖宫产的切口或冠状动脉旁路（搭桥）手术的胸部切口。 ②次要深部切口感染——患者在手术中有 1 个以上的切口，次要切口部位发生的深部切口感染，如冠状动脉旁路（搭桥）手术的腿部取血管处。	

7.3　器官（或腔隙）感染

无植入物手术后 30d、有植入物手术后 1 年内发生的与手术有关（除皮肤、皮下、深筋膜和肌肉以外）的器官或腔隙感染。

	临床诊断	病原学诊断
2001 版	符合下述规定，并具有下述 3 条之一即可诊断： ①引流或穿刺有脓液。 ②再次手术探查、经组织病理学或影像学检查发现涉及器官（或腔隙）感染的证据。 ③由临床医生诊断的器官（或腔隙）感染。	在临床诊断基础上，细菌培养阳性。
	说明： ①临床和（或）有关检查显示典型的手术部位感染，即使细菌培养阴性，亦可以诊断。 ②手术切口浅部和深部均有感染时，仅需报告深部感染。 ③经切口引流所致器官（或腔隙）感染，不需再次手术者，应视为深部切口感染。	

	临床诊断	病原学诊断
报批版	器官（腔隙）的手术部位感染必须符合下列条件： ①感染发生在 7.3.1 表内手术后的 30d 或 90d 内。 ②感染范围包括任何经由手术打开或者处理过的，比筋膜层及肌肉层更深的部位。 ③患者至少有以下任 1 项时： a. 置于器官（腔隙）的引流管引流出脓液（例如封闭式负压引流系统、开放式引流管、T 型管、CT 引导下的引流管）。 b. 经无菌操作从该器官（腔隙）取得的体液或组织，经培养分离出致病菌或基于临床诊断 / 治疗为目的的微生物鉴定阳性（非培养）。 c. 经由医生直接检查、再次手术或经病理组织学、放射影像学检查，发现有该器官（腔隙）脓肿或者其他感染的证据。	

7.3.1 深部、器官（腔隙）手术切口监测周期（报批版）

			术后 30d 监测			
代码	手术部位	代码	手术部位	代码	手术部位
AAA	腹主动脉瘤修复术	LAM	椎板切除	GAST	胃手术
HYST	腹式子宫全切术	LTP	肝移植	HTP	心脏移植
APPY	阑尾手术	NECK	颈部手术	CHOL	胆囊手术
AVSD	分流透析	NEPH	肾脏手术	KTP	肾移植
BILI	肝脏、胆管或胰腺外科	OVRY	卵巢手术	THOR	开胸手术
CEA	颈动脉内膜切除术	PRST	前列腺手术	AMP	截肢
THYR	甲状腺和（或）甲状旁腺手术	REC	直肠手术	VHYS	经阴道子宫切除术
COLO	结肠手术	SB	小肠手术	XLAP	剖腹探查术
CSEC	剖宫产	SPLE	脾脏手术		

	术后 90d 内监测		
代码	手术部位	代码	手术部位
BRST	乳腺外科手术	HER	疝修补术
CARD	心脏外科手术	HPRO	髋关节替换术
CBGB	胸壁冠状动脉旁路移植术	KPRO	膝关节替换术
CBGC	胸壁冠状动脉旁路移植术	PACE	心脏起搏器手术
CRAN	开颅手术	PVBY	外周血管搭桥术
FUSN	脊柱融合	VSHN	脑室分流术
FX	骨折切开复位术		

注：①所有浅表部位切口只需监测术后 30d。
②次要手术部位感染只需监测 30d，不需要考虑主要切口部位感染的监测周期。

7.3.2　器官（腔隙）感染的特定部位（感染名称）（报批版）

代码	部位（感染名称）	代码	部位（感染名称）
BONE	骨髓炎	IC	颅内感染，包括脑脓肿、硬脑膜下感染、硬脑膜外感染和脑炎
BRST	乳房脓肿或乳腺炎		
CARD	心肌炎或心包膜炎	JNT	关节或黏液囊感染
DISC	椎间隙感染	LUNG	其他下呼吸道感染
EAR	耳、乳突感染	MED	纵隔炎
EMET	子宫内膜炎	MEN	脑膜炎或脑室炎
ENDO	心内膜炎	ORAL	口腔（口、舌或牙龈）感染
GIT	胃肠道感染	OREP	其他男性或女性生殖系感染
IAB	腹腔内感染，未特别注明部位者	SA	无脑膜炎的脊髓脓肿
SINU	鼻窦炎	VASC	动脉或静脉感染
UR	上呼吸道感染	VCUF	阴道穹隆感染
PJI	关节假体周围感染	USI	尿路系统感染

说明：特殊部位感染类型

①应描述具体的器官（腔隙）以明确感染的确切部位。7.3.2表列出了具体的器官（腔隙）感染，例如：阑尾切除术后继发膈下脓肿，应归到腹腔内的器官（腔隙）感染。

②若感染部位涉及器官（腔隙），无论是否存在浅表或深部切口感染，均应报告为器官（腔隙）感染。

③若手术过程中，多个感染切口发生感染，只需将感染部位最深的类型进行报告，报告为单一部位感染。

8. 皮肤和软组织

8.1　皮肤感染

	临床诊断	病原学诊断
2001版	符合下述两条之一即可诊断： ①皮肤有脓性分泌物、脓疱、疖肿等。 ②患者有局部疼痛或压痛，局部红肿或发热，无其他原因解释者。	在临床诊断基础上，符合下述两条之一即可诊断： ①从感染部位的引流物或抽吸物中培养出病原体。 ②血液或感染组织特异性病原体抗原检测阳性。
报批版	皮肤感染必须满足下列标准至少其中之一： ①患者具有至少下列表现之一：脓性分泌物、皮肤脓疱、水疱、疖（除外痤疮）。 ②患者具有至少下列表现其中两项：局部压痛、红肿或皮温升高，并且满足下列条件之一： a. 从感染部位分泌物中，通过以临床诊断或治疗为目的的培养/非培养的微生物检测手段（而非主动监测培养）分离得到微生物。如果分离出两种或两种以上的常见定植微生物，则不能作为判定结果。常见定植微生物包括但不限于：白喉杆菌（棒状杆菌属、非白喉棒状杆菌），芽孢杆菌属（非炭疽芽孢杆菌），丙酸杆菌，凝固	

	临床诊断	病原学诊断
报批版	酶阴性葡萄球菌（包括表皮葡萄球菌），草绿色链球菌属，气球菌属，微球菌属，红球菌属。 b. 感染组织微生物镜检可见多核巨细胞。 c. 特异性病原体血清 IgM 抗体效价达到诊断水平，或双份血清 IgG 呈 4 倍升高。	
	说明： ①不要将痤疮按皮肤软组织感染进行传报。 ②对于（除皮肤以外的）特定部位感染请按下列方式传报： a. 新生儿脐炎请按脐炎（UMB）传报。 b. 新生儿包皮环切术后感染请按包皮环切术后感染（CIRC）传报。 c. 对于褥疮请按褥疮（DECU）进行传报。 d. 对于烧伤后感染按烧伤（BURN）传报。 e. 对于乳腺脓肿或乳腺炎按乳腺感染（BRST）传报。 f. 对于血管穿刺部位的局部感染请按照血管相关感染（VASC）传报，除非从血液中分离得到微生物符合实验室确诊血流感染诊断标准的情况，请按照实验室确诊的血流感染（LCBI）传报。	

8.2 软组织感染

包括坏死性筋膜炎、感染性坏疽、坏死性蜂窝组织炎、感染性肌炎、淋巴结炎及淋巴管炎。

	临床诊断	病原学诊断
2001 版	符合下述 3 条之一即可诊断： ①从感染部位引流出脓液。 ②外科手术或组织病理检查证实有感染。 ③患者有局部疼痛或压痛、局部红肿或发热，无其他原因解释。	临床诊断基础上，符合下述两条之一即可诊断： ①血液特异性病原体抗原检测阳性，或血清 IgM 抗体效价达到诊断水平，或双份血清 IgG 呈 4 倍升高。 ②从感染部位的引流物或组织中培养出病原体。
报批版	软组织感染应当满足下列条件其中至少 1 项： ①患者感染部位组织或分泌物中，通过以临床诊断或治疗为目的的培养/非培养的微生物检测手段（而非主动监测培养）分离得到微生物。 ②患者感染部位具有脓性分泌物。 ③患者具有经大体解剖或组织病理学检查证实的脓肿形成或其他感染表现。	
	说明： ①感染性褥疮请按褥疮（DECU）传报。 ②烧伤后感染请按烧伤（BURN）传报。 ③深部盆腔组织感染请按男性/女性其他生殖道感染（OREP）传报。 ④对于血管穿刺部位的局部感染请按照血管相关感染（VASC）传报，除非从血液中分离得到微生物符合实验室确诊血流感染诊断标准的情况，请按照实验室确诊的血流感染（LCBI）传报。	

8.3 褥疮感染

褥疮浅表部和深部组织感染。

	临床诊断	病原学诊断
2001 版	褥疮局部红、压痛或褥疮边缘肿胀，并有脓性分泌物。	在临床诊断基础上，分泌物培养阳性。
报批版	褥疮感染必须满足： 患者至少具有下列两种以上症状或表现：红、肿、局部压痛或褥疮伤口边缘肿胀（排除其他因素），并且对丁脓液经细针穿刺抽吸或褥疮边缘组织活检得到的标本，以临床诊断或治疗为目的的培养／非培养的微生物检测手段（而非主动监测培养）分离得到微生物。	

8.4　烧伤感染

	临床诊断	病原学诊断
2001 版	烧伤表面的形态或特点发生变化，如焦痂迅速分离，焦痂变成棕黑、黑或紫罗兰色，烧伤边缘水肿。同时具有下述两条之一即可诊断： ①创面有脓性分泌物。 ②患者出现发热 > 38℃ 或低体温 < 36℃，合并低血压。	在临床诊断基础上，符合下述两条之一即可诊断。 ①血液培养阳性并除外有其他部位感染。 ②烧伤组织活检显示微生物向邻近组织浸润。
	说明： ①单纯发热不能诊断为烧伤感染，因为发热可能是组织损伤的结果或患者在其他部位有感染。 ②移植的皮肤发生排斥反应并伴有感染临床证据（炎症或脓液），视为医院感染。 ③供皮区感染属烧伤感染。	
报批版	烧伤感染必须满足： 患者烧伤部位表面形态特征发生变化：如快速焦痂分离、焦痂颜色发生改变（深棕色、黑色或紫罗兰色），并且以临床诊断或治疗为目的的培养／非培养的微生物检测手段（而非主动监测培养）从血液中分离得到微生物。	

8.5　乳腺脓肿或乳腺炎

	临床诊断	病原学诊断
2001 版	符合下述 3 条之一即可诊断： ①红、肿、热、痛等炎症表现或伴有发热，排除授乳妇女的乳汁淤积。 ②外科手术证实。 ③临床医生诊断的乳腺脓肿。	在临床诊断基础上，引流物或针吸物培养阳性。
报批版	诊断乳腺脓肿或乳腺炎至少需要满足下列标准其中之一： ①从患者感染乳腺组织或引流液中通过侵入性检查方法，以临床诊断或治疗为目的的培养／非培养的微生物检测手段（而非主动监测培养）分离得到微生物。 ②经大体解剖或者组织病理学证实的乳腺脓肿或其他感染性表现。 ③患者体温 > 38.0℃ 并且乳腺有局部炎症表现，并且临床医生在发病或者症状恶化 2d 内开始抗微生物治疗。	

	临床诊断	病原学诊断
报批版	**说明：** ①对于乳腺相关的手术部位感染，如果感染局限于黏膜下组织，按浅表手术部位感染传报；如果感染累及肌肉／筋膜层，按照深部手术部位感染传报。 ②上述诊断标准的第三项不可以用于手术部位感染的诊断。	

8.6 脐 炎

	临床诊断	病原学诊断
2001 版	新生儿脐部有红肿或有脓性渗出物。	在临床诊断基础上，符合下述两条之一即可诊断： ①引流物或针吸液培养阳性。 ②血液培养阳性，并排除其他部位感染。
2001 版	**说明：**与脐部插管有关的脐动静脉感染应归于心血管系统感染。	
报批版	新生儿（小于 30d）脐炎应当满足至少下列标准之一： ①患儿脐部有红肿或分泌物，并且满足下列条件之一： a. 细针穿刺或分泌物样本，以临床诊断或治疗为目的的培养／非培养的微生物检测手段（而非主动监测培养）分离得到微生物。 b. 血液样本以临床诊断或治疗为目的的培养／非培养的微生物检测手段（而非主动监测培养）分离得到微生物。 ②患者脐部具有红肿并且具有脓性分泌物。	
报批版	**说明：** ①对于未分离得到微生物证据的脐部导管相关的脐动静脉感染请按照血管相关感染（VASC）传报。 ②如果患者符合实验室确诊的血流感染诊断标准，请按血流感染（LCBI）进行传报。	

8.7 婴儿脓疱病

	临床诊断	病原学诊断
2001 版	符合下述两条之一即可诊断： ①皮肤出现脓疱。 ②临床医生诊断为脓疱病。	在临床诊断基础上，分泌物培养阳性。

8.8 新生儿包皮环切术后感染

报批版	新生儿（30d 内）包皮环切术后感染必须满足下列标准其中之一： ①患儿包皮环切部位具有脓性分泌物。 ②患儿包皮环切部位至少具有下列症状或表现之一：红、肿或者局部压痛，并且从患儿手术部位以临床诊断或治疗为目的的培养／非培养的微生物检测手段（而非主动监测培养）分离得到微生物。 ③患儿手术部位至少具有下列症状之一：红、肿或局部压痛，并且从患儿手术部位以临床诊断或治疗为目的的培养／非培养的微生物检测手段（而非主动监测培养）分离得到常见的定植菌；并且临床医生在发病或症状加重 2d 内开始抗微生物治疗。	

9.骨、关节

9.1　关节和关节囊感染

	临床诊断	病原学诊断
2001 版	符合下述两条之一即可诊断： ①患者有下列症状或体征中的两项且无其他原因可以解释：关节疼痛、肿胀、触痛、发热、渗出或运动受限。并合并下列情况之一： a.关节液检验发现白细胞。 b.关节液的细胞组成及化学检查符合感染且不能用风湿病解释。 c.有感染的影像学证据。 ②外科手术或组织病理学检查发现关节或关节囊感染的证据。	符合下述两条之一即可诊断： ①关节液或滑囊沾检培养出病原体。 ②在临床诊断的基础上，关节液革兰染色发现病原体。
报批版	关节或滑膜囊感染需至少符合以下 1 项诊断标准： ①患者关节液或滑膜囊培养分类得病原微生物，或通过为临床诊治目的进行的非培养微生物学手段检测到微生物。 ②大体解剖学或组织病理学检查提示有滑膜囊感染依据。 ③患者具有以下症状 / 体征中至少 2 项（排除其他原因所致），包括关节肿胀、关节疼痛或压痛、局部发热、关节腔积液、活动受限，并且符合以下至少 1 项： a.关节液白细胞计数升高（超过实验室参考值），或关节液白细胞酯酶试纸反应阳性。 b.关节液革兰染色镜检见到白细胞及病原体。 c.患者血液培养分类得病原微生物，或通过为临床诊断治疗目的进行的非培养微生物学手段（如非主动监测培养 ASC/ 检测 AST）检测到微生物。 在感染的影像学证据 [如 X 线片，CT，MRI 及核扫描（镓、铟等）]，若影像学结果不确定，则以临床符合（如医生记录针对关节或滑膜囊感染的抗感染治疗）作为支持依据。 人工关节周围感染（仅限于髋关节置换术后和膝关节置换术后）关节或滑膜囊感染需至少符合以下 1 项诊断标准： ①两份人工关节周围组织标本（组织或液体）培养得微生物，或通过为临床诊治目的进行的非培养微生物学手段检测到微生物，其中至少检出 1 种"匹配的微生物"。 ②存在与关节相同的窦道。 ③存在以下次要诊断标准中的 3 条： a.C 反应蛋白升高（CRP＞100mg/L）及红细胞沉降率升高（ESR＞30mm/h）。 b.滑液白细胞计数升高（WBC＞10000/μL）或白细胞酯酶试验阳性（++ 或更高）。 c.滑液中性粒细胞比例升高（PMN%＞90%）。 d.人工关节周围组织组织病理学检查提示每高倍视野见到的中性粒细胞（PMN）数大于 5。 e.单份人工关节周围组织（组织或液体）培养分类得病原微生物，或通过为临床诊治目的进行的非培养微生物学手段检测到微生物。 **说明：** ①从髋关节或膝盖假体分离的微生物可适用于第 1 条诊断标准。 ②窦道的定义：皮肤下的狭窄开口或通道，可向各方向延生、穿过软组织造成无效腔及形成潜在脓肿。 ③ NHSN 的人工关节（PJI）定义改编自（MSIS）的定义（国际人工关节周围感染大会 2013 会议记录）。 ④由 NHSN 提供的①～④诊断标准的标准实验室参考值仅适用于髋关节置换术及膝关节置换术后手术部位感染监测目的。NHSN 实验室参考值不适用于指导临床医生在急性或慢性人工关节周围感染的实际临床诊断及管理。临床医生应当参照肌肉骨骼感染协会（MSIS）的临床应用诊断共识。	

9.2 骨髓炎

	临床诊断	病原学诊断
2001 版	符合下述两条之一即可诊断： ①患者有下列症状或体征中的两项且无其他原因可以解释：发热（>38℃）、局部肿块、触痛、发热或感染灶有引流物，并有感染的影像学证据。 ②外科手术或组织病理学检查证实。	符合下述两条之一即可诊断： ①骨髓培养出病原体。 ②在临床诊断的基础上，血液培养出病原体或血液中查出细菌抗体（如流感嗜血杆菌、肺炎球菌），并排除其他部位感染。
报批版	骨髓炎诊断需至少符合以下 1 项诊断标准： ①从骨组织培养微生物，或通过为临床诊治目的进行的非培养微生物学手段检测到微生物。 ②患者骨组织大体解剖学或组织学检查提示骨髓炎。 ③患者具有至少 2 项以下症状或体征，包括：发热 >38℃，局部肿胀 *、疼痛、压痛 *、局部发热 * 或流液 *，并符合至少一项以下内容： a.影像学检查 [如 X 线片、CT、MRI 及核素扫描（镓、锝等）] 提示感染者中，血培养分离或通过为临床诊治目的进行的非培养微生物学方法检测到微生物。影像学结果不确定时，则以临床符合（如医生记录针对脊柱骨髓炎的抗感染治疗）作为支持依据。 b.影像学检查 [如 X 线片、CT、MRI 及核素扫描（镓、锝等）] 结果是否提示感染不确定时，则以临床符合（如医师记录针对脊柱骨髓炎的抗感染治疗）作为支持依据。 * 除外其他原因引起 **上报指导：**心脏外科手术后发生的伴发骨髓炎的纵隔感染按 SSI-MED 上报，而非SSI-BONE。	

9.3 椎间盘感染

	临床诊断	病原学诊断
2001 版	符合下述 3 条之一即可诊断： ①患者无其他原因解释的发热或椎间盘疼痛，并有感染的影像学证据。 ②外科手术或组织病理学检查发现椎间盘感染的证据。 ③手术切取或针吸的椎间盘组织证实有感染。	在临床诊断的基础上，符合下述两条之一即可诊断： ①感染部位组织中培养出病原体。 ②血或尿中检出抗体（如流感嗜血杆菌、肺炎球菌、脑膜炎球菌或 B组链球菌），并排除其他部位感染。
报批版	脊柱椎间隙感染需至少符合 1 项以下诊断标准： ①患者椎间盘组织培养分类得病原微生物，或通过为临床诊治目的进行的非培养微生物学方法检测到微生物。 ②大体解剖学或组织学检查提示椎间盘间隙感染依据。 ③患者存在至少 1 项以下症状：发热（体温 >38℃）、受累椎间隙疼痛，及以下内容中至少 1 项： a.影像学检查 [如 X 线片、CT、MRI 及核素扫描（镓或锝等）] 提示感染的患者中，血培养分类得到病原微生物，或通过为临床诊治目的进行的非培养微生物学方法检测到微生物。影像学检查是否提示感染不确定时，以临床符合（如医生记录针对椎间盘间隙感染的抗感染治疗）作为支持依据。 b.影像学是否提示感染不确定时，以临床符合（如医师记录针对椎间盘间隙感染的抗感染治疗）作为支持依据。	

10. 生殖道

10.1 外阴切口感染

经阴道分娩，患者外阴切口感染发生于产后 2 周内。

	临床诊断	病原学诊断
2001 版	符合上述规定，并有下述两条之一即可诊断： ①外阴切口有红、肿、热、痛或有脓性分泌物。 ②外阴切口有脓肿。	在临床诊断基础上，细菌培养阳性。
	说明： ①外阴切口感染含会阴切开或会阴裂伤缝合术。 ②切口缝合针眼处有轻微炎症和少许分泌物不属外阴切口感染。	
报批版	外阴切口感染，至少符合以下 1 项标准： ①经阴道生产的患者阴道切口有脓性分泌物渗出。 ②经阴道生产的患者阴道切口化脓。 建议：在 NHSH 中阴道切口术不属于手术操作。	

10.2 阴道穹隆部感染

	临床诊断	病原学诊断
2001 版	符合下述两条之一即可诊断： ①子宫切除术后，患者阴道残端有脓性分泌物。 ②子宫切除术后，患者阴道残端有脓肿。	临床诊断基础上，细菌培养阳性。
	说明：阴道穹隆部感染仅指子宫全切术后阴道残端部位。	
报批版	阴道穹隆部感染至少满足以下 1 个标准： ①检查时发现子宫切除术后有脓液从阴道穹隆处流出。 ②检查时发现子宫切除后的阴道穹隆部有脓肿或其他感染证据。 ③通过使用以临床诊断或治疗为目的的培养或非培养的微生物检测方法从子宫切除术后的阴道穹隆部的组织或体液中分离出微生物。	
	说明：阴道穹隆部感染均属于阴道穹隆手术部位感染。	

10.3 急性盆腔炎

	临床诊断	病原学诊断
2001 版	符合下述两条之一即可诊断： ①有下列症状或体征且无其他原因解释，发热、恶心、呕吐、下腹痛或触痛、尿频、尿急或腹泻、里急后重、阴道分泌物增多呈脓性。 ②后穹隆或腹腔穿刺有脓液。	在临床诊断基础上，宫颈管分泌物细菌培养阳性。
	说明：仅限于入院 48h 后，或有宫腔侵袭性操作、自然分娩 24h 后出院 1 周内发生者。	

10.4 子宫内膜炎

	临床诊断	病原学诊断
2001版	发热或寒战、下腹痛或压痛、不规则阴道流血或恶露有臭味。	临床诊断的基础上，宫腔刮出子宫内膜病理检查证实或分泌物细菌培养阳性。
	说明： ①入院时，患者无羊水感染，羊膜破裂时间不超过48h。 ②子宫内膜炎仅包括早孕流产、中孕引产、分娩后1周内。	
报批版	子宫内膜炎至少符合以下1项标准： ①通过使用以临床诊断或治疗为目的的培养或非培养的微生物检测方法（如非主动监测培养），从患者的子宫内膜的分泌物或组织中鉴定到病原体。 ②至少存在以下2种体征或症状：发热（>38℃）、（子宫或腹部）疼痛或压痛，或有脓液从子宫内流出。	
	说明： ①医疗相关的绒毛膜羊膜炎不属于子宫内膜炎范畴（属于其他生殖道感染）。 ②如果该患者在入院时患有绒毛膜羊膜炎，在经阴道生产后出现子宫内膜炎时不应归为医疗相关感染。 ③如果本身患有绒毛膜羊膜炎的患者接受了切除手术，随后发生子宫内膜炎，应将该类患者归为手术部位相关子宫内膜炎。	

10.5 男女性生殖道的其他感染

	临床诊断	病原学诊断
2001版	符合下述两条之一即可诊断： ①患者有下列症状或体征中的两项且无其他原因解释：发热、局部疼痛、触痛或尿痛，并有影像学证实或病理学证实。 ②外科手术或组织病理学发现感染部位脓肿或其他感染的证据。	符合下述两条之一即可诊断： ①从感染部位的组织或分泌物中培养出病原体。 ②在临床诊断基础上，血液中培养出病原体。
报批版	深部盆腔组织感染或男性女性生殖道其他感染（附睾、睾丸、前列腺、阴道、卵巢感染，绒毛膜羊膜炎，除外阴道炎、子宫内膜炎和阴道穹隆感染），至少符合以下1项标准： ①通过使用以临床诊断或治疗为目的的培养或非培养的微生物检测方法（如非主动监测培养）从感染部位组织或体液中分离出微生物（尿液和阴道拭子除外）。 ②通过解剖或组织学检测发现脓肿或有其他感染证据时，需符合以下任意两种症状或体征：发热（>38℃）、恶心、呕吐、疼痛或有压痛或排尿困难。	
	并符合以下至少一项标准： ①血培养阳性或用于临床诊断或治疗的其他血液微生物检测方法提示病原体。 ②患者在出现感染症状或症状恶化的前2d内进行抗菌治疗。	
	说明： ①子宫内膜炎归类于子宫内膜感染。 ②阴道穹隆部感染归类于阴道穹隆感染。 ③当患者存在附睾炎、前列腺炎或睾丸炎并满足生殖道其他部位感染诊断标准，同时满足泌尿道感染标准，应视为尿道感染；当生殖道其他部位感染是手术部位的脏器或空腔感染时应仅视为生殖道其他部位感染。	

11. 五　官

11.1　口　腔

	临床诊断	病原学诊断
2001 版	符合下述 3 条之一即可诊断： ①口腔组织中有脓性分泌物。 ②通过外科手术或组织病理检查血证实的口腔感染或有脓肿。 ③临床医生诊断的感染并采用口腔抗真菌治疗。	在临床诊断基础上，符合下述 5 条之一即可诊断： ①革兰染色检出病原微生物。 ②氢氧化钾染色阳性。 ③黏膜刮屑显微镜检有多核巨细胞。 ④口腔分泌物抗原检测阳性。 ⑤IgM 抗体效价达诊断水平或双份血清 IgG 呈 4 倍增加。
	说明： 原发性单纯疱疹应属于此类感染。	
报批版	口腔感染至少应符合下列标准之一： ①以临床诊断或治疗为目的，通过微生物培养或非培养方法（如非主动监测培养 / 检测），从口腔内脓肿或脓性分泌物中检出病原体。 ②经有创性操作、手术或组织病理学检查有口腔脓肿或其他口腔感染的证据。 ③患者至少有下列一项症状或体征，且无其他明确原因可以解释：口腔溃疡、炎性黏膜白斑、口腔黏膜斑，且同时具备下列 1 项： a. 以临床诊断或治疗为目的，通过微生物培养或非培养方法（如非主动监测培养 / 检测），从黏膜刮片或分泌物中检出病毒。 b. 黏膜刮片或渗出液镜检可见多核巨细胞。 c. IgM 抗体效价达诊断水平或双份血清 IgG 呈 4 倍增加。 d. 黏膜刮片或渗出液镜检可见真菌成分（如革兰染色、KOH）。 e. 发病或症状恶化 2d 内开始进行抗生素治疗。 **说明：** 原发性单纯口腔疱疹感染报告为医疗保健相关感染；复发性疱疹感染不属于医疗保健相关感染。	

11.2　眼

	眼部感染	结膜炎
报批版	除结膜炎外的其他眼部感染，至少应符合下列标准之一： ①以临床诊断或治疗为目的，通过微生物培养或非培养方法（如非主动监测培养 / 检测），从前房水、后房水或玻璃体液中检出病原体。 ②患者至少有下列两项症状或体征，且无其他明确原因可以解释：眼睛疼痛、视力障碍或前房积脓，且在发病或症状恶化的 2d 内使用抗生素治疗。	结膜炎至少应符合下列标准之一： ①以临床诊断或治疗为目的，通过微生物培养或非培养方法（如非主动监测培养 / 检测），从眼结膜或邻近组织（如眼睑、角膜、睑板腺或泪腺）的结膜刮片或脓性分泌物中检出病原体或病毒。 ②患者眼结膜或眼睛周围疼痛或发红，且同时具备下列至少一项： a. 分泌物的革兰染色可见白细胞或病原体。 b. 有脓性分泌物。 c. 结膜分泌物或结膜刮片镜检可见多核巨细胞。 d. IgM 抗体效价达诊断水平或双份血清 IgG 呈 4 倍增加。

眼部感染	结膜炎
报批版	说明： ①眼部的其他感染需上报为眼部感染。 ②硝酸银引起的化学性结膜炎不能作为医疗保健相关感染进行上报。 ③不上报由其他病毒性疾病引起的单个结膜炎病例。

11.3 耳和乳突感染

报批版	外耳炎至少应符合下列标准之一： ①以临床诊断或治疗为目的，通过微生物培养或非培养方法（如非主动监测培养 / 检测），从外耳道脓性分泌物中检出病原体。 ②患者至少有下列 1 项症状或体征：发热（>38.0℃）、疼痛、红斑、外耳道脓性分泌物革兰染色可见病原体。
	中耳炎至少应符合下列标准之一： ①以临床诊断或治疗为目的，通过微生物培养或非培养方法（如非主动监测培养 / 检测），通过有创操作（如鼓膜穿刺术）采集患者的中耳分泌物中检出病原体。 ②患者至少有下列两项症状或体征：发热（>38.0℃）、疼痛、炎症、鼓膜内陷或活动度下降、鼓室积液。
	内耳炎至少应符合下列标准之一： ①以临床诊断或治疗为目的，通过微生物培养或非培养方法（如非主动监测培养 / 检测），从通过有创操作采集到的患者内耳液体中检出病原体。 ②医生诊断为内耳感染。
	乳突炎至少应符合下列标准之一： ①以临床诊断或治疗为目的，通过微生物培养或非培养方法（如非主动监测培养 / 检测），从乳突积液或组织样本中检出病原体。 ②患者至少有下列两项症状或体征：发热（>38℃）、疼痛或压痛、耳后肿胀、红斑、头痛或面瘫。且同时具备下列至少一项： a. 乳突积液或组织的革兰染色检出病原体。 b. 有感染的影像学证据（如 CT），若影像学证据不足，结合临床相关证据（即医生治疗乳突炎的抗菌药物使用记录）。

11.4 鼻

报批版	鼻窦炎至少应符合下列标准之一： ①以临床诊断或治疗为目的，通过微生物培养或非培养方法（如非主动监测培养 / 检测），经有创操作从患者鼻腔采集的体液或组织中检出病原体。 ②患者至少有下列 1 项症状或体征：发热（>38℃）、累及鼻窦区域的疼痛或压痛、头痛、有脓涕或鼻塞，且有鼻窦炎影像学证据（如 X 线、CT）。

12. 其他部位

涉及多个器官或系统，而又不适合归于某系统的感染，通常为病毒感染，如麻疹、风疹、传染性单核细胞增多症；病毒性皮疹也应列入此类，如单纯疱疹、水痘、带状疱疹等。

四、医院感染病例诊断方法

1.医院感染病例诊断依据

类型	内容
临床资料	症状：寒战、高热，出现相应系统感染的局部症状，或伴全身不适、软弱、厌食、肌痛等全身血流感染症状。 体征：局部红、肿、热、痛，内脏触痛等，皮疹、脓疱疹等。
流行病学资料	发病的时间、潜伏期、传播途径等。
实验室检查	检验结果：白细胞、中性粒细胞、淋巴细胞、C反应蛋白、降钙素原等感染指标，微生物培养，抗原检测结果等。 检查结果：胸片、CT、B超等检查结果。
说明：医院感染按临床诊断报告，力求做出病原学诊断。	

2.诊断医院感染的步骤

步骤	内容
定性	首先判定是否为医院感染。 根据感染出现时间、临床表现、实验室检查结果等判定是医院感染、定植还是社区感染。
定位	确定是医院感染后判定感染部位，是局部感染还是全身感染。
定病原体	根据涂片、培养、活检、分子生物学、血清学检查结果判定病原体是细菌、病毒，还是真菌感染。
备注	如果遇到难以判定的情况，必要时咨询微生物学家、感染病医师等，或是借助于核酸检测。

3.医院感染病例诊断应掌握的原则

原则	说明
住院患者及医疗机构工作人员在医疗机构内获得的感染判定为医疗机构感染。	住院患者及医疗机构工作人员虽然感染发生在医院治疗和工作期间，但实际获得感染是在医院外，那就属于社区感染不是医院感染。判定时应排除入院时已经存在的感染和入院时已经处于潜伏期的感染。如在新冠病毒疫情防控期间，医务工作者在进入新冠病毒疫情定点医院工作之前已感染新冠病毒没有出现临床症状和体征，进入定点医院工作后出现了症状和体征，诊断为新冠病毒感染，但其应该判定为社区感染而不是医院感染。
符合不同部位医疗机构感染判定标准的感染，如手术部位感染、导尿管相关尿路感染、中心静脉导管相关血流感染、呼吸机相关肺炎等应用相关的规范指南作为判定依据。	如中心静脉导管相关血流感染应采用《血管导管相关感染预防与控制指南（2021版）》进行感染诊断。

原则	说明
医疗机构感染的判定应依据临床表现、流行病学、影像学和实验室检查结果及其他临床资料综合判断。	临床表现包括患者的症状、体征，对感染部位（如伤口）的直接观察，护理记录、病程记录等病历资料及其他临床资料的记录。
判定为医疗机构感染时应排除非感染性疾病引起相应的症状、体征、影像学改变和实验室结果。	如肺水肿、肺栓塞等非感染性疾病X线胸片也可出现肺部斑片影，应注意鉴别。如皮肤烫伤后具有红、肿、热、痛等表现，但不是感染性炎症，不属于医疗机构感染。
判定为医疗机构感染时应注意医疗机构感染可以在医疗机构内出现临床表现，也可以在出院后出现临床表现。	医疗机构感染既可以在医疗机构内出现临床表现，也可以在出医疗机构后出现临床表现，在医疗机构内获得出院后发生的感染仍可能是医疗机构感染。如骨关节置换术后出院1个月，关节部位出现皮肤肿胀、局部疼痛、触之有波动感，切开后有脓液流出，微生物培养结果为金黄色葡萄球菌，应考虑是否为医疗机构感染。
判定为医疗机构感染时宜明确感染的病原体，判定病原体时应排除污染或定植菌。	不应只依据病原体检查阴性而排除医院感染或仅依据病原体检查阳性而确定医疗机构感染，应合理评估和应用病原学检查结果进行综合判定。如将大便标本和血培养标本应用同一标本转运箱运送后，血培养标本结果为大肠杆菌阳性，而患者本人没有发热、白细胞升高等感染指标出现，应考虑是否为标本污染。如皮肤黏膜开放性伤口涂片或培养结果为缓症链球菌但无红、肿、热、痛等炎症表现，应考虑是否为定植菌。
临床医生及医疗机构感染防控人员应及时判定医疗机构感染病例。	感染诊断由临床医生做出。医院感染判定可以由临床医生判定，也可以由医院感染防控人员判定，且判定为是否医疗机构感染的行为只服务于医疗机构感染监测。

五、医院感染暴发管理

1. 医院感染暴发相关学术名词

名词	定义
医院感染暴发（healthcare acquired infection outbreak）	在医疗机构或其他科室的患者中，短时间内发生3例以上同种同源感染病例的现象。
疑似医院感染暴发（suspected outbreak of healthcare acquired infection）	在医疗机构或其他科室的患者中，短时间内出现3例以上临床症候群相似、怀疑有共同感染源的感染病例的现象；或者3例以上怀疑有共同感染源或共同感染途径的感染病例的现象。
医院感染聚集（cluster of healthcare acquired infection）	医疗机构或其他科室的患者中，短时间内发生医院感染病例增多，并超过历年散发发病率水平的现象。
医院感染假暴发（pseudo-outbreak of healthcare acquired infection）	疑似医院感染暴发，但通过调查排除暴发，而是由于标本污染、实验室错误、监测方法改变等因素导致的同类感染或非感染病例短时间内增多的现象。

2. 医院感染暴发报告程序

分类	报告程序
①5例以上疑似医院感染暴发。 ②3例以上医院感染暴发。	①医院12h内报告所在地县级卫生行政部门和疾病预防控制机构。 ②县级卫生行政部门接到报告后，应当于24h内逐级上报至省级卫生行政部门。
①5例以上医院感染暴发。 ②由于医院感染暴发直接导致患者死亡。 ③医院感染暴发导致3人以上人身损害后果。	①省级卫生行政部门专家组确认后24h内报告至国家卫生健康委员会。 ②中医医院（含中西医结合医院、民族医医院）发生医院感染暴发的，省级卫生行政部门应当会同省级中医药管理部门共同组织专家进行调查，确认发生以上情形的，省级中医药管理部门应当向国家中医药管理局报告。
①10例以上的医院感染暴发。 ②特殊病原体或新发病原体感染。 ③可能造成重大公共影响或者严重后果的医院感染。	①医院2h内报告所在地县级卫生行政部门和疾病预防控制机构，所在地县级卫生行政部门确认后，应当在2h内逐级上报至省级卫生行政部门。 ②省级卫生行政部门进行调查，确认发生上述情形的，应当在2h内上报至国家卫生健康委员会。 ③中医医院（含中西医结合医院、民族医医院）发生上述情形时，省级中医药管理部门应当向国家中医药管理局报告。

3. 医院感染暴发的特点

特点	内容
医院感染暴发必备三个基本环节	感染源、感染途径和易感人群，缺少其中任一环节，医院感染暴发会自动终止。
医院感染暴发的病例数相差较大	不同类型的感染暴发，发生的病例数可相差较大。
流行过程可长可短	当引起暴发的因素消失较快时，暴发一般仅持续数小时；若引起感染的某因素长期存在而又未被及时发现时，暴发可持续较长时间甚至数月。
暴发波及范围可大可小	医院感染暴发可能是局部性，如局限在某科室或某医院。
暴发感染具有多样性	医院感染暴发可为不同部位的感染暴发；也可为单一病因引起的同一感染暴发，还可能是同一病原体引起的不同部位的感染。
病原体	引起医院感染暴发的病原体多为机会致病菌，也有传染病病原体引起医院感染暴发；引起暴发的病原体可为同一病原体，也可为不同病原体所致。
传染源	可为患者、病原携带者或环境等。
复杂性	由于医源性因素的多样性与复杂性，因此引起医院感染暴发的因素很复杂，在进行调查和分析时要认真仔细，才能真正发现引起暴发的原因。
可预防性	医院感染暴发大多为外源性感染，有明确的传播方式，多数属于可预防性感染。

4. 医院感染暴发的早期发现

途径	管理内容
医院感染监测	是发现医院感染暴发的有效方法。 ①病例主动监测：院感办、临床科室。 ②临床症状：发热、腹泻、微生物检出菌种（多重耐药菌），新生儿呼吸暂停，切口不愈合，肺部感染体征…… ③医院感染实时监控系统。
临床医师护士的日常诊疗工作	医院感染病例报告：临床科室、检验科微生物室、其他部门、散发报告、聚集性报告。 ①某一感染部位突然超出正常水平。 ②某一相似感染特征先后出现于多名患者。 ③某种病原体先后出现于多名患者。 ④来自其他医疗机构的类似情况提示。
临床微生物实验室的检验报告	当临床微生物实验室在病原体培养、分离的工作中发现某种感染的病原体增多或分离到特殊的病原体或分离到新病原体，均应警惕有医院感染暴发的发生或聚集性感染发生的趋势。
注意事项	注意甄别暴发假象： ①医院感染监测系统的改变。 ②实验室方法的改变。 ③标本被污染。

5. 医院感染暴发控制指南

项目	内容
管理要求	①医疗机构应建立医院感染暴发报告责任制，明确法定代表人或主要负责人为第一责任人，制定并落实医院感染监测、医院感染暴发报告、调查和处置过程中的规章制度、工作程序和处置工作预案，明确医院感染管理委员会、医院感染管理部门及各相关部门在医院感染暴发报告及处置工作中的职责。 ②医疗机构应根据 WS/T 312 的要求，建立医院感染监测工作制度和落实措施，及时发现医院感染散发病例、医院感染聚集性病例和医院感染暴发。 ③医疗机构应建立医院感染管理部门牵头、多部门协作的医院感染暴发管理工作机制，成立医院感染应急处置专家组，指导医院感染暴发调查及处置工作。医疗机构应确保实施医院感染暴发调查处置的人员、设施和经费。 ④医疗机构发现疑似医院感染暴发时，应遵循"边救治、边调查、边控制、妥善处置"的基本原则，分析感染源、感染途径，及时采取有效的控制措施，积极实施医疗救治，控制传染源，切断传播途径，并及时开展或协助相关部门开展现场流行病学调查、环境卫生学检测以及有关标本采集、病原学检测等工作。按照《医院感染管理办法》《医院感染暴发报告及处置管理规范》的要求，按时限上报。报告包括初次报告和订正报告，订正报告应在暴发终止后一周内完成。如果医院感染暴发为突发公共卫生事件，应按照《突发公共卫生事件应急条例》处理。 ⑤医疗机构在医院感染暴发调查与控制过程中，医院感染管理专职人员、临床医务人员、微生物实验室人员及医院管理人员等应及时进行信息的交流、更新、分析与反馈，必要时应向社会公布暴发调查的进展、感染人员的现况以及最终的调查结果等内容。

项目	内容
流行病学调查	①初步了解现场基本信息，包括发病地点、发病患者数、发病患者群特征、起始及持续时间、可疑感染源、可疑感染病原体、可疑传播方式或途径、事件严重程度等，做好调查人员及物资准备。 ②分析医院感染聚集性病例的发病特点，计算怀疑医院感染暴发阶段的感染发病率，与同期及前期比较，确认医院感染暴发的存在。具体如下： a.与疑似医院感染暴发前相比发病率升高明显并且具有统计学意义，或医院感染聚集性病例存在流行病学关联，则可确认医院感染暴发，应开展进一步调查。疾病的流行程度未达到医院感染暴发水平，但疾病危害大、可能造成严重影响、具有潜在传播危险时，仍应开展进一步调查。 b.应排除因实验室检测方法或医院感染监测系统监测方法等的改变而造成的医院感染假暴发。 c.应根据事件的危害程度采取相应的经验性预防控制措施，如消毒、隔离、手卫生等。 ③结合病例的临床症状、体征及实验室检查，核实病例诊断，开展预调查，明确致病因子类型（细菌、病毒或其他因素）。 ④确定调查范围和病例定义，开展病例搜索，进行个案调查。具体方法如下： a.确定调查范围和病例定义，内容包括：时间、地点、人群分布特征、流行病学史、临床表现和（或）实验室检查结果等。病例定义可进行修正；病例搜索时，可侧重灵敏性；确定病因时，可侧重特异性。 b.通过查阅病历资料、实验室检查结果等各种信息化监测资料以及临床访谈、报告等进行病例搜索。 c.开展病例个案调查，获得病例的发病经过、诊治过程等详细信息。个案调查内容一般包括基本信息、临床资料、流行病学资料，个案调查可参照（疑似）医院感染病例个案调查表。 ⑤对病例发生的时间、地点及人群特征进行分析。 ⑥综合分析临床、实验室及流行病学特征，结合类似医院感染发病的相关知识与经验，可采取分析流行病学（如病例对照研究、队列研究、现场实验研究）和分子流行病学研究方法，查找感染源及感染途径。常见部位医院感染暴发的常见病原菌可参照常见部位医院感染暴发的常见病原菌表。常见医院感染暴发的主要传播途径可参照常见医院感染暴发的主要传播途径表。
控制及效果评价 — 感染控制和预防措施	①积极救治感染患者，对其他可能的感染患者要做到早发现、早诊断、早隔离、早治疗，做好消毒隔离工作。 ②对与感染患者密切接触的其他患者、医院工作人员、陪护、探视人员等进行医学观察，观察至该病的最长潜伏期或无新发感染病例出现为止。停止使用可疑污染的物品，或经严格消毒与灭菌处理及检测合格后方能使用。 ③根据发生医院感染暴发的特点，切断其传播途径，其措施应遵循WS/T 311的要求。 ④对免疫功能低下、有严重疾病或有多种基础疾病的患者应采取保护性隔离措施，在需要的情况下可实施特异性预防保护措施，如接种疫苗、预防性用药等。医务人员也应按照相关要求做好个人防护。
控制及效果评价 — 评价控制措施的效果	①1周内不继续发生新发同类感染病例，或发病率恢复到医院感染暴发前的平均水平，说明已采取的控制措施有效。 ②若医院感染新发感染病例持续发生，应分析控制措施无效的原因，评估可能导致感染暴发的其他危险因素，并调整控制措施，如暂时关闭发生暴发的部门或区域，停止接收新入院患者；对现住院患者应采取针对防控措施。情况特别严重的，应自行采取或报其主管卫生计生行政部门后采取停止接诊的措施。

项目	内容
总结与报告	①根据《医院感染暴发报告与处置管理规范》进行总结与报告： a. 报告题目：应简明扼要地表述医院感染暴发事件的发生要素。 b. 背景材料：医院概况、过去流行史及本次流行概貌等。 c. 调查方法：格式为采取描述性流行病学方法和（或）分析性流行病学方法。 d. 临床资料：症状和体征、诊断及疾病的自然史等。 e. 实验室资料：病原因子的分离与鉴定、血清学诊断或分子生物学证据。 f. 流行病学资料：疾病发生方式及三间分布、流行曲线及暴露日期的推算、传播来源、途径、侵入门户及影响因素等证据。 g. 环境卫生学调查资料：对可疑感染源、传播媒介等采样结果分析并评估。 h. 调查结果及结论：医院感染暴发原因的假设与验证分析、控制措施的实施及效果评价，讨论主要结果的总结、应吸取的经验教训及预防类似事件的建议等。 i. 参考文献及附录、重要数据表格或有关证明材料等。 j. 调查人员及其单位，调查日期。 ②各医疗机构可根据实际情况增加或减少调查报告的内容。

6.（疑似）医院感染病例个案调查表

项目	内容
一般情况	患者姓名：　　　　　家长姓名（若是儿童，请填写）： 患者ID：　　　性别：□男　□女　　　年龄：　　岁（月）
发现 / 报告情况	发病序号：　　　　　　　　发生感染时所在科室： 曾住过科室：　　　　　　　发病日期：　　年　月　日 发现时间：　　年　月　日　感染诊断及部位：
发病与就诊经过	入院日期：　　年　月　日 可能的感染原因：　　　　　原发疾病：
临床表现	临床症状： 临床体征： 微生物送检结果及日期：
高危因素及暴露情况	病室环境：□Ⅰ类　□Ⅱ类　□Ⅲ类 医护情况：主管护士　　　　　日常护理护士　　　　　主管医生 每次接触患者前后洗手或使用快速手消毒剂　□是　□否 医务人员出勤情况 周围患者是否有类似临床症状、体征　□是　□否 患者接触的相关医疗器械：　　　使用前后　□消毒　□灭菌 近期环境抽查结果：　　　空气：　　物表：　　　工作人员手： 有无可疑的使用中消毒液：　　批号： 有无可疑的静脉注射液体：　　　　批号： 本组共有患者　例，本患者为第　例， 患者感染源可能来自：□患者自身　□其他患者　□医务人员　□医疗器械 □医院环境　□食物　□药物　□探视者　□陪护者　□感染源不明　□其他 患者易感因素的调查： 手术名称：　　　　　　　急诊：是□　否□　手术日期： 参与手术人员：　　　　　手术持续时间：　小时　分

项目	内容
高危因素及暴露情况	手术植入物：有□　无□ 手术切口类型：清洁□　清洁—污染□　污染□　感染□ 麻醉（ASA）评分：Ⅰ级□　Ⅱ级□　Ⅲ级□　Ⅳ级□　Ⅴ级□ 麻醉：全麻□　硬膜外麻□　腰麻□ 糖尿病□　　　免疫缺陷□　　　　泌尿道插管□时间（　　） 肿瘤□　　　　免疫抑制剂□　　　动静脉插管□时间（　　　） 昏迷□　　　　低蛋白血症□　　　引流管部位（　　）时间（　　　） 肝硬化□　　　WBC < 1.5×10^9/L□　　激素及使用方法（　　　） 放疗□　化疗□　气管切开　□是　□否　时间（　　　） 上呼吸机：□是　□否　时间（　　　） 哮喘□　冠心病□　肾病□　慢性支气管炎□ 其他慢性肺部疾病□　其他慢性疾病□
患者生活习惯、既往健康史	饭前洗手：□每次均洗手　□偶尔洗手　□从不洗手　□其他 本次感染前是否有其他部位感染：□是　□否，感染部位：
患者发病前抗菌药物应用情况	品种： 药品名称： 天数/使用起止日期：
实验室检查	感染相关指标：　　　血常规：　　　CRP：　　　CT：　　　其他： 血清学和病原学检测的调查： <table><tr><td>标本类型</td><td>采样时间</td><td>检测项目</td><td>检测方法</td><td>检测单位</td><td>结果</td></tr><tr><td></td><td></td><td></td><td></td><td></td><td></td></tr><tr><td></td><td></td><td></td><td></td><td></td><td></td></tr><tr><td></td><td></td><td></td><td></td><td></td><td></td></tr></table> 注：标本类型包括咽拭子、痰、血、尿、粪便、分泌物等与该感染相关的临床标本。
转归与最终诊断情况	最终诊断：□确诊病例　□疑似病例　□临床诊断病例　□排除 诊断单位： 转归：□痊愈，出院日期：　　月　　日 　　　□死亡，死亡日期：　　月　　日　死亡原因： 　　　□其他
其他需记载事项	可根据实际情况增加或减少个案表内容，例如：若怀疑与麻醉剂、消毒剂有关，应记录麻醉剂、消毒剂的相关信息，以及封存剩余麻醉剂、消毒剂进行检测的后续情况；若怀疑与植入物有关，应记录植入物以及对同批号植入物进行检测的相关信息；若怀疑与消毒供应中心（CSSD）处置有关，则应追溯相关信息等。
调查单位、人员和时间	调查单位： 调查者签名： 调查时间：　　月　　日——　　月　　日

7. 常见部位医院感染暴发的常见病原菌表

部位	常见病原菌
下呼吸道	铜绿假单胞菌、金黄色葡萄球菌、白假丝酵母菌、肺炎克雷伯菌、鲍曼不动杆菌、大肠埃希菌、阴沟肠杆菌、嗜麦芽窄食单胞菌。
胃肠道	沙门菌属（德尔卑沙门菌、乙型伤寒沙门菌、斯坦利沙门菌、鼠伤寒沙门菌、猪霍乱沙门菌、C群伤寒沙门菌、布洛兰沙门菌），大肠埃希菌，志贺菌属，耶尔森菌属，难辨梭状芽孢杆菌，轮状病毒，诺如病毒，柯萨奇病毒。
血液系统	丙型肝炎病毒、艾滋病病毒、乙型肝炎病毒、大肠埃希菌、白假丝酵母菌、凝固酶阴性葡萄球菌某些种、金黄色葡萄球菌、肺炎克雷伯菌、铜绿假单胞菌、肠球菌属、阴沟肠杆菌、鲍曼不动杆菌。
手术部位	龟分枝杆菌等非结核分枝杆菌、大肠埃希菌、金黄色葡萄球菌、铜绿假单胞菌、凝固酶阴性葡萄球菌某些种、粪肠球菌、阴沟肠杆菌、鲍曼不动杆菌。
眼部	流感嗜血杆菌、铜绿假单胞菌、变形杆菌、化脓链球菌、金黄色葡萄球菌、凝固酶阴性葡萄球菌某些种。
皮肤软组织	金黄色葡萄球菌、铜绿假单胞菌、大肠埃希菌、表皮葡萄球菌、阴沟肠杆菌、白假丝酵母菌、鲍曼不动杆菌、粪肠球菌。
泌尿道	大肠埃希菌、阴沟肠杆菌、产气肠杆菌、白假丝酵母菌、粪肠球菌、屎肠球菌、热带假丝酵母菌、铜绿假单胞菌、肺炎克雷伯菌、鲍曼不动杆菌。
中枢神经系统	大肠埃希菌、克雷伯菌属、沙门菌属、弯曲菌属、金黄色葡萄球菌、凝固酶阴性葡萄球菌某些种、铜绿假单胞菌。

8. 常见医院感染暴发的主要传播途径表

疾病名称	主要传播途径
丙肝（HCV）、乙肝（HBV）	主要经血液传播的疾病。使用未经规范消毒的内镜、牙科器械、注射器、针头、血液透析机，以及医务人员在使用和处理医疗器械过程中导致的职业暴露。
肠道病毒感染	主要经粪－口传播。通过人－人之间的直接接触。通过被肠道病毒污染的医院环境、医用设施、生活用品、医务人员污染的手等间接传播。肠道病毒也可通过呼吸道传播。
手术部位感染	主要经接触传播。细菌经手术人员的手、器械、纱布、冲洗液等直接进入手术野；被细菌污染的器械、敷料、消毒液和绷带可将细菌直接传入切口。也可经空气传播，皮屑、飞沫、头发上的细菌通过流动空气和污染的媒介进入切口。
新生儿感染	主要通过医务人员污染的手直接或间接接触传播。产程中可以通过污染的羊水吸入获得感染，产后与母体的接触及被污染的环境、医用设备器械、生活用品等的间接传播均可感染。室内空气污染，以及室内的医疗器械和某些固定装置如导管、插管、雾化器、面罩、暖箱、蓝光箱、治疗车、婴儿床及空调机等。
血流感染	病原体直接进入血流或间接接触传播。动静脉留置导管、血液透析及介入治疗等；或者因血管内注射的药物、液体、血液、血浆不洁引起。

疾病名称	主要传播途径
烧伤感染	主要经接触传播。环境中一些生活设备，如水龙头、床单被服以及治疗设备等，工作人员双手污染后等引起病原体的传播。
呼吸道感染	主要经空气和飞沫传播。带有病原微生物的飞沫核长时间大范围悬浮在空气中导致疾病的传播或感染者在咳嗽、打喷嚏和说话时带有病原微生物的飞沫进入易感人群的眼睛、口腔、鼻咽喉黏膜等时发生传染。也可经接触传播，病原体污染医务人员的手、医疗器械、纱布、冲洗液等传播。

六、医院感染案例分析及医院感染暴发应急演练方案

1. 案例一

病例内容	患者，男，68岁，主诉"胸部不适，胸闷气短2d"，以诊断"冠心病、慢性支气管炎"于5月8日收住入院。患者神志清、精神差，自述胸口憋闷。入院查体：T 36.7℃，P 108次/分，R 18次/分，听诊双肺呼吸音粗，无干湿性啰音，血常规正常。予以脑心通、丹参等药物活血化瘀治疗。5月20日，患者出现咳嗽、咯痰，体温升高至38.5℃，查体双肺呼吸音粗，大量干湿啰音，胸片示肺纹理增粗伴片状阴影，血常规提示WBC计数升高，予以抗感染治疗后症状体征消失。
感染诊断	下呼吸道感染
诊断依据	①发热。 ②咳嗽、咳痰。 ③查体双肺呼吸音粗，大量干湿啰音，胸片示肺纹理增粗伴片状阴影。 ④血常规提示WBC计数升高。 ⑤入院后12d。 ⑥患者入院时虽然有慢性支气管炎，但处于慢性支气管炎的稳定。慢性气道疾患患者稳定期（慢性支气管炎伴或不伴阻塞性肺气肿、哮喘、支气管扩张症）继发急性感染，并有病原学改变或X线胸片显示与入院时比较有明显改变或新病变可诊断。

2. 案例二

病例内容	患者，女，孕22周，主诉"阴道出血3d"，门诊以"先兆流产"收住入院。患者神志清，精神差，入院查体：T 37.5℃，P 88次/分，R 16次/分，血常规检查正常，血培养阴性，既往患有甲亢，入院后给予保胎治疗。入院第3天患者出现咳嗽、咯痰，体温升高至38℃~39.5℃，再次血培养结果为金黄色葡萄球菌阳性，根据药敏予以抗菌药物治疗。3d后体温逐渐下降，咳嗽咯痰好转。继续予以保胎抗感染治疗。
感染诊断	社区感染
诊断依据	①入院时有体温升高。 ②虽然患者第3天出现呼吸道症状，但患者在院外感染处于潜伏期，入院后症状逐渐显现出来，属于社区感染。

3. 案例三

病例内容	患者，男，72 岁，以"间断胸闷 10 年余，加重 3 周"之主诉于 2023 年 3 月 13 日入院。入院诊断：①冠状动脉粥样硬化性心脏病；②左侧颈内动脉支架植入术后；③肺结节。患者入院后完善相关检查及术前准备，于 3 月 23 日在全麻体外循环心脏停搏下行冠状动脉旁路移植术。手术过程顺利，术后入心血管外科监护室行监护复苏治疗，患者顺利脱开呼吸机并拔除气管插管，于 3 月 24 日下午转至普通病房继续后续康复治疗。围术期常规预防性使用抗生素。4 月 1 日行手术切口换药时发现胸部切口局部开裂并伴有脓性分泌物渗出，行伤口分泌物培养检出粪肠球菌。根据药敏试验结果静脉滴注万古霉素＋派拉西林钠他唑巴坦钠，伤口局部庆大霉素冲洗及换药对症处理。经治疗患者感染控制良好，血常规及降钙素原等感染指标正常，切口脓性渗出物消失，肉芽新鲜，于 4 月 18 日行切口二次缝合，术后观察切口无异常，体温及血常规无异常，于 4 月 28 日顺利出院。
感染诊断	表浅手术切口感染
诊断依据	①手术切口为 I 类手术切口。 ②感染发生于术后 30d 内。 ③切口局部出现愈合延迟并伴有脓性分泌物。 ④伤口分泌物微生物培养结果阳性。

4. 案例四

病例内容	患者，男，53 岁，以"冠心病，急性冠状动脉综合征，高血压病 3 级（极高危）"之诊断于 2022 年 4 月 16 日入住心血管外科。患者入院后完善相关检查，经术前准备，于 4 月 25 日在全麻体外循环心脏停搏下行冠状动脉旁路移植术。手术过程顺利，术后入心血管外科监护室行监护复苏治疗，患者因术后肺不张致低氧血症于 4 月 27 日转至急危重症医学科继续呼吸支持治疗，4 月 28 日患者出现发热，体温波动于 37.5℃~39℃之间，4 月 30 日自纵隔引流管抽取引流液行细菌培养检出表皮葡萄球菌，医生自主上报深部切口感染，根据药敏试验加用莫西沙星抗感染治疗。目前患者恢复良好，已停用抗生素，体温及血常规、降钙素原等感染指标正常，手术切口正常愈合无特殊。
感染诊断	深部手术切口感染
诊断依据	①手术切口为 I 类手术切口。 ②感染发生于术后 30d 内。 ③发热。 ④引流液微生物培养结果阳性。 ⑤主管医生判定为医院感染。

5. 案例五

病例内容	医院感染管理专职人员在应用"杏林院感"软件查看院感预警时发现：血液内科患者，男，50 岁，2 月 18 日血培养送检结果为肺炎克雷伯菌，耐碳青霉烯类肠杆菌。遂查看该患者病例，患者诊断出"急性淋巴细胞性白血病"1 年，拟进行第 6 次化疗于 2 月 14 日收住入院。入院时患者神志清，精神差，面色苍白，完善相关检查后正在进行化疗治疗且过程顺利，未出现不良反应。查看检查化验结果，血常规检查示白细胞计数低于正常，轻度贫血，C 反应和降钙素原等指标均正常，和患者主管医生沟通表示该患者体温正常，无感染症状，考虑为定植。

感染诊断	多重耐药菌定植
诊断依据	①患者无感染症状和体征。 ②检查化验感染指标正常。 ③主管医生判定为定植。

6. 案例六

病例内容	医院感染管理专职人员在应用"杏林院感"软件查看院感预警时发现耳鼻喉科两例患者分别于4月27日和28日送检的痰培养结果为铜绿假单胞菌，遂查看病历显示：患者1，男，49岁，30床，诊断"喉恶性肿瘤"，入院后完成相关检查于4月25日行喉部肿物切除术，术后予以气管切开护理，4月26日患者出现发热，T 38.5℃，呼吸道分泌物增多。患者2，男68岁，25床，诊断"喉肿物"，入院后完成相关检查于4月26日行喉部肿物切除术，术后予以气管切开护理，4月27日患者出现咽痛，咳嗽咯痰，T 38.3℃。院感专职人员到病房查看发现两名患者病床为相邻房间，由同一护士负责两例患者的护理工作并进行气管套管的清洗消毒更换。与主管医生、护士和护士长沟通情况后，调整两名患者分别由两名护士负责其护理工作，根据药敏结果进行抗菌药物治疗，4d后两例患者咳嗽咯痰症状消失，痰液微生物培养阴性。
感染诊断	下呼吸道感染
诊断依据	①患者出现感染症状。 ②患者均是气管切开患者。 ③同一护士负责气管套管的清洗消毒和更换，可能清洁消毒流程不规范存在交叉感染风险。

7. 医院感染暴发应急演练方案

项目	内容
演练内容	涉及院内感染控制、配合流调和采样、医院内部的协调配合、职业暴露后的处理等。
演练脚本	有院感暴发、职业暴露、特殊不明原因的病原体、医疗废物破损、泄漏遗失、食堂集体食物中毒（如涉及面广，需要疾病控制中心介入）、传染病处置演练、血透医院感染紧急情况处置的演练。
演练目的	①培训人员：培训应急队伍和人员，练习各自的应急职能和角色，提升技能和经验。 ②完善和提升系统：完善应急方案，检验脚本是否完善，进一步促进应急管理系统的整体提升。
演练要求	①检验和评价现有的应急预案，实施方案和操作规程。 ②提示现有的应急预案实施方案操作规程存在的不足。 ③明确各部门、机构、组织的角色和职责。 ④加强部门、机构和组织间的协调和沟通。 ⑤提高应急人员个体的能力和水平。 ⑥培训相应应急职能和角色的人员。 ⑦确定所缺乏的资源；如防护用品是否到位。 ⑧增加演练规划的认可度和支持度。
演练类型	主题研讨、操练、桌面演练、功能性演练和全方位演练。
演练特点	演练复杂程度由简到繁，从局限到广泛实施，成本从低到高，从理论假设到模拟实际发生，每一种演练的实施都建立在前一种演练的基础之上。

项目	内容
演练前准备	①回顾现有方案：借鉴别人或以前开展的。 ②评估开展演练的能力。 ③评估演练的花费和赔偿。 ④获取支持：从上级部门获得支持，从参演部门获得支持。 ⑤组建设计团队。 ⑥后勤保障等环节：场地和设施、物资和器材、安全保障。
演练时间和频次	①以 1~2h 为宜。 ②每个项目至少每年一次。
参加演练人员	①控制人员：根据演练方案和现场情况，通过发布控制消息和指令，引导和控制应急演练进程。 ②模拟人员：分为两类，在演练过程中扮演代替某些应急响应机构和服务部门的人员。在全方位演练中，只模拟事件受害者的人员。 ③评估人员：负责观察和记录演练进展情况，对演练进行评估。 ④受练人员：按照真实事件发生时应履行的职能而采取行动的人员，他们是实施演练活动的主体。 ⑤观摩人员：组织相关科室人员参与，提供脚本，根据自己科室的特点进行修改脚本，也是很好的学习和参与机会。（观摩人员也很重要！）
演练地点和场所	①演练场所：根据目的不同，可使用会议场所或其他任何固定场所。 ②演练地点：其和演练场所不同。指的是模拟事件发生的地点，对于全方位演练，有必要选择一个运输问题和安全问题都适中，同时更接近现实状况的地区；桌面演练和功能性演练主要是在室内开展，但其模拟的事件同样需要虚拟的发生地点，故也需要选择一个危害可能会真实发生的地区。院感相关演练的地点主要是重点科室：如重症医学科、血透室、手术室、内镜室等。
演练设计	需求评估、确定演练要素、明确演练目的、编写演练目标、设置背景故事（要逼真）、撰写主要事件和细节事件、列出预期行动、准备事件进展信息。
演练真实性	可通过视频或音频、化妆和道具模拟、幻灯片、电话、手机、人工可操控的突发场景，如断水、断电等。
演练实施要求	参演人员对演练脚本必须清晰理解，保持行动连续性，保持真实感，建立进程安排，确保每个环节在合适的节点上，事项告知、紧急终止程序，充分利用意外的状况，使下一次演练更加完善。
演练意义	①演练是否达到了目标；应急预案、实施方案。操作过程中需改进的地方；应急管理系统需完善地方；培训和人员配备的不足；需要加强的设备和装备；后续需要开展的培训和演练。 ②改进应急预案和方案，以及改进实施这些方案的行动和程序，同时加强对人员的培训和资源的配置。也就是需要评估响应程序是否合理；资源是否足以支持该程序；人员是否训练充足以及遵循程序；使用资源情况。
演练设计和实施评价表	①请花少许时间填写此表，您的观点和建议，将有助于我们在未来更好的改进演练。请在 1~10 数字范围内对演练整体进行评价，1 代表最差，10 代表最好。 对比以前的演练，此次演练可综合评价为 1 2 3 4 5 6 7 8 9 10 ②演练是否模拟了突发事件的真实场景的真实的响应行动： 是 否

项目	内容	
演练设计 和实施 评价表	③如选择否请简要说明原因： ④演练设置的问题是否足以检验实施应急方案的准备情况： 　　是　否 ⑤如果选择否，请简要说明原因： ⑥演练中的哪些问题应该予以删除或修改： ⑦您建议在下次演练中应增加的问题： ⑧请给予其他评论或建议：	
演练流程	演练前	回顾方案→进行需求评估→评估演练开展能力→确定演练要素→明确演练目的→制定进度安排→获得支持→组建设计团队→组织评估小组→编写演练目标→设计背景故事→撰写主要事件和细节事件→列出预期行动→准备事件进展信息→增强演练逼真性→开发评估表格
	演练中	演练实施
	演练后	召开演练后会议→撰写演练总结报告→改进追踪
演练技巧	一次演练可以加入多个演练目标，背景故事也能更加合理。	

参考文献

1. 卫生部.关于印发医院感染诊断标准（试行）的通知 [卫医发（2001）2 号]（2001–01–02）.医院感染管理文件汇编（1986—2015）[G]. 北京：人民卫生出版社，2015：357–370.

2. 卫生部.关于印发《医院感染暴发报告及处置管理规范》的通知（卫医政发 [2009]73 号）（2009–07–20）.医院感染管理文件汇编（1986–2015）[G]. 北京：人民卫生出版社，2015：432–434.

3. 中华人民共和国国家卫生和计划生育委员会.医院感染暴发控制指南：WS/T524–2016[S].医院感染管理文件汇编（2015–2021）[G]. 北京：中国质量标准出版传媒有限公司，2021：1442–1453.

第四部分

医院清洁消毒及效果监测

一、空气的清洁消毒

1. 空气净化方法

项目		内容
通风	自然通风	应根据季节、室外风力和气温，适时进行通风。一般病房可采用室内每天开窗通风 2 次，每次 30min。
	机械通风	**工作原理：** 通过安装通风设备，利用风机、排风扇等运转产生的动力，使空气流动。 **通风方式：** ①机械送风与自然排风：适用于污染源分散及室内空气污染不严重的场所。机械送风口宜远离门窗。 ②自然送风与机械排风：适用于室内空气污染较重的场所。室内排风口宜远离门，宜安置于门对侧墙面上。 ③机械送风与机械排风：适用于卫生条件要求较高的场所。根据通风的需要设定换气次数或保持室内的正压或负压。 **注意事项：** ①应充分考虑房间的功能要求、相邻房间的卫生条件和室内外的环境因素，选择通风方式及室内的正负压。 ②应定期对机械通风设备进行清洁，遇污染及时清洁与消毒。
	集中空调通风系统	①集中空调通风系统应加强卫生管理，并符合国家有关规定。 ②集中空调通风系统的卫生要求及检测方法应符合《公共场所集中空调通风系统卫生规范》的规定。 ③集中空调通风系统的卫生学评价应符合《公共场所集中空调通风系统卫生学评价规范》的规定。 ④集中空调通风系统的清洗应符合《公共场所集中空调通风系统清洗规范》的规定。
空气洁净技术	设计要求	洁净手术部（室）和其他洁净场所的设计应遵循 GB 50333 的要求。
	维护与保养要求	①空气处理机组、新风机组应定期检查，保持清洁。 ②新风机组粗效滤网宜每 2d 清洁一次；粗效过滤器宜 1~2 个月更换一次；中效过滤器宜每周检查，3 个月更换一次；亚高效过滤器宜每年更换。发现污染和堵塞及时更换。 ③末端高效过滤器宜每年检查一次，当阻力超过设计初阻力 160Pa 或已经使用 3 年以上时宜更换。 ④排风机组中的中效过滤器宜每年更换，发现污染和堵塞及时更换。

项目		内容
		⑤定期检查回风口过滤网，宜每周清洁一次，每年更换一次。如遇特殊污染，及时更换，并用消毒剂擦拭回风口内表面。 ⑥设专门维护管理人员，遵循设备的使用说明进行保养与维护；并制定运行手册，有检查和记录。
紫外线消毒	适用范围	适用于无人状态下室内空气的消毒。
	消毒方法	紫外线灯采取悬吊式或移动式直接照射。安装时紫外线灯（30W紫外线灯，在1.0m处的强度 >70μW/cm²）应 ≥ 1.5W/m³，照射时间 ≥ 30min。
	注意事项	①应保持紫外线灯表面清洁，每周用 70%~80%（体积比）乙醇棉球擦拭一次。发现灯管表面有灰尘、油污时，应及时擦拭。 ②紫外线灯消毒室内空气时，房间内应保持清洁干燥，减少尘埃和水雾。温度 <20℃或 >40℃时，或相对湿度 >60%时，应适当延长照射时间。 ③室内有人时不应使用紫外线灯照射消毒。
循环风紫外线空气消毒器	适用范围	适用于有人状态下的室内空气消毒。
	消毒原理	消毒器由高强度紫外线灯和过滤系统组成，可以有效杀灭进入消毒器空气中的微生物，并有效地滤除空气中的尘埃粒子。
	使用方法	应遵循国家卫健委消毒产品卫生许可批件批准的产品使用说明，在规定的空间内正确安装使用。
	注意事项	①消毒时应关闭门窗。 ②进风口、出风口不应有物品覆盖或遮挡。 ③用湿布清洁机器时，须先切断电源。 ④消毒器的检修与维护应遵循产品的使用说明。 ⑤消毒器应取得卫健委消毒产品卫生许可批件。
静电吸附式空气消毒器	适用范围	适用于有人状态下室内空气的净化。
	消毒原理	采用静电吸附和过滤材料，消除空气中的尘埃和微生物。
	使用方法	应遵循国家卫健委消毒产品卫生许可批件批准的产品使用说明，在规定的空间内正确安装使用。
	注意事项	①消毒时应关闭门窗。 ②进风口、出风口不应有物品覆盖或遮挡。 ③消毒器的循环风量（m³/h）应大于房间体积的 8 倍以上。 ④消毒器应取得卫健委消毒产品卫生许可批件。 ⑤消毒器的检修与维护遵循产品的使用说明。
化学消毒法	超低容量喷雾法　适用范围	适用于无人状态下的室内空气消毒。
	超低容量喷雾法　消毒原理	将消毒液雾化成 20μm 以下的微小粒子，在空气中均匀喷雾，使之与空气中微生物颗粒充分接触，以杀灭空气中的微生物。

项目		内容
熏蒸法	消毒方法	①采用3%过氧化氢、5000mg/L过氧乙酸、500mg/L二氧化氯等消毒液，按照20~30mL/m³的用量加入电动超低容量喷雾器中，接通电源，即可进行喷雾消毒。②消毒前关好门窗，喷雾时按先上后下、先左后右、由里向外，先表面后空间，循序渐进的顺序依次均匀喷雾。③作用时间：过氧化氢、二氧化氯为30~60min，过氧乙酸为1h。④消毒完毕，打开门窗彻底通风。
	注意事项	①喷雾时消毒人员应作好个人防护，佩戴防护手套、口罩，必要时戴防毒面罩，穿防护服。②喷雾前应将室内易腐蚀的仪器设备，如监护仪、显示器等物品盖好。
	适用范围	适用于无人状态下的室内空气消毒。
	消毒原理	利用化学消毒剂具有的挥发性，在一定空间内通过加热或其他方法使其挥发达到空气消毒。
	消毒方法	①采用0.5%~1.0%（5000~10000mg/L）过氧乙酸水溶液（1g/m³）或二氧化氯（10~20mg/m³），加热蒸发或加激活剂；或采用臭氧（20mg/m³）熏蒸消毒。②消毒剂用量、消毒时间、操作方法和注意事项等应遵循产品的使用说明。③消毒前应关闭门窗，消毒完毕，打开门窗彻底通风。
	注意事项	①消毒时房间的温度和湿度应适宜。②盛放消毒液的容器应耐腐蚀，大小适宜。

2. 不同部门空气净化方法

部门	净化方法
手术部（室）	①安装空气净化消毒装置的集中空调通风系统。②空气洁净技术。③循环风紫外线空气消毒器或静电吸附式空气消毒器或其他获得卫健委消毒产品卫生许可批件的空气消毒器。④紫外线灯照射消毒。⑤能使消毒后空气中的细菌总数≤4cfu/（15min·直径9cm平皿）、获得卫健委消毒产品卫生许可批件的其他空气消毒产品。
产房、导管室、新生儿室、器官移植病房、烧伤病房、重症监护病房、血液病病区等。	①通风。②安装空气净化消毒装置的集中空调通风系统。③空气洁净技术。④循环风紫外线空气消毒器或静电吸附式空气消毒器或其他获得卫健委消毒产品卫生许可批件的空气消毒器。⑤紫外线灯照射消毒。⑥能使消毒后空气中的细菌总数≤4cfu/（15min·直径9cm平皿）、获得卫健委消毒产品卫生许可批件的其他空气消毒产品。

部门	净化方法
儿科病房、母婴同室、妇产科检查室、人流室、治疗室、换药室、输血科、消毒供应中心、血液透析中心（室）、急诊室、化验室、各类普通病室、感染疾病科门诊及其病房等。	①通风。 ②集中空调通风系统。 ③消毒产品卫生许可的空气消毒器。 ④紫外线灯照射消毒。 ⑤化学消毒。 ⑥卫健委消毒产品卫生批件的其他空气消毒产品。

3. 不同情况下空气净化方法

分类	方法
有人情况下	①普通病房首选自然通风；自然通风不良，宜采取机械通风。 ②集中空调通风系统。 ③获消毒产品卫生许可批件的空气消毒器。 ④空气洁净技术。 ⑤获得国家卫健委消毒产品卫生许可批件、对人体健康无损害的其他空气消毒产品。
无人情况下	①可选用有人情况下的空气净化方法。 ②紫外线灯照射消毒。 ③化学消毒。 ④其他获得国家卫健委消毒产品卫生许可批件、适宜于超低容量喷雾消毒的消毒剂进行喷雾消毒，其使用方法、注意事项等遵循产品的使用说明。
呼吸道传染病患者所处场所	①受客观条件限制的医院可采用通风，包括自然通风和机械通风，宜采用机械排风。 ②负压隔离病房。 ③安装空气净化消毒装置的集中空调通风系统。 ④使用获得国家卫健委消毒产品卫生许可批件的空气净化设备，其操作方法、注意事项等应遵循产品的使用说明。
普通患者出院或死亡后病室	①通风。 ②紫外线灯照射消毒。 ③化学消毒设备操作等应遵循产品的使用说明。
呼吸道传染病患者出院或死亡后病室	①紫外线灯照射消毒。 ②化学消毒。 ③使用获得国家卫健委消毒产品许可证的空气净化设备，其操作方法、注意事项等应遵循产品使说明。

二、环境表面的清洁与消毒

1. 环境表面清洁与消毒原则

·应遵循先清洁再消毒的原则，采取湿式卫生的清洁方式。

·根据风险等级和标准操作规程，内容应包括清洁与消毒的工作流程、作业时间和频率、使用的清洁剂与消毒剂名称、配制浓度、作用时间以及更换频率等。

·应根据环境表面和污染程度选择适宜的清洁剂。

· 有明确病原体污染的环境表面，应根据病原体抗力选择有效的消毒剂。消毒产品的使用按照其使用说明书执行。

· 无明显污染时可采用消毒湿巾进行清洁与消毒。

· 清洁病房或诊疗区域时，应有序进行，由上而下，由里到外，由轻度污染到重度污染；有多名患者共同居住的病房，应遵循清洁单元化操作。

· 实施清洁与消毒时应做好个人防护，不同区域环境清洁人员个人防护应符合《环境清洁人员个人防护用品选择》的规定。工作结束时应做好手卫生与人员卫生处理。

· 对高频接触、易污染、难清洁与消毒的表面，可采取屏障保护措施，用于屏障保护的覆盖物（如塑料薄膜、铝箔等）实行一用一更换。

· 清洁工具应分区使用，实行颜色标记。

· 宜使用微细纤维材料的擦拭布巾和地巾。

· 对精密仪器设备表面进行清洁与消毒时，应参考仪器设备说明书，关注清洁剂与消毒剂的兼容性，选择适合的清洁与消毒产品。

· 在诊疗过程中发生患者体液、血液等污染时，应随时进行污点清洁与消毒。

· 环境表面不宜采用高水平消毒剂进行日常消毒。使用中的新生儿床和暖箱内表面，日常清洁应以清水为主，不应使用任何消毒剂。

· 不应将使用后或污染的擦拭布巾或地巾重复浸泡至清洁用水、使用中清洁剂和消毒剂内。

2. 日常清洁与消毒

2.1 医疗机构应将所有部门与科室按风险等级划分

分类	定义
低度风险区域（low-risk area）	基本没有患者或患者只作短暂停留的区域。如行政管理部门、图书馆、会议室、病案室等。
中度风险区域（medium-risk area）	有普通患者居住，患者体液、血液、排泄物、分泌物对环境表面存在潜在污染可能性的区域。如普通住院病房、门诊科室、功能检查室等。
高度风险区域（high-risk area）	有感染或定植患者居住的区域以及对高度易感患者采取保护性隔离措施的区域，如感染性疾病科、手术室、产房、重症监护病区、移植病房、烧伤病房、早产儿室等。

2.2 不同风险区域应实施不同等级的环境清洁与消毒管理

风险等级	环境清洁等级分类	方式	频率/（次/天）	标准
低度风险区域	清洁级	湿式卫生	1~2	要求达到区域内环境干净、干燥、无尘、无污垢、无碎屑、无异味
中度风险区域	卫生级	湿式卫生，可采用清洁剂辅助清洁	2	要求达到区域内环境表面菌落总数 ≤ 10cfu/cm²，或自然菌减少1个对数值以上

风险等级	环境清洁等级分类	方式	频率/（次/天）	标准
高度风险区域	消毒级	湿式卫生，可采用清洁剂辅助清洁，高频接触的环境表面，实施中、低水平消毒	≥ 2	要求达到区域内环境表面平均菌落数 ≤ 5cfu/cm²

2.3 环境清洁人员个人防护用品选择

风险等级	工作服	手套	专用鞋/鞋套	口罩	隔离衣/防水围裙	护目镜/面罩	帽子
低度风险区域	+	±	±	－	－	－	－
中度风险区域	+	+	±	+	±	－	－
高度风险区域	+	+	+/±	++/+	+	±	±

注：

① "++"表示应使用 N95 口罩，"+"表示应使用 "±" 表示可使用或按该区域的个人防护要求使用，"－"表示可以不使用。

②处理患者体液、血液、排泄物、分泌物等污染物、医疗废物和消毒液配制时，应佩戴上述所有个人防护物品。

2.4 应遵守清洁与消毒原则。

2.5 被患者体液、血液、排泄物、分泌物等污染的环境表面，应先采用可吸附的材料将其清除，再根据污染的病原体特点选用适宜的消毒剂进行消毒。

2.6 常用环境表面消毒方法（参见"环境表面的清洁与消毒"部分）。

2.7 在实施清洁与消毒时，应设有醒目的警示标志。

3. 强化清洁与消毒

3.1 下列情况应强化清洁与消毒

·发生感染暴发时，如不动杆菌属、艰难梭菌、诺如病毒等感染暴发。

·环境表面检出多重耐药菌，如耐甲氧西林金黄色葡萄球菌（MRSA）、产超广谱 β－内酰胺酶（ESBL）细菌以及耐碳青霉烯类肠杆菌科细菌（CRE）等耐药菌。

3.2 强化清洁与消毒时，应落实接触传播、飞沫传播和空气传播的隔离措施。

3.3 强化清洁与消毒时，应增加清洁与消毒频率，并根据病原体类型选择消毒剂，消毒剂的选择和消毒方法（参见"环境表面的清洁与消毒"部分）。

3.4 应开展环境清洁与消毒质量评估工作，并关注引发感染暴发的病原体在环境表面的污染情况。

4. 清洁工具复用处理要求

4.1 医疗机构宜按病区或科室的规模设立清洁工具复用处理的房间，房间应具备相应的处理设施及存放条件，并保持环境干燥、通风换气。

4.2　清洁工具的数量、复用处理设施应满足病区或科室规模的需要，布巾、地巾应分区使用。

4.3　清洁工具使用后应及时清洁与消毒，其复用处理方式包括手工清洗和机械清洗。

（1）手工清洗与消毒

擦拭布巾：清洗干净，在250mg/L有效氯消毒剂（或其他有效消毒剂）中浸泡30min，冲净消毒液，干燥备用。

地巾：清洗干净，在500mg/L有效氯消毒剂中浸泡30min，冲净消毒液，干燥备用。

（2）有条件的医疗机构宜采用机械清洗、热力消毒、机械干燥、装箱备用的处理流程。

热力消毒要求A0值达到600及以上，相当于80℃持续时间10min，90℃持续时间1min，或93℃持续30s。

5. 环境、物体表面的消毒方法

5.1　物品分类及主要清洁、消毒和灭菌方法

分类	定义	物品	清洁、消毒、灭菌方法
低度危险性物品	与完整皮肤接触而不与黏膜接触的物品	诊疗用品，如听诊器、血压计袖带等	①保持清洁。 ②如遇污染应及时先清洁，再中、低水平消毒（如采用500mg/L含氯消毒剂擦拭）。
		患者生活卫生用品，如毛巾、面盆、痰盂（杯）、便器、餐饮具等	①保持清洁，个人专用，定期消毒。 ②患者出院、转院或死亡后进行终末消毒。可采用中、低效的消毒剂消毒。便器使用冲洗消毒器进行清洗消毒。
		床单元（含床栏、床头柜等）	对床单元（含床栏、床头柜等）进行定期清洁和（或）消毒，遇污染应及时清洁。
		直接接触患者的床上用品，如床单、被套、枕套等	①一人一更换。 ②住院时间长时，应每周更换；遇污染应及时更换。
		间接接触患者的被芯、枕芯、褥子、病床隔帘、床垫等	定期清洗与消毒。遇污染应及时更换、清洗与消毒。
中度危险性物品	与完整黏膜接触，而不进入人体无菌组织、器官和血流，也不接触破损皮肤、破损黏膜的物品	耐热、耐湿物品，如口腔护理用具等	首选压力蒸汽灭菌。
		不耐热的物品，如体温计（肛表或口表）、氧气面罩、麻醉面罩等	采用高水平消毒或中水平消毒

分类	定义	物品	清洁、消毒、灭菌方法
		通过管道间接与浅表体腔黏膜接触的器具如氧气湿化瓶、胃肠减压器、吸引器、引流瓶等	①耐高温、耐湿的管道与引流瓶应首选湿热消毒。②不耐高温的部分可采用中效或高效消毒剂（如含氯消毒剂）浸泡消毒。
高度危险性物品	进入人体无菌组织、器官、脉管系统，或有无菌体液从中流过的物品，或接触破损皮肤、破损黏膜的物品	手术器械、穿刺针、腹腔镜、活检钳、心脏植入物等	①耐热、耐湿手术器械应首选压力蒸汽灭菌。②不耐热、不耐湿手术器械应采用低温灭菌方法。③不耐热、耐湿手术器械应首选低温灭菌方法。④耐热、不耐湿手术器械可采用干热灭菌方法。

5.2　环境物体表面常用消毒剂杀灭微生物效果

消毒剂	消毒水平	细菌			真菌	病毒	
		繁殖体	结核分枝杆菌	芽孢		亲脂类（有包膜）	亲水类（无包膜）
含氯消毒剂	高水平	+	+	+	+	+	+
二氧化氯	高水平	+	+	+	+	+	+
过氧乙酸	高水平	+	+	+	+	+	+
过氧化氢	高水平	+	+	+	+	+	+
碘类	中水平	+	+	−	+	+	+
醇类	中水平	+	+	−	+	+	−
季铵盐类 a	低水平	+	−	−	+	+	−

注："+"表示正确使用时，正常浓度的化学消毒剂可以达到杀灭微生物的效果。"−"表示较弱的杀灭作用或没有杀灭效果。a 部分双长链季铵盐类为中效消毒剂。

5.3　环境、物体表面消毒剂的使用和常用消毒方法

消毒剂	适用范围	使用方法	使用浓度	作用时间	注意事项
戊二醛（GA）	支气管镜	浸泡	≥2%（碱性）	≥20min	①不应用于环境表面、室内空气、手和皮肤黏膜的消毒。②用于医疗器械灭菌时，浸泡器械的容器应灭菌处理。灭菌后使用前应使用无菌水彻底冲净器械。灭菌后器械无法保存，该方法不推荐作为常规灭菌方法。
	除支气管镜外的其他软式内镜	浸泡	≥2%（碱性）	≥10min	
	分枝杆菌感染患者使用后的软式内镜	浸泡	≥2%（碱性）	≥45min	

消毒剂	适用范围	使用方法	使用浓度	作用时间	注意事项
戊二醛（GA）	需达到灭菌水平的可重复使用医疗器械	浸泡	≥2%（碱性）	≥10min	③有效期：20℃~25℃环境中，加入pH值调节剂和亚硝酸钠后，连续使用≤14d，动态监测浓度低于1.8%时应停止使用。 ④使用时注意通风，操作人员应做好个人防护。
过氧乙酸（PAA）	普通物体表面	擦拭、浸泡	0.1%~0.2%	30min	①使用前应测定有效含量，原液浓度低于12%时不应使用。 ②稀释液应现用现配，使用时限≤24h。 ③对多种金属和织物有很强的腐蚀和漂白作用。 ④对人体有刺激作用，环境喷洒消毒时室内不应有人。
	耐腐蚀器械	浸泡	0.5%	10min	
	软式内镜	自动内镜清洗消毒机	0.2%~0.35%（体积分数）	消毒≥5min 灭菌≥10min	
	环境	喷洒	0.2%~0.4%	30~60min	
	环境	熏蒸	15%（7mL/m³）	2h	
邻苯二甲醛（OPA）	软式内镜	清洗消毒机或手工浸泡	0.55%	≥5min	①易使衣服、皮肤、器械等染色。 ②配制时采用专用塑料容器。 ③有效期：连续使用≤14d。
含氯消毒剂	细菌繁殖体污染物品	浸泡擦拭	500mg/L	>10min	①对金属有腐蚀作用，对织物、皮草类有漂白作用。 ②有机物污染对其杀菌效果影响很大。 ③使用液应现用现配，使用时限≤24h。 ④用于艰难梭菌芽孢污染的区域建议浓度提高至5000mg/L。 ⑤对人体有刺激作用。
	经血传播病原体、分枝杆菌、细菌芽孢污染物品	浸泡擦拭	2000~5000mg/L	>30min	
	分泌物、排泄物	干粉加入污染中	10000mg/L	>2h	
	污水	干粉	50mg/L	>2h	
二氧化氯	细菌繁殖体污染物品	浸泡、擦拭	100~250mg/L	30min	①对金属有腐蚀作用。 ②有机物污染对其杀菌效果影响很大，消毒前应确保物体表面、诊疗器械彻底清洁。 ③稀释液应现用现配，使用时限≤24h。 ④活化率低时产生较大刺激性气味，宜在内镜清洗消毒机中使用。
	结核分枝杆菌污染物品	浸泡、擦拭	500~1000mg/L	30min	
	软式内镜	洗消机	100~500mg/L	3~5min	
	空气	气溶胶喷雾器	500mg/L 20~30mL/m³	30~60min	

消毒剂	适用范围	使用方法	使用浓度	作用时间	注意事项
过氧化氢	物体表面	擦拭	3%	30min	①对人体有刺激作用，喷雾时应做好个人防护。②对金属有腐蚀作用。③对织物、皮草类有漂白作用。
	空气	气溶胶喷雾器	3%，20~30mL/m³	60min 或遵照说明	
乙醇	物体表面	浸泡	70%~80%	3min	①易燃，易挥发，不宜大面积使用。②不应用于被血、脓、粪便等有机物严重污染表面的消毒。③对细菌芽孢和亲水类病毒效果较差。
	诊疗器具	浸泡	70%~80%	≥ 30min	
酸性氧化电位水（AEOW）	手工清洗后的器具和物品灭菌前的消毒	流动冲洗浸泡	有效氯（60 ± 10mg/L）、pH 2.0~3.0、氧化还原电位 ≥ 1100mV，残留氯离子 < 1000mg/L	2min	①在存在有机物的情况下，消毒效果会急剧下降，消毒前应彻底清洗器械。如污染较重，应增加冲洗次数，延长清消毒时间。②尽量现制备现用，室温下保存不超过 3d。③长时间排放可造成排水管路的腐蚀，故应每次排放后再排放少量碱性还原电位水或自来水。④每次使用前，应在使用现场酸性氧化电位水出水口处检测 pH 值、氧化还原电位和有效氯浓度，检测数值应符合指标要求。
	物体表面、软式内镜	流动冲洗浸泡、内镜清洗消毒机		3~5min	
季铵盐类	环境、物体表面、地面	浸泡、擦拭、拖地	1000~2000mg/L	15~30min	①不宜与阴离子表面活性剂如肥皂、洗衣粉等合用，也不宜与碘、过氧化物同用。②低温时可出现浑浊或沉淀，可加温。③属于中、低水平消毒剂，不应用于中、高度危险性诊疗器械消毒。
碘伏	部分医疗器械表面消毒	0.2%~0.5%	5min	擦拭	①对二价金属制品有腐蚀性。②不能用于硅胶导尿管消毒。
紫外线	环境物体表面	说明书	说明书	照射	有人情况下不得使用。
消毒湿巾	物体表面	按产品说明使用	按产品说明使用	擦拭	①日常消毒。②湿巾遇污染或擦拭时无水迹应丢弃。③多片包装宜标注开启后的保质期。

6. 特殊病原体感染患者周围环境的清洁与消毒

病原体	分类		消毒方法
朊病毒	感染朊病毒患者或疑似感染朊病毒患者		宜选用一次性使用诊疗器械、器具和物品，使用后应进行双层密闭封装焚烧处理。
	可重复使用的被感染朊病毒患者或疑似感染朊病毒患者的高度危险组织（大脑、硬脑膜、垂体、眼、脊髓等组织）污染的中度和高度危险性物品		可选以下方法之一进行消毒灭菌，且灭菌的严格程度逐步递增： ①将使用后的物品浸泡于1mol/L氢氧化钠溶液内作用60min，然后按WS 310.2中的方法进行清洗、消毒与灭菌，压力蒸汽灭菌应采用134℃~138℃，18min，或132℃，30min，或121℃，60min。 ②将使用后的物品采用清洗消毒机（宜选用具有杀朊病毒活性的清洗剂）或其他安全的方法去除可见污染物，然后浸泡于1mol/L氢氧化钠溶液内作用60min，并置于压力蒸汽灭菌121℃，30min；然后清洗，并按照一般程序灭菌。 ③将使用后的物品浸泡于1mol/L氢氧化钠溶液内作用60min，去除可见污染物，清水漂洗，置于开口盘内，下排气压力蒸汽灭菌器内121℃灭菌60min或预排气压力蒸汽灭菌器134℃灭菌60min。然后清洗，并按照一般程序灭菌。
	被感染朊病毒患者或疑似感染朊病毒患者高度危险组织污染的	低度危险物品和一般物体表面应用	清洁剂清洗，根据待消毒物品的材质采用10000mg/L的含氯消毒剂或1mol/L氢氧化钠溶液擦拭或浸泡消毒，至少作用15min，并确保所有污染表面均接触到消毒剂。
		污染的环境表面	应用清洁剂清洗，采用10000mg/L的含氯消毒剂消毒，至少作用15min。为防止环境和一般物体表面污染，宜采用一次性塑料薄膜覆盖操作台，操作完成后按特殊医疗废物焚烧处理。
	被感染朊病毒患者或疑似感染朊病毒患者低度危险组织（脑脊液、肾、肝、脾、肺、淋巴结、胎盘等组织）污染的中度和高度危险物品		传播朊病毒的风险还不清楚，可参照上述措施处理。
	被感染朊病毒患者或疑似感染朊病毒患者低度危险组织污染的低度危险物品、一般物体表面和环境表面		可只采取相应常规消毒方法处理。
	被感染朊病毒患者或疑似感染朊病毒患者其他无危险组织污染的中度和高度危险物品：		①清洗并按常规高水平消毒和灭菌程序处理。 ②除接触中枢神经系统的神经外科内镜外，其他内镜按照国家有关内镜清洗消毒技术规范处理。 ③采用标准消毒方法处理低度危险性物品和环境表面，可采用500~1000mg/L的含氯消毒剂或相当剂量的其他消毒剂处理。

病原体	分类	消毒方法
	注意事项	①当确诊患者感染朊病毒时，应告知医院感染管理及诊疗涉及的相应临床科室。培训相关人员朊病毒相关医院感染、消毒处理等知识。 ②感染朊病毒患者或疑似感染朊病毒患者高度危险组织污染的中度和高度危险物品，使用后应立即处理，防止干燥；不应使用快速火菌程序；没有按正确方法消毒灭菌处理的物品应召回重新按规定处理。不能清洗和只能低温灭菌的，宜按特殊医疗废物处理。 ③使用的清洁剂、消毒剂应每次更换。 ④每次处理工作结束后，应立即消毒清洗器具，更换个人防护用品，进行手的清洁与消毒。
气性坏疽	伤口的消毒	采用3%过氧化氢溶液冲洗，伤口周围皮肤可选择碘伏原液擦拭消毒。
	诊疗器械的消毒	应先消毒，后清洗，再灭菌。消毒可采用含氯消毒剂1000~2000mg/L浸泡消毒30~45min，有明显污染物时应采用含氯5000~10000mg/L浸泡消毒≥60min。然后按规定清洗，灭菌。
	物体表面的消毒	每例感染患者之间应及时进行物体表面消毒，采用0.5%过氧乙酸或500mg/L含氯消毒剂擦拭。
	环境表面的消毒	有明显污染时，随时消毒，采用0.5%过氧乙酸或1000mg/L含氯消毒剂擦拭。
	织物	患者用过的床单、被罩、衣物等单独收集，需重复使用时应专包密封，标识清晰，压力蒸汽灭菌后再清洗。
	终末消毒	手术结束、患者出院、转院或死亡后应进行终末消毒。终末消毒可采用3%过氧化氢或过氧乙酸熏蒸，3%过氧化氢按照$20mL/m^2$气溶胶喷雾，过氧乙酸按照$1g/m^2$加热熏蒸，湿度70%~90%，密闭24h；5%过氧乙酸溶液按照$2.5mL/m^2$气溶胶喷雾，湿度为20%~40%。
	注意事项	①患者宜使用一次性诊疗器械、器具和物品。 ②医务人员应做好职业防护，防护和隔离应遵循WS/T 311的要求；接触患者时应戴一次性手套，规范执行手卫生。 ③接触患者创口分泌物的纱布、纱垫等敷料、一次性医疗用品、切除的组织如坏死肢体等双层封装，按《医疗废物管理条例》的要求进行处置。
不明原因病原体		①突发不明原因的传染病病原体污染的诊疗器械、器具与物品的处理应符合国家届时发布的规定要求。 ②没有要求时，其消毒的原则为：在传播途径不明时，应按照多种传播途径，确定消毒的范围和物品；按病原体所属微生物类别中抵抗力最强的微生物，确定消毒的剂量（可按杀芽孢的剂量确定）。 ③医务人员应做好职业防护。

三、皮肤、黏膜的消毒

类别	适用范围	使用方法	使用浓度	注意事项
碘伏	皮肤及新生儿脐部	擦拭2~3遍，作用时间大于2min或遵循产品说明书	原液	①含乙醇、异丙醇的复方碘制剂可用于手、皮肤消毒，在减少皮肤细菌数量方面比单独碘伏更有效，但得应用于黏膜和伤口的消毒。②含氯己定的复方碘伏慎用腹腔冲洗。
	皮肤创面阴道黏膜	冲洗、擦拭、含漱	250~500mg/L（冲洗）1000~2000mg/L（擦拭）	
碘酊	皮肤	涂擦2遍以上，作用1~3min	原液	①不应用于破损皮肤、黏膜的消毒。②待稍干后再用70%~80%乙醇脱碘。
过氧化氢	外科伤口皮肤黏膜	冲洗、擦拭3~5min	3%	
乙醇	皮肤	擦拭2遍，作用3min。	70%~80%（体积比）	①皮肤被血、粪便等有机物严重污染时，应先清洁再消毒。②用于手术部位皮肤消毒和手部消毒时，通常为复方制剂，醇类多作为基础消毒措施使用。醇类与葡萄糖氯己定、碘伏或季铵盐类联合使用时，可延长抑菌效应持续时间。③目前无法证明醇类对杀灭诺如病毒、轮状病毒、手足口病病毒、细菌芽孢的有效性。④目前常用的醇类有异丙醇、乙醇和正丙醇。杀灭细菌活性从高到低依次为：正丙醇＞异丙醇＞乙醇。
	手	涂擦	遵循说明	
氯己定	皮肤、伤口	擦拭、涂抹2~3遍，作用时间3~5min或参考说明书	≥2g/L氯己定－乙醇（70%）溶液	①不应与肥皂、洗衣粉等阴离子表面活性剂混合使用或前后使用。②黏膜消毒仅限于医疗机构诊疗中使用。③2月龄以下婴儿慎用。④用于手术部位、手消毒的多为复方制剂，氯己定－乙醇在减少皮肤细菌数量方面及持续抑菌方面比单独醇制剂更有效。⑤氯己定对真菌孢子、细菌芽孢杀灭活性较差，对于病毒的杀灭效果还不确定。
	口腔、阴道、伤口创面	冲洗；作用时间5min或参考说明书	≥2g/L氯己定	
	术前皮肤准备	擦浴；作用时间参考说明书	≥2g/L氯己定	
季铵盐	皮肤	擦拭；作用时间2~5min	复方季铵盐类消毒剂原液	①不宜与碘、过氧化物同用。②目前无法证明杀灭诺如病毒的有效性。

类别	适用范围	使用方法	使用浓度	注意事项
	黏膜	冲洗；作用时间 2~5min	400~1000mg/L	③多与醇类联合用于皮肤及手部消毒。

注意：
①化学消毒剂因本身具有一定的化学毒性，会对医务人员、患者和环境造成一定的安全隐患。
②在人类皮肤可耐受的浓度范围内，没有一种手消毒剂可以杀灭梭状芽孢杆菌。
③使用皮肤、黏膜消毒剂时应关注接触性过敏及皮炎。
④任何消毒剂的使用范围、使用方法、浓度、作用时间等应遵循产品说明书，不应用于说明书以外的范围。

四、医用织物的消毒

医院内可重复使用的纺织品，包括患者使用的衣物、床单、被罩、枕套，工作人员使用的工作服、帽，手术衣、手术铺单，病床隔帘、窗帘以及环境清洁使用的布巾、地巾等。

1. 医用织物的分类

分类		范围	洗涤、消毒原则、方法
清洁织物		经洗涤消毒等处理后，外观洁净、干燥的医用织物。	
脏污织物	脏污织物	除感染性织物以外的其他所有使用后的医用织物	①应遵循先洗涤后消毒原则。②根据医用织物使用对象和污渍性质、程度不同，应分机或分批洗涤、消毒。③新生儿、婴儿的医用织物应专机洗涤、消毒，不应与其他医用织物混洗。④手术室的医用织物（如手术衣、手术铺单等）宜单独洗涤。⑤布巾、地巾宜单独洗涤、消毒。⑥宜选择热洗涤方法。选择热洗涤方法时可不作化学消毒处理。⑦所有脏污织物的洗涤方法应按洗涤设备操作说明书执行。⑧若选择化学消毒，消毒方法应按消毒剂使用说明书和WS/T 367执行。
	感染性织物	医院内被隔离的感染性疾病（包括传染病、多重耐药菌感染/定植）患者使用后，或者被患者血液、体液、分泌物（不包括汗液）和排泄物等污染，具有潜在生物污染风险的医用织物	①洗涤消毒的原则应符合脏污织物洗涤消毒原则的要求。②不宜手工洗涤。宜采用专机洗涤、消毒，首选热洗涤方法；有条件的宜使用卫生隔离式洗涤设备。③机械洗涤消毒时可采用洗涤与消毒同时进行的程序。④采用水溶性包装袋盛装感染性织物的，应在密闭状态下直接投入洗涤设备内。⑤对不耐热的感染性织物宜在预洗环节同时进行消毒处理。⑥被特殊病原以及多重耐药菌感染或定植患者使用后的感染性织物，若需重复使用应先消毒后洗涤。

分类	范围	洗涤、消毒原则、方法
注：应根据感染性织物使用对象和污渍性质、程度不同，在密闭状态下选下列适宜的消毒（灭菌）方法进行处理： ①对于被细菌繁殖体污染的感染性织物，可使用250~500mg/L的含氯消毒剂或100~250mg/L的二氧化氯消毒剂或相当剂量的其他消毒剂，洗涤消毒应不少于10min；也可选用煮沸消毒（100℃，时间≥15min）和蒸汽消毒（100℃，时间15~30min）等湿热消毒方法。 ②对已明确被气性坏疽、经血传播病原体、突发不明原因传染病的病原体或分枝杆菌、细菌芽孢引起的传染病污染的感染性织物，可使用2000~5000mg/L的含氯消毒剂或500~1000mg/L的二氧化氯消毒剂或相当剂量的其他消毒剂，洗涤消毒应不少于30min。 ③对已明确被朊病毒病原体污染的感染性织物，应按《特殊病原体感染患者周围环境的清洁与消毒》规定的消毒方法进行处理。 ④需灭菌的应首选压力蒸汽灭菌。 ⑤对外观有明显血液、体液、分泌物、排泄物等污渍的感染性织物，宜首选在该环节采用①②规定的方法，并在密闭状态下进行洗涤消毒。 ⑥对采用机械洗涤的感染性布巾、地巾（包括可拆卸式地拖地巾或拖把头），宜选择先洗涤后消毒的方式。		

2. 清洁织物卫生质量要求

指标分类	标准要求	检测要求
感官指标	清洁织物外观应整洁、干燥，无异味、异物、破损。	①清洁织物洗涤质量的感官指标应每批次进行检查。
物理指标	清洁织物表面的pH值应达到6.5~7.5。	②pH值应根据工作需要进行测定。
微生物指标	①细菌菌落总数≤200cfu/100cm²。 ②大肠菌群不得检出。 ③金黄色葡萄球菌不得检出。	③根据工作需要或怀疑医院感染暴发与医用织物有关时，应进行菌落总数和相关指标菌检测。

3. 医用织物分类收集、运送与储存操作要求

项目	要求
分类收集	①应按本标准对脏污织物和感染性织物进行分类收集。收集时应减少抖动。 ②确认的感染性织物应在患者床边密闭收集。 ③感染性织物的收集袋（箱）宜为橘红色专用水溶性包装袋，有"感染性织物"标识。 ④专用水溶性包装袋的装载量不应超过包装袋的2/3，并应在洗涤、消毒前持续保持密封状态。 ⑤脏污织物宜采用可重复使用的专用物品收集，应有文字或颜色标识。 ⑥盛装使用后医用织物的包装袋应扎带封口，包装箱（桶）应加盖密闭。 ⑦用于盛装使用后医用织物的专用物品应一用一清洗消毒；医用织物周转库房或病区暂存场所内使用的专用存放容器至少1周清洗一次，如遇污染应随时进行消毒处理。
运送	①医院洗衣房应分别配置运送使用后医用织物和清洁织物的专用运输工具，不应交叉使用。专用运输工具应根据污染情况定期清洗消毒；运输工具运送感染性织物后应一用一清洗消毒。 ②社会化洗涤服务机构应分别配置运送使用后医用织物和清洁织物的专用车辆和容器，采取密闭方式运送，不应与非医用织物混装混运；对运送车辆和容器的清洗消毒要求按①执行。

项目	要求
储存	①使用后医用织物和清洁织物应分别存放于使用后医用织物接收区（间）和清洁织物储存发放（间）的专用盛装容器、柜架内，并有明显标识；清洁织物存放架或柜应距地面高度 20~25cm，距墙 5~10cm，距天花板 >50cm。 ②用后织物的暂存时间不超过 48h；清洁织物存放时间过久，如发现有污渍、异味等问题应重新洗涤。 ③用后织物移交后，应对接收区（间）环境表面地面进行清洁，并根据工作需要进行物表、空气消毒。 ④清洁织物储存发放区（间）环境受到污染时应进行清洁、消毒。

4. 资料管理与保存要求

·洗衣房的各项相关制度、风险责任协议书、微生物监测报告，以及所用消毒剂、消毒器械的有效证明（复印件）等资料应建档备查，及时更新。

·使用后医用织物和清洁织物收集、交接时，应有记录单据，记录内容应包括医用织物的名称、数量、外观、洗涤消毒方式、交接时间等信息，并有质检员和交接人员签字；记录单据宜一式三联。从事医用织物洗涤服务的社会化洗涤服务机构还应有单位名称、交接人与联系方式并加盖公章，供双方存查、追溯。日常质检记录、交接记录应具有可追溯性，记录的保存期应 > 6 个月。

五、医疗用品的灭菌方法

项目		方法
压力蒸汽灭菌	下排气压力蒸汽灭菌	包括手提式压力蒸汽灭菌器和卧式压力蒸汽灭菌器等，灭菌程序一般包括前排气、灭菌、后排气和干燥等过程。灭菌器的灭菌参数一般为温度 121℃，压力 102.9kPa，器械灭菌时间 20min，敷料灭菌时间 30min。
	预排气压力蒸汽灭菌	灭菌程序一般包括 3 次以上的预真空和充气等脉动排气、灭菌、后排气和干燥等过程。灭菌器的灭菌参数一般为温度 132℃ ~134℃，压力为 205.8kPa。灭菌时间 4min。
	快速压力蒸汽灭菌	包括下排气、正压排气和预排气压力蒸汽灭菌。其灭菌参数，如时间和温度由灭菌器性质、灭菌物品材料性质（带孔和不带孔）、是否裸露而定。
环氧乙烷灭菌		①灭菌程序包括预热、预湿、抽真空、通入气化环氧乙烷达到预定浓度、维持灭菌时间、清除灭菌柜内环氧乙烷气体、解析灭菌物品内环氧乙烷的残留等过程。 ②灭菌时应采用 100% 环氧乙烷或环氧乙烷和二氧化碳混合气体，不应使用氟利昂。 ③应按照环氧乙烷灭菌器生产厂家的操作使用说明或指导手册，根据灭菌物品种类、包装、装载量与方式不同，选择合适的温度、浓度和时间等灭菌参数。采用新的灭菌程序、新类型诊疗器械、新包装材料使用环氧乙烷气体灭菌前，应验证灭菌效果。 ④除金属和玻璃材质以外的灭菌物品，灭菌后应经过解析，解析时间：50℃，12h；60℃，8h；残留环氧乙烷应符合 GB/T 16886.7 的要求。解析过程应在环氧乙烷灭菌柜内继续进行，输入的空气应经过高效过滤（滤除 ≥ 0.3μm 粒子 99.6% 以上），或放入专门的通风柜内，不应采用自然通风法进行解析。

项目	方法
过氧化氢低温等离子灭菌	①应在专用的过氧化氢低温等离子体灭菌器内进行，一次灭菌过程包含若干个循环周期，每个循环周期包括：抽真空—过氧化氢注入—扩散—等离子化—通风，五个步骤。 ②根据灭菌物品种类、包装、装载量与方式不同，选择合适的灭菌程序，每种程序应满足相对应的温度、过氧化氢浓度和用量、灭菌时间等灭菌参数。

六、清洗、消毒及灭菌质量监测管理

1. 清洗质量的监测

清洗类别	日常监测	定期监测
器械、器具	①在检查包装时应目测或借助带光源放大镜。 ②清洗后的器械无血迹、水垢、污渍等残留物质和锈斑。	①每月应至少随机抽查3~5个待灭菌包内物品的清洗质量。 ②检查内容同日常监测，并记录检测结果。 ③可采用蛋白残留测定、三磷酸腺苷（ATP）生物荧光测定等清洗与清洁效果。
清洗消毒器	应每批次监测清洗消毒器的物理参数及运转情况，并记录	①对清洗消毒器每年采用清洗效果测试指示物进行监测。如出现清洗物品改变或清洗程序改变时，也可按照此方法进行监测。 ②监测方法遵循生产厂家说明书或指导手册。 ③清洗消毒器新安装、更新、大修、更换清洗剂、消毒方法、改变装载方法等，应先遵照说明书予以监测。合格后，方可使用。

2. 消毒质量的监测

2.1 物品的消毒效果监测

消毒类别	监测方法	效果监测
湿热消毒	应监测、记录每次消毒的温度与时间或A0值。消毒后直接使用的诊疗器械、器具和物品，湿热消毒温度应≥90℃，时间≥5min或A0值3000；消毒后继续灭菌处理的，其湿热消毒温度应>90℃，时间≥1min，或A0值>600。应每年检测清洗消毒器的温度、时间等主要性能参数。结果应符合生产厂家的使用说明或指导手册的要求。	①消毒后直接使用物品应每季度进行监测，每次检测3~5件有代表性的物品。 ②监测结果：高度危险性医疗器材应无菌；中度危险性医疗器材的菌落总数应≤20cfu/件（cfu/g或cfu/100cm^2），不得检出致病性微生物；低度危险性医疗器材的菌落总数应≤200cfu/件（cfu/g或cfu/100cm^2），不得检出致病性微生物。
化学消毒	应根据消毒剂的种类特点，定期监测消毒剂的浓度、消毒时间和消毒时的温度，并记录，结果应符合该消毒剂的规定。	

2.2　紫外线消毒的效果监测

分类		内容
紫外线灯照度值的监测方法	紫外线辐照计测定法	开启紫外线灯 5min 后，将测定波长为 253.7nm 的紫外线辐照计探头置于被检紫外线灯下垂直距离 1m 的中央处，特殊紫外线灯在推荐使用的距离处测定，待仪表稳定后，所示数据即为该紫外线灯的辐照度值。
	紫外线强度照射指示卡监测法	开启紫外线灯 5min 后，将指示卡置于紫外灯下垂直距离 1m 处，有图案一面朝上，照射 1min，紫外线照射后，观察指示卡色块的颜色，将其与标准色块比较，读出照射强度。
结果判定		普通 30W 直管型紫外线灯，紫外线灯辐照强度 ≥ 70µW/cm² 为合格；30W 高强度紫外线新灯的辐照强度 ≥ 180µW/cm² 为合格。
注意事项		测定时电压 220V ± 5V，温度 20℃~25℃，相对湿度 <60%，紫外线辐照计应在计量部门检定的有效期内使用；指示卡应获得国家卫健委消毒产品卫生许可批件，并在有效期内使用。

2.3　皮肤的消毒效果监测

项目	内容
采样时间	按照产品使用说明书规定的作用时间，达到消毒效果后及时采样。
采样方法	用 5cm×5cm 的灭菌规格板，放在被检皮肤处，用浸有含相应中和剂的无菌洗脱液的棉拭子 1 支，在规格板内横竖往返均匀涂擦各 5 次，并随之转动棉拭子，剪去手接触部位后，将棉拭子投入 10mL 含相应中和剂的无菌洗脱液的试管内，及时送检。不规则的皮肤可用棉拭子直接涂擦采样。
检测方法	将采样管在混匀器上振荡 20s 或用力振打 80 次，用无菌吸管吸取 1.0mL 待检样品接种于灭菌平皿，每一种样本接种 2 个平皿，平皿内加入已溶化的 45℃~48℃营养琼脂 15~18mL，边倾注边摇匀，待琼脂凝固，置 36℃ ±1℃温箱培养 48h，计数菌落数。 细菌菌落总数计算方法： $$细菌菌落总数（cfu/cm^2）= \frac{平板上菌落数 × 稀释倍数}{采样面积（cm^2）}$$
结果判定	皮肤消毒效果的判定标准遵循外科手消毒卫生标准。
注意事项	采样皮肤表面不足 5cm×5cm，可用相应面积的规格板采样。

2.4　物体表面的消毒效果监测

项目	内容
采样时间	在消毒处理后或怀疑与医院感染暴发有关时进行采样。
采样方法	用 5cm×5cm 灭菌规格板放在被检物体表面，用浸有无菌 0.03mol/L 磷酸盐缓冲液（PBS）或生理盐水采样液的棉拭子 1 支，在规格板内横竖往返各涂抹 5 次，并随之转动棉拭子，连续采样 4 个规格板面积，被采表面 <100cm²，取全部表面；被采表面积 ≥ 100cm²，取 100cm²。剪去手接触部分，将棉拭子放入装无菌检验洗脱液的试管中送检。门把手等小型物体则采用棉拭子直接涂抹物体表面采样。采样面有消毒剂残留时，采样液应含相应中和剂。

项目	内容
检测方法	充分振荡采样管后，取不同稀释倍数的洗脱液 1.0mL 接种平皿，将冷至 40℃~45℃的熔化营养琼脂培养基每皿倾注 15~20mL，36℃±1℃恒温箱培养 48h，计数菌落数。怀疑与医院感染暴发有关时，进行目标微生物的检测。
结果计算	①规则物体表面 $$物体表面菌落总数（cfu/cm^2）= \frac{平板每皿菌落数 × 采样稀液倍数}{采样面积（cm^2）}$$ ②小型物体表面的结果计算，用 cfu/件表示。
结果判定	①洁净手术部、其他洁净场所、非洁净手术部（室）、非洁净骨髓移植病房、产房、导管室、新生儿室、器官移植病房、烧伤病房、重症监护病房、血液病病区等，物体表面细菌菌落总数 ≤ 5cfu/cm²。 ②儿科病房、母婴同室、妇产科检查室、人流室、治疗室、注射室、换药室、输血科、消毒供应室、血液透析中心（室）、急诊室、化验室、各类普通病室、感染疾病科门诊及其病房等，物体表面细菌菌落总数 ≤ 10cfu/cm²。

3. 灭菌质量的监测原则

·对灭菌质量采用物理监测法、化学监测法和生物监测法进行评价，监测结果应符合灭菌质量的要求。

·物理监测不合格的灭菌物品不得发放，并应分析原因进行改进，直至监测结果符合要求。

·包外化学监测不合格的灭菌物品不得发放，包内化学监测不合格的灭菌物品和湿包不得使用。并应分析原因进行改进，直至监测结果符合要求。

·生物监测不合格时，应尽快召回上次生物监测合格以来所有尚未使用的灭菌物品，重新处理。并应分析不合格的原因，改进后，生物监测连续三次合格后方可使用。

·植入物的灭菌应每批次进行生物监测。生物监测合格后，方可发放。

·使用特定的灭菌程序灭菌时，应使用相应的指示物进行监测。

·按照灭菌装载物品的种类，可选择具有代表性的 PCD 进行灭菌效果的监测。

·灭菌外来医疗器械、植入物、硬质容器、超大超重包，应遵循厂家提供的灭菌参数，首次灭菌时对灭菌参数和有效性进行测试，并进行湿包检查。

4. 质量控制过程的记录与可追溯要求

4.1 应建立清洗、消毒、灭菌操作的过程记录

·应留存清洗消毒器和灭菌器运行参数打印资料或记录。

·应记录灭菌器每次运行情况，包括灭菌日期、灭菌器编号、批次号、装载的主要物品、灭菌程序号、主要运行参数、操作员签名或代号，及灭菌质量的监测结果等，并存档。

4.2 应对清洗、消毒、灭菌质量的日常监测和定期监测进行记录。

4.3 记录应具有可追溯性，清洗、消毒监测资料和记录的保存期应≥6个月，灭菌质量监测资料和记录的保留期应≥3年。

4.4 灭菌标识的要求如下：

· 灭菌包外应有标识，内容包括物品名称、检查打包者姓名或代号、灭菌器编号、批次号、灭菌日期和失效日期；或含有上述内容的信息标识。

· 使用者应检查并确认包内化学指示物是否合格、器械干燥、洁净等，合格方可使用。同时将手术器械包的包外标识留存或记录于手术护理记录单上。

· 如采用信息系统，手术器械包的标识使用后应随器械回到消毒供应中心进行追溯记录。

4.5 应建立持续质量改进制度及措施，发现问题及时处理，并应建立灭菌物品召回制度如下：

· 生物监测不合格时，应通知使用部门停止使用，并召回上次监测合格以来尚未使用的所有灭菌物品。同时应书面报告相关管理部门，说明召回的原因。

· 相关管理部门应通知使用部门对已使用该期间无菌物品的患者进行密切观察。

· 应检查灭菌过程的各个环节，查找灭菌失败的可能原因，并采取相应的改进措施后，重新进行生物监测3次，合格后该灭菌器方可正常使用。

· 应对该事件的处理情况进行总结，并向相关管理部门汇报。

4.6 应定期对监测资料进行总结分析，做到持续质量改进。

参考文献

1. 中华人民共和国卫生部. 医疗机构消毒技术规范：WS/T 367-2012[S]. 医院感染管理文件汇编（1986—2015）[G]. 北京：人民卫生出版社，2015：262-293.

2. 中华人民共和国国家卫生和计划生育委员会. 医疗机构环境表面清洁与消毒管理规范：WS/T512-2016[S]. 医院感染管理文件汇编（2015—2021）[G]. 北京：中国质量标准出版传媒有限公司，2021：1506-1517.

3. 中华人民共和国卫生部. 医院空气净化管理规范：WS/T368-2012[S]. 医院感染管理文件汇编（1986—2015）[G]. 北京：人民卫生出版社，2015：294-301.

4. 中华人民共和国国家卫生和计划生育委员会. 医院消毒供应中心第2部分——清洗消毒及灭菌技术操作规范：WS 310.2-2016[S]. 医院感染管理文件汇编（2015—2021）[G]. 北京：中国质量标准出版传媒有限公司，2021：1275-1290.

5. 中华人民共和国国家卫生和计划生育委员会 . 医院消毒供应中心第 3 部分——清洗消毒及灭菌效果监测标准：WS 310.3–2016[S]. 医院感染管理文件汇编（2015—2021）[G]. 北京：中国质量标准出版传媒有限公司，2021：1291–1303.

6. 中华人民共和国国家卫生和计划生育委员会 . 医院医用织物洗涤消毒技术规范：WS/T 508–2016[S]. 医院感染管理文件汇编（2015—2021）[G]. 北京：中国质量标准出版传媒有限公司，2021：1469–1482.

第五部分

医院感染监测

一、医院感染监测内容

项目	内容
医院感染监测目标	①建立医院感染发病率基线，掌握医院感染流行病学基本特征。 ②及时发现医院感染危险因素、医院感染流行与暴发，及时预防控制。 ③基于监测分析，提高行政领导与医务人员对医院感染的认识和依从性，促进循证感染预防与控制措施的落实。 ④评价医院感染控制措施效果，不断改进管理的质量，减少医院感染的发生。
医院感染监测内容	①患者标识及基本信息：住院号、姓名、性别、年龄等。 ②患者住院信息：科室、病室、床号、入院及出院日期、入院和出院诊断（ICD 编码）、基础疾病（如糖尿病）等。 ③医院感染信息：感染发生日期、部位、诊断、预后等。 ④医院感染危险因素：泌尿道插管、中心静脉置管、呼吸机使用、气管插管、内镜使用等侵入性操作以及放（化）疗、使用免疫抑制剂等。 ⑤手术情况：手术日期、手术间编号、手术名称、手术开始和结束时间、手术参与者、切口类型、麻醉方式、麻醉者、麻醉评分（ASA）、术中出血量、是否急诊手术等。 ⑥病原学检测情况：送检标本类型、送检日期、病原体名称、药敏试验结果等。 ⑦抗菌药物使用情况：药物名称、剂量、用法、给药途径、起止时间、用药目的等。
医院感染监测资料来源	①患者主管医生主动报告。 ②查看体温单和抗感染治疗信息。 ③查看微生物、生化检测和影像学检查结果。 ④查阅住院患者病历及询问患者。 ⑤医院感染信息系统根据设定规则预警。 ⑥回顾性调查出院病例。
医院感染监测信息收集	①应用院感信息软件的预警提示、临床医生上报等方式主动收集资料。 ②患者感染信息的收集包括查房、病例讨论、查阅医疗与护理记录、实验室与影像学报告和其他部门的信息。 ③病原学信息的收集包括临床微生物学、病毒学、病理学和血清学检查结果。 ④收集和登记患者基本资料、医院感染信息、相关危险因素、病原体及病原菌的药物敏感试验结果和抗菌药物的使用情况。

二、医院感染管理质量控制指标

指标名称	定义	计算公式	指标意义	指标说明
医院感染发病率	住院患者中新发医院感染患者的比例	医院感染发病率 = 新发医院感染人数 / 同期住院患者总数 × 100%	反映医院感染总体发病情况	①分母为住院患者人数，而非出院患者人数，计算方式为初期在院人数与观察期入院人数相加。②该指标全年的值不能通过各月的分子、分母值的累加获得，每个统计时段需重新计算分母。
医院感染现患率	确定时段或时点住院患者中，医院感染患者数占同期住院患者总数的比例	医院感染现患率 = 确定时段或时点住院患者中医院感染患者数 / 同期住院患者总数 × 100%	反映确定时段或时点医院感染的实际情况	①分子包括在调查时仍未治愈的既往医院感染患者以及调查期间的新发医院感染患者。②产科中跟随母亲的新生儿不在住院患者统计范围内，以实际占用病床的住院患者人数为准。
医院感染病例漏报率	应当报告而未报告的医院感染患者数占同期应报告医院感染患者总数的比例	医院感染患者漏报率 = 应当报告而未报告的医院感染患者数 / 同期应报告医院感染患者总数 × 100%	反映医疗机构对医院感染患者诊断、报告情况及医院感染监测、管理工作能力	①漏报的界定尚无统一标准，但从实践出发可以考虑：某医院感染患者截至其出院，其主管医生都未报告的则算作漏报。②一名住院患者有 2 个例次及以上的医院感染且均漏报，分子算 1，只要该患者漏报 1 个例次的医院感染即算漏报。
多重耐药菌感染发现率	多重耐药菌感染患者数占同期住院患者总数的比例	多重耐药菌感染发现率 = 多重耐药菌感染患者数 / 同期住院患者总数 × 100%	反映医疗机构内多重耐药菌感染情况	①分子仅纳入导致医院感染的多重耐药菌人数，多重耐药菌若为定植菌或污染菌则不纳入统计。②若同一名患者发生同一耐药菌多个感染部位的医院感染，分子算 1。③不同的多重耐药菌应分别计算该率，如针对 CRAB 和 MRSA 应分别计算 CRAB 感染发现率和 MRSA 感染发现率。④主要包括 5 类 7 种重点多重耐药菌，分别为 MRSA、VRE 屎肠球菌、VRE 粪肠球菌、CRAB、CRPA、CRE 大肠埃希菌及 CRE 肺炎克雷伯菌。

指标名称	定义	计算公式	指标意义	指标说明
多重耐药菌检出率	特定多重耐药菌检出菌株数与该病原体检出菌株总数的比例	多重耐药菌检出率 = 特定多重耐药菌检出菌株数 / 同期该细菌检出总数 ×100%	反映医疗机构内多重耐药菌检出情况	①不同的多重耐药菌应分别计算该率。②分子应计算医院感染、社区感染、定植、重复的多重耐药菌，排除污染的多重耐药菌。③仅统计住院患者，不纳入门诊患者。
医务人员手卫生依从率	医务人员在规定手卫生时期实际实施手卫生次数应占实施手卫生次数的比例	手卫生依从率 = 手卫生实际执行时机数 / 同期应执行手卫生时机数 ×100%	反映医务人员手卫生意识和执行情况	主要通过直接观察法获取手卫生依从率数据。
住院患者抗菌药物使用率	住院患者中使用抗菌药物的人数占同期患者总数的比例	住院患者抗菌药物使用率 = 住院患者中应用抗菌药物的人数 / 同期住院患者总数 ×100%	反映医疗机构内住院患者抗菌药物使用及管理情况	分子仅纳入抗菌药物全身给药（包括口服、肌肉注射、静脉注射等）的患者，不包括局部用药的患者。
住院患者抗菌药物治疗前病原学送检率	抗菌药物治疗的住院患者中治疗前病原学送检的人数所占的比例	住院患者抗菌药物治疗前病原学送检率 = 治疗性应用抗菌药物前病原学送检的人数 / 同期住院患者中治疗性应用抗菌药物的人数 ×100%	反映医疗机构住院患者抗菌药物治疗、送检及管理情况	指向特定病原体与非指向特定病原学检验指标分别统计。指向特定病原体的病原学检验项目包括细菌培养、真菌培养等，非指向特定病原体的病原学检验项目包括降钙素原、白介素 –6 等。
Ⅰ类切口手术抗菌药物预防使用率	Ⅰ类切口手术中预防使用抗菌药物的手术所占的比例	Ⅰ类切口手术抗菌药物预防使用率 = 住院患者Ⅰ类切口手术中预防性应用抗菌药物的患者数 / 同期住院患者中接受Ⅰ类切口手术患者总数 ×100%	反映医疗机构住院患者Ⅰ类切口手术中预防使用抗菌药物的情况	住院手术患者从入院日期至出院日期的全身预防性抗菌药物应用均可视为围术期抗菌药物预防应用。
Ⅰ类切口手术部位感染率	Ⅰ类切口中发生手术部位感染的频率	Ⅰ类切口手术部位感染率 = Ⅰ类切口手术部位发生感染的手术患者数 / 同期接受Ⅰ类切口手术患者总数 ×100%	反映医疗机构对Ⅰ类切口手术的医院感染防控和管理的情况	①分子统计时同一患者同一次住院有多个Ⅰ类切口发生手术部位感染，仅算作1。②分母统计时同一患者同一次住院多个Ⅰ类切口手术，仅算作1。

指标名称	定义	计算公式	指标意义	指标说明
血管内导管相关血流感染发病率	使用血管内导管的住院患者单位插管时间内新发生血管内导管相关血流感染的频率	血管内导管相关血流感染发病率 = 新发生血管内导管相关血流感染的例次数 / 同期住院患者血管内导管使用天数 × 1000‰	反映血管内导管相关血流性感染情况和医院感染防控能力	①血管内导管置管不足 3d 的患者不纳入分母统计。②若只对重症监护室（ICU）监测该指标则应说明非全院数据。
呼吸机相关性肺炎发病率	使用呼吸机的住院患者单位插管时间内新发生呼吸机相关性肺炎的频率	呼吸机相关性肺炎发病率 = 新发生呼吸机相关性肺炎的例次数 / 同期住院患者呼吸机使用天数 × 1000‰	反映呼吸机相关肺炎感染情况和医院感染防控能力	①带呼吸机不足 3d 的患者不纳入分母统计。②若只对 ICU 监测该指标则应说明非全院数据。
导尿管相关尿路感染发病率	导尿管使用的住院患者单位插管时间内新发生导尿管相关尿路感染的频率	导尿管相关尿路感染发病率 = 新发生导尿管相关尿路感染的例次数 / 同期住院患者导尿管使用天数 × 1000‰	反映导尿管相关尿路感染情况和医院感染防控能力	①导尿管置管不足 3d 的患者不纳入分母统计。②若只对 ICU 监测该指标则应说明非全院数据。

三、医院感染全院综合性监测

1. 全院综合性监测方案

项目		内容
监测对象		住院患者和医务人员
监测内容	基本情况	监测月份、住院号、科室、床号、姓名、性别、年龄、入院日期、出院日期、住院天数、住院费用、疾病诊断、疾病转归（治愈、好转、未愈、死亡、其他）、切口类型（清洁切口、清洁 – 污染切口、污染切口）。
	医院感染情况	感染日期、感染诊断、感染与原发疾病的关系（无影响、加重病情、直接死亡、间接死亡）、医院感染危险因素（中心静脉插管、泌尿道插管、使用呼吸机、气管插管、气管切开、使用肾上腺糖皮质激素、放射治疗、抗肿瘤化学治疗、免疫抑制剂）及相关性、医院感染培养标本名称、送检日期、病原体名称、药物实验敏感结果。
	监测月份患者出院情况	按科室记录出院人数，按疾病分类记录出院人数，按高危疾病记录出院人数，按科室和手术切口类型记录出院人数；或者同期住院患者住院日总数。
	监测方法	①建立医院感染报告制度，临床科室医师应及时报告医院感染病例。②制定符合本院实际的、切实可行的医院感染监测计划并付诸实施。③专职人员以医院感染实时监控系统预警提示、查阅病历和临床调查患者相结合的方式调查医院感染病例。④医院感染资料的来源，包括以患者为基础（如患者症状、体征、用药等）和以实验室检查结果为基础（如临床微生物学、影像学、病理学等）的信息。

项目	内容
资料分析	医院感染（例次）发病率 $= \dfrac{\text{同期新发医院感染病例（例次）数}}{\text{观察期间危险人群人数}} \times 100\%$ 日医院感染（例次）发病率 $= \dfrac{\text{观察期间内医院感染新发病例（例次）数}}{\text{同期住院患者伴院日总数}} \times 1000‰$
总结和反馈	结合历史同期和上月医院感染发病率资料，对资料进行总结分析，提出监测中发现问题，报告医院感染管理委员会并向临床科室反馈监测结果和分析建议。

2. 医院感染病例上报表（参考）

住院号：　　　　　　　　　　　　患者姓名：

性别：　　　　　　　　　　　　　年龄：

入院日期：　　　　　　　　　　　入院诊断：

出院诊断：

入院时情况：1. 危　　2. 急　　3. 一般

感染日期：

感染诊断：

感染部位：

感染上报时间：

感染预期后果：1. 加重病情　　　2. 延长住院时间

　　　　　　　3. 直接死亡　　　4. 间接死亡

暴发流行：1. 是　　2. 否

易感因素：

侵入性操作：

与手术相关因素：1. 手术名称　2. 手术时间：　3. 手术类型：　4. 失血量：

　　　　　　　5. 切口类型：　6. 麻醉方法：　7. ASA 评分：　8. 手术医生姓名：

病原学检查：　　　　药敏实验：　　　　敏感药物：

送检日期	标本类型	检测方法	结果

历史住院手术记录

手术开始时间	手术结束时间	手术名称	切口等级	愈合等级

抗感染药物使用情况				
起止时间	药品名称	剂量／用法	用药目的	合理性评价
是否漏报：1. 是　2. 否		主管医师：		报告科室：
院感科审核：				

四、医院感染目标性监测

目标性监测主要聚焦于特殊部门与重点部位监测，既可依据医院感染管理相关规范、标准选择特殊部门和重点部位，也可将全面综合性监测中发现问题较多、需要改进的部门和部位视为特殊部门与重点部位进行监测。特殊部门有 ICU、微生物室、感染疾病科、器官移植、血液病房、新生儿病房、产房、导管室、急诊室、手术室、消毒供应室、口腔科、内镜室等；重点部位有呼吸机相关肺炎等下呼吸道感染、手术部位感染、留置导尿管相关的泌尿道感染、留置血管内导管相关的血流感染等。常见的目标监测有重症监护室呼吸机相关肺炎（VAP）监测、导管相关血流感染（CRBS）监测，外科手术部位感染（SSI）监测，微生物室病原体及其耐药性监测等。微生物室病原体及其耐药性监测可增加早期发现医院感染流行、暴发的敏感性，在目标监测中常作为医院感染流行、暴发的监测手段。

1. 重症监护室（ICU）目标性监测

项目		内容
监测对象		被检测对象必须是住进 ICU 进行观察、诊断和治疗的所有患者。患者住进 ICU 的时间 ≥ 48h，转出 ICU 到其他病房后 48h 内发生的感染属于 ICU 感染。
监测方法		ICU 内患者发生感染时填写"医院感染病例登记表"、监护室每日填写"ICU 患者日志"。计算新住患者数（指当日新住进 ICU 的患者数）、在住患者数（指当日住在 ICU 的患者数，包括新住进和已住进 ICU 的患者）、留置导尿管、动静脉插管和使用呼吸机的患者数（指当日 ICU 中应用该器械的患者数）。每月汇总。
主要监测指标	感染率和日感染率	常规的以出院患者为基数计算医院感染率不能反映 ICU 的实际感染情况；住 ICU 患者多数是病情危重时转入，病情稳定后又转回普通病房，出院患者多为死亡或自动出院者。因此应采用前瞻性调查方法，用千住院日感染率更能反映 ICU 医院感染的真实情况。 $$病例（例次）感染发病率 = \frac{感染患者（例次）数}{处在危险中的患者数} \times 100\%$$

项目		内容
主要监测指标	感染率和日感染率	患者（例次）日感染发病率 $= \dfrac{\text{感染患者（例次）数}}{\text{患者总住院日数}} \times 1000‰$
	器械使用率	患者使用某些高危器械的比率即器械使用率，通常定义为单位累计住院日数（如100个住院日）中使用器械的日数。 尿道插管使用率 $= \dfrac{\text{尿管插管患者日数}}{\text{患者总住院日数}} \times 100\%$ 中心静脉插管使用率 $= \dfrac{\text{中心静脉插管日数}}{\text{患者总住院日数}} \times 100\%$ 呼吸机使用率 $= \dfrac{\text{使用呼吸机日数}}{\text{患者总住院日数}} \times 100\%$ 总器械使用率 $= \dfrac{\text{总器械使用日数}}{\text{患者总住院日数}} \times 100\%$
	器械相关感染率	泌尿道插管相关泌尿道感染发病率 $= \dfrac{\text{尿道插管患者中泌尿道感染人数}}{\text{患者尿道插管总日数}} \times 1000‰$ 血管导管相关血流感染发病率 $= \dfrac{\text{中心静脉插管患者中血流感染人数}}{\text{患者中心静脉插管总日数}} \times 1000‰$ 呼吸机相关肺炎感染发病率 $= \dfrac{\text{使用呼吸机患者中肺炎人数}}{\text{患者使用呼吸机总日数}} \times 1000‰$
感染率的比较		临床病情等级评定每月定为4周，每周一次（宜相对固定），对当时住在ICU的病人的当时病情按"ICU监测患者临床病情分类标准及分值"进行评定。在每次评定后记录各等级（A、B、C、D及E级）的患者数。 只有根据病情严重程度进行调整后，才有比较的基础。每周按照"ICU监测患者临床病情分类标准及分值"对患者进行评定，然后计算ICU患者的病情平均严重程度。 平均病情严重程度（分）$= \dfrac{\text{每周根据临床病情分类标准评定的患者总分值}}{\text{每周参加评定的ICU患者总数}}$ 调整感染发病率 $= \dfrac{\text{患者（例次）感染率}}{\text{平均病情严重程度}}$

1.1 ICU患者日志

监测日期：　年　月　　　　　　　　报告日期：　年　月　日

日期	新住患者数	在住患者数	留置导尿管患者数	动静脉插管患者数	使用呼吸机患者数
1					
2					
...					
30					
31					
合计					

1.2 ICU监测患者临床病情分类标准及分值

分类级别	分值	分类标准
A级	1分	只需要常规观察，而不需加强护理和治疗（包括手术后只需观察的患者）。这类患者常在48h内从ICU中转出。
B级	2分	病情稳定，但需要预防性观察，而不需要加强护理和治疗的患者，例如某些患者因需要排除心肌炎、心肌梗死以及因需要服药而在ICU过夜观察。
C级	3分	病情稳定，但需要加强护理和（或）监护的患者，如昏迷患者或出现慢性肾衰的患者。
D级	4分	病情不稳定，需要加强护理和治疗，并且还需要经常评价和调整治疗方案的患者。如心律不齐、糖尿病酮症酸中毒（但还未出现昏迷、休克、DIC）。
E级	5分	病情不稳定，而且处在昏迷或休克，需要心肺复苏或需要加强护理治疗，并且需要经常评价护理和治疗效果的患者。

1.3 ICU患者各危险等级患者数

临床病情等级	分值	第1周	第2周	第3周	第4周
A	1				
B	2				
C	3				
D	4				
E	5				

2. 手术部位感染（SSI）目标性监测

由于外科患者手术后感染增加住院时间、再住院率和病死率，并且增加住院费用，给社会和个人造成很大的经济负担。手术后是否发生感染主要取决于3个环节，即手术患者、污染的微生物和操作环节相关因素。很多外科手术部位感染可以通过改善患者全身情况、消毒剂的应用、围术期合理应用抗菌药物及改善手术技巧等手段进行预防，故在医院感染的目标性监测中常作为优先项目来考虑。

项目	内容
调查登记方法	确定被监测手术类别：手术类别的选定可从各单位的感染控制专职人员配置的多少，哪些手术部位感染所造成的经济损失大及住院时间长，是否为医院感染监测中需重点解决的问题，以及所选定的手术是否可供比较等方面考虑。
具体调查步骤	①医院感染专职监控人员每日到病房了解患者实施手术情况，手术患者的信息可根据手术预约单或病室护士交班报告本获取；每个手术患者均需填写《外科手术患者手术部位感染监测登记表》。手术信息主要依据麻醉记录单和手术记录单，抗生素使用情况依据医嘱单。 ②床旁询问手术患者，了解切口愈合情况及医院感染发生的情况，手术部位医院感染病例发现方法同医院感染发病率调查；登记并核实出院后联系方式。 ③调查中要特别注意手术患者发热是否>38℃、切口外观的改变、是否发红、有无分泌物、切口敷料变化、应用抗生素的情况、提前拆线以及切口分泌物流出情况及医生已诊断切口感染。详细描述切口分泌物的性状、颜色和量。有手术部位感染或疑似感染时做分泌物拭子涂片或培养。 ④每个手术患者需建立出院后追踪档案，患者出院时，给患者出院指导，并告知一旦切口出现异常，及时与感染控制组联系。
手术危险指数评分	不同的外科手术感染的风险不同，影响SSI的危险因素主要包括三项：手术时间、切口污染程度、手术患者基础疾病情况。为使具有不同感染危险的手术部位感染有可比性，根据不同的手术过程中三项危险因素的情况不同，手术过程被赋予不同的危险分数，分数越高，说明SSI的危险越大。SSI率只在相同危险指数级别下进行比较才科学，更使人信服。
手术患者基础疾病危险评价	参考美国麻醉学会（ASA）评分
手术危险指数评分	将三项危险因素即手术时间、切口污染程度、手术患者基础疾病情况分别评价，赋分，所得分数相加就是监测手术的危险指数，最低危险指数为0，最高为3，共四个等级。
手术部位感染率计算	指定时间内每100例某种手术患者中的手术部位感染例数。 $$手术部位感染率 = \frac{指定时间内某种手术患者的手术部位感染数}{指定时间内某种手术患者数} \times 100\%$$
各类手术切口感染专率	$$Ⅰ类手术切口感染率 = \frac{观察期间Ⅰ类手术切口感染病例数}{观察期间Ⅰ类手术患者总数} \times 100\%$$
不同危险指数手术部位感染率计算	不同危险指数手术的手术部位感染率与合并计算时手术部位感染率不同 $$感染率 = \frac{指定手术一定危险指数患者的手术部位感染数}{指定手术一定危险指数患者的手术数} \times 100\%$$
外科手术医生感染专率	计算外科手术医生感染专率，按三项危险因素评分标准计算单一手术的危险指数评分；再计算出每位医生所有手术的平均危险指数，根据平均危险指数进行等级划分；最后综合评价平均危险指数评分与外科手术医师感染专率，对手术医生感染专率进行校正。校正后的医生感染专率使来自不同医生的感染率有了可比性。每3~6个月进行反馈，通过邮件等保密的反馈渠道送到医生手中。

项目	内容
	某外科手术医生感染专率 = $\dfrac{某医生在该时期手术部位感染病例数}{某医生在某时期进行的手术病例数} \times 100\%$
不同危险指数等级的外科医生感染专率	某医生不同危险指数感染专率 = $\dfrac{某医生不同危险指数等级患者手术部位感染例数}{某医生对不同危险指数等级患者手术例数} \times 100\%$ 平均危险指数 = $\dfrac{\Sigma（危险指数等级 \times 手术例数）}{手术例数总和} \times 100\%$
医生调整感染专率	医生调整感染专率 = $\dfrac{某医生的感染专率}{某医生的平均危险指数} \times 100\%$

2.1 外科手术患者手术部位感染监测登记表

姓名：_____	住院号：_____	科室/床号：_____	联系电话：_____
性别：　男　　女		诊断：1._____	
年龄：　岁　月　日		2._____	
手术医生：_____		3._____	
手术名称：_____		手术日期：_____年___月___日	
切口分级：清洁　清洁–污染　　污染/感染			
ASA 评分：　Ⅰ　Ⅱ　Ⅲ　Ⅳ		急诊手术：　是　否	
麻醉类型：　全麻　非全麻		是否接台：　是　否	
手术持续时间：　小时　分钟（　）分钟			
植入物：　是　否　多种操作：　是　否　腔镜手术：　是　否			
手术前使用抗菌药物：　是　否		药物名称剂量方式：	
开始时间：　年　月　日			
持续时间：　只有术前1小时　2小时　1日　2日　3日　4日　4日以上			
围术期用药名称剂量方式：			
围术期用药时间：		手术中用药次数：	
术后用药日数：　1日　2日　3日　4日　4日以上			
术后用药名称剂量方式：_____			
手术后感染情况：切口感染：　有　无　　部位：　表浅　深部　器官/腔隙			
感染日期：___年__月__日			
其他医院感染：　有　无　感染部位：_____			
微生物培养：　有　无　微生物名称：_____（微生物药敏结果另外填表）			
调查者：_____		登记日期：___年__月__日	

2.2 ASA 病情估计分级表

分类级别	分值	分类标准
Ⅰ级	1	正常健康。除局部病变外，无全身性疾病。如全身情况良好的腹股沟疝。
Ⅱ级	2	有轻度或中度的全身疾病。如轻度糖尿病和贫血，新生儿和80岁以上老年人。
Ⅲ级	3	有严重的全身性疾病，日常活动受限，但未丧失工作能力。如重症糖尿病。
Ⅳ级	4	有生命危险的严重全身性疾病，已丧失工作能力。
Ⅴ级	5	病情危急，又属紧急抢救手术，生命难以维持的濒死患者。如主动脉瘤破裂等。

2.3 三项危险因素评分标准

危险因素	评分标准	分值
手术时间（h）	≤75百分位	0
	>75百分位	1
切口清洁度	清洁、清洁—污染	0
	污染	1
ASA 评分	Ⅰ、Ⅱ	0
	Ⅲ、Ⅳ、Ⅴ	1

2.4 外科手术医生感染专率反馈表（I/P：感染数/手术数）

医生代号	危险指数				医生感染专率（%）	平均危险指数	调整感染率（%）
	0	1	2	3			
	I/P	I/P	I/P	I/P			
A							
B							
C							
D							
E							
...							

3. 抗菌药物使用监测

抗菌药物包括抗生素和化学合成的抗微生物药物。抗菌药物临床应用监测的主要目的在于了解抗菌药物临床应用资料，主要包括抗菌药物临床使用率、应用指征、抗菌药物选择、给药途径、给药次数、联合使用、使用抗菌药物是否考虑患者特殊生理病理状态，以及治疗性使用抗菌药物患者病原体检查情况等评价抗菌药物临床应用合理性的指标，通过分析反馈和制定管理策略促进抗菌药物的临床合理应用（详见第七部分抗菌药物管理）。

3.1 监测指标要求

根据卫生部"2011年全国抗菌药物临床应用专项整治活动方案"精神，及国卫医函[2021]198号"提高住院患者抗菌药物治疗前病原学送检率"专项行动指导的函，该方案要求医疗机构负责落实卫生部和省级卫生行政部门制定的各项工作措施，实现抗菌药物临床合理应用各项指标。适用于全国各级各类医疗机构，重点是二级以上公立医院。

项目	内容
开展抗菌药物临床应用基本情况调查	医疗机构对院、科两级抗菌药物临床应用情况开展调查，内容包括抗菌药物品种、剂型、规格、使用量、使用金额，使用量和使用金额分别排名前10的抗菌药物品种、住院患者抗菌药物使用率、使用强度、Ⅰ类切口手术和介入治疗抗菌药物预防使用率，特殊使用级抗菌药物使用率、使用强度，门诊抗菌药物处方比例、急诊抗菌药物处方比例。
抗菌药物使用率和使用强度控制在合理范围内	①综合医院住院患者抗菌药物使用率不超过60%，门诊患者抗菌药物处方比例不超过20%，急诊患者抗菌药物处方比例不超过40%，抗菌药物使用强度力争控制在每百人天40DDDs以下。 ②住院患者手术预防使用抗菌药物时间控制在术前0.5~2h（剖宫产手术除外），抗菌药物品种选择和使用疗程合理。 ③Ⅰ类切口手术患者预防使用抗菌药物比例不超过30%，其中腹股沟疝修补术（包括补片修补术）、甲状腺疾病手术、乳腺疾病手术、关节镜检查手术、颈动脉内膜剥脱手术、颅骨肿物切除手术和经血管途径介入诊断手术患者原则上不预防使用抗菌药物；Ⅰ类切口手术患者预防使用抗菌药物时间不超过24h。
定期开展抗菌药物临床应用监测与评估	①医疗机构定期开展抗菌药物临床应用监测，有条件的医院利用信息化手段加强抗菌药物临床应用监测。 ②分析本机构及临床各专业科室抗菌药物使用情况，评估抗菌药物使用适宜性。 ③对抗菌药物使用趋势进行分析，出现使用量异常增长、使用量排名半年以上居于前列且频繁超适应证、超剂量使用情况进行评估。
加强临床微生物标本检测和细菌耐药监测	①二级以上医院根据临床微生物标本检测结果合理选用抗菌药物，接受抗菌药物治疗住院患者微生物检验样本送检率不低于30%，病原学送检率不低于50%。 ②接受限制使用级抗菌药物治疗的住院患者抗菌药物使用前微生物检验样本送检率不低于50%。 ③接受特殊使用级抗菌药物治疗的住院患者抗菌药物使用前微生物送检率不低于80%。 ④发生医院感染的患者，医院感染诊断相关病原学送检率不低于90%。 ⑤接受两个或以上重点药物联用的住院患者，联合使用前病原学送检率应达到100%。 ⑥开展细菌耐药监测工作，定期发布细菌耐药信息，建立细菌耐药预警机制。 ⑦医疗机构按照要求向全国抗菌药物临床应用监测网报送抗菌药物临床应用相关数据信息，向全国细菌耐药监测网报送耐药菌分布和耐药情况等相关信息。

项目	内容
开展抗菌药物处方点评	①医疗机构组织感染、药学等相关专业技术人员对抗菌药物处方、医嘱实施专项点评。每个月组织对 25% 的具有抗菌药物处方权医生所开具的处方、医嘱进行点评，每名医生不少于 50 份处方、医嘱，重点抽查感染科、外科、呼吸和重症医学科等临床科室以及 I 类切口手术和介入治疗病例。 ②根据点评结果，对合理使用抗菌药物前 10 名医生，向全院公示；对不合理使用抗菌药物前 10 名医生，在全院范围内进行通报。
建立抗菌药物临床应用情况通报制度	国家卫生行政部门和省级卫生行政部门根据监测情况对医疗机构抗菌药物使用量、使用率和使用强度进行排序，并将有关结果予以通报。

3.2 全面的抗菌药物使用监测

类别		内容
监测对象		监测对象为住院患者和门诊患者中抗生素和人工化学合成的抗微生物药物的使用情况。按《抗菌药物临床应用指导原则》，不包括抗病毒药物。
监测方法	调查出院病历	通过查阅出院病历，调查出院患者的抗菌药物使用情况，首先需确定调查对象和调查范围，可以调查全院或医院部分科室（病区）的出院病历，从中随机抽样或全部调查。通过出院病历调查可以得出抗菌药物使用率，抗菌药物使用是否合理的比率，治疗性使用抗菌药物和预防性使用抗菌药物的比例，药物种类的选择，联合使用抗菌药物情况，是否进行病原体检查，给药方案是否合理，疗程是否恰当等。最主要的是调查抗菌药物使用率和发现抗菌药物使用中存在的问题。
	调查住院病历	与出院病历调查相同，但病历取自正在住院的病历。现场抗菌药物使用调查可以对病房抗菌药物的合理使用起促进作用，可以边调查边将调查结果反馈给病房医生。调查时既可追溯患者从入院到调查日之间的所有用药情况，也可以采用横断面调查的方法，仅调查 1d 中使用抗菌药物的比率、药物的选择、合理使用情况等。
	调查门诊病历	通过调查门诊病历，了解门诊患者抗菌药物使用情况，如抗菌药物使用指征、抗菌药物使用率、联合使用药物、给药剂量与途径、药物疗程等资料。也是以调查抗菌药物使用率和抗菌药物中存在的问题为主要目标。
	调查门诊处方	通过查阅门诊处方，了解门诊处方中含有抗菌药物的处方比率，含有抗菌药物的处方中抗菌药物的构成、药物选择、联合用药情况与其他药物的相互作用。
监测内容及定义	抗菌药物使用率	在一定时间内单位患者数中全身性使用抗菌药物的比率。如每 100 例出院患者在住院期间使用抗菌药物的比例；每 100 张门诊处方（或每 100 例门诊患者）中使用抗菌药物比例等。通常在抗菌药物调查时不包括抗寄生虫药物、抗病毒药物、抗结核药物，也不包括局部使用抗菌药物等。 $$抗菌药物使用率 = \frac{调查对象中使用抗菌药物患者数}{调查对象患者数} \times 100\%$$
	抗菌药物联合使用	在一定时间段（一般指同一日）内患者使用的抗菌药物的种数，不包括非一定时间段先后使用抗菌药物的情况，如住院患者在住院过程中先后使用青霉素、头孢唑林、阿米卡星，则为先后不同时间段用药。

类别		内容
监测内容及定义	抗菌药物使用途径	①指抗菌药物进入人体的途径，包括口服、肌内注射、静脉注射、腹腔注射、关节腔内注射、胸膜腔内注射、鞘内注射、球后注射、各种滴剂（如滴眼剂、滴鼻剂、滴耳剂、气管器械内滴药等）、雾化吸入、抗菌药物药膏外用（如磺胺嘧啶银、莫匹罗星软膏等）、抗菌药物栓剂（如阴道栓剂）、含服、灌肠等。②全身使用抗菌药物一般指口服、肌内注射、静脉注射使用抗菌药物。
	病原学检查	一般指有感染者送病原检查的情况，用送检率表示。采取各种手段明确感染病原。包括微生物培养与分离、检查微生物抗原、显微镜或电镜检查微生物、检查微生物核酸、检查微生物抗体、针对微生物的病理学检查等。如血液细菌培养、各种病毒分离、检查尿液中的军团菌抗原、脑脊液涂片染色检查细菌、抗酸杆菌、隐球菌、电镜检查病毒、细菌与病毒等的核酸检测（如PCR）；检查病毒、衣原体、支原体的抗原和抗体等。但由于需送检的情况复杂、检验方式多样，为简便起见，通常用治疗性使用抗菌药物患者的细菌培养送检率或治疗性使用抗菌药物前患者的细菌培养送检率表示。
	抗菌药物给药方案	指通过某种途径每日使用抗菌药物的次数及时间间隔，如每8h一次，每日2次，每日1次，隔日1次等。注意Bid和Q12h，Tid和Q8h是不一样的。
	抗菌药物使用剂量	即每日抗菌药物的使用量，如每日6g，每日400mg等。
	治疗性使用抗菌药物	根据患者的症状、体征及血、尿常规等实验室检查结果，初步诊断为细菌性感染者以及经病原检查确诊为细菌性感染者应用抗菌药物；以及由真菌、结核分枝杆菌、非结核分枝杆菌、支原体、衣原体、螺旋体、立克次体及部分原虫等病原微生物所致的感染者应用抗菌药物者。
	抗菌药物预防性应用	指患者并不存在感染，为预防某种感染使用抗菌药物。
	抗菌药物利用度	WHO药物利用研究组推荐的约定日剂量（defined daily dose，DDD）作为测定药物利用的单位，抗菌药物约定日剂量是为达到主要的用于成人的药物平均日剂量。具体管理办法可根据《中华人民共和国药典》（2000年版）、《新编药物学》（第15版）确定。
	抗菌药物使用的合理性	抗菌药物使用是否合理包括许多方面，在调查前应首先确定合理性的标准，然后再依据标准进行调查。各医院也可根据《抗菌药物临床应用指导原则》制定标准。
总结和反馈		抗菌药物调查资料应及时进行总结和反馈，总结资料可以用于科室内、医院内、医院间不同时间抗菌药物使用指标的比较，甚至可以进行同一病房不同医疗组之间的比较，为医疗机构和卫生行政部门制定抗菌药物临床应用管理和指导政策提供依据，发现抗菌药物临床应用中存在的突出问题并提出解决问题的办法，实施后再进行评价。对于临床医生，调查人员可以将在调查中发现的相应问题通过信函或口头形式单独反馈给具体问题所涉及的医生本人，也可以将不同科室的调查结果和存在的问题单独反馈给科室主任，一般情况下不宜公开。

3.3　围术期预防性使用抗菌药物的监测

手术后感染是患者伤害、死亡率和治疗费用增加的一个主要原因。外科手术部位感染在清洁的腹部以外的手术中发生率是2%~5%，在腹部的外科手术中达到20%。研究表明适当的手术前抗菌药物管理预防感染是有效的。进行围术期抗菌药物的监测，能提高合理应用的程度，改善围术期预防性抗菌药物的依从性，减少患者手术后感染的发病率和死亡率。

项目	内容
监测对象	外科围术期监测的对象既可以是全部外科手术患者，也可选择一部分患者进行监测。
监测方法	通常在监测的时候要关注资料的可比性，因此常常只选择某些外科操作进行监测，能起到比较好的效果。在对资料进行评价时，如果有其他原因使用了抗菌药物将导致结果出现偏倚。需要排除一些手术前就存在感染的情况，因此有下列情况之一的患者将排除在研究之外。 ①患者在住院期间使用抗菌药物，但患者接受结肠手术口服抗菌药物除外。 ②患者在第1次手术操作之前治疗某种感染。 ③患者住院期间所有给予抗菌药物的开始日期缺失。 ④患者在外科手术前给予抗菌药物超过24h，但患者接受结肠手术口服抗菌药物除外。
监测内容	①监测内容包括：手术切开前30min至1h内接受抗菌药物患者的比例；与当前建议相一致的预防性使用抗菌药物患者的比例；接受预防性使用抗菌药物不超过手术后24h的患者的比例。 ②建议可根据《抗菌药物临床应用指导原则》，制定围术期预防性使用抗菌药物调查表，如《Ⅰ类切口手术和介入治疗抗菌药物预防使用情况调查表》。
统计分析	①手术切皮前1h内接受抗菌药物的患者比例 分子：所有手术切皮前30min至1h内接受抗菌药物的患者。 分母：符合入选和排除标准以及特殊排除指标的患者。 排除指标： a.接受结肠手术仅仅给予了预防性口服抗菌药物患者不计入分子。 b.不能确定抗菌药物是否在手术1h内开始使用的时间。 ②与建议一致的预防性使用抗菌药物的患者比例 分子：所有给予了与当前建议一致的预防性使用抗菌药物的患者。 分母：所有给予了预防性使用抗菌药物（如术前、术中或手术结束24h内）且符合入选和排除标准以及特殊排除指标的患者。 排除指标：患者在手术前、手术中或手术结束后24h内没有接受任何抗菌药物。 ③接受预防性使用抗菌药物不超过手术后24h的患者比例 分子：所有手术结束后24h内终止预防性使用抗菌药物的患者。 分母：所有给予预防性抗菌药物（如术前、术中或手术结束24h内使用抗菌药物）并且符合入选和排除标准以及排除指标的患者。 排除指标： a.手术结束日期2d内诊断和治疗感染的患者。 b.在住院期间没有使用任何抗菌药物的患者。 c.不能确定是否所有预防性抗菌药物在手术后24h内终止。

3.4 Ⅰ类切口手术和介入治疗抗菌药物预防使用情况调查表（参考）

____年____月

序号	住院号	治疗类型		Ⅰ类切口手术或介入治疗名称	预防使用抗菌药物情况				
		Ⅰ类手术	介入治疗		是	否	一联	多联	使用日数

4. 细菌耐药性及多重耐药菌监测

细菌耐药性监测即了解细菌耐药性发生情况，包括临床上一些重要的耐药细菌的分离率，特别是耐甲氧西林金黄色葡萄球菌（MRSA），耐万古霉素肠球菌（VRE），产 ESBL 肺炎克雷伯菌、大肠埃希菌，耐碳青霉烯肠杆菌科细菌、鲍曼不动杆菌，多重耐药铜绿假单胞菌，泛耐药铜绿假单胞菌、鲍曼不动杆菌以及万古霉素中介或耐药金黄色葡萄球菌（VISA 或 VRSA）等。通过对不同时间的耐药菌分离率进行比较，能够了解细菌耐药的发生发展趋势，为制定抗菌药物临床应用策略，临床抗菌药物的采购，抗菌药物的研发等提供重要资料。

项目		内容
资料来源		细菌耐药性监测的资料主要来自检验科微生物室对临床标本的检验结果，也可来自耐药专题的检测结果。
监测内容	细菌耐药性监测	主要内容包括感染部位与病原体分布，病原体对抗菌药物的敏感性（或耐药性）。在描述病原体对抗菌药物的敏感性（或耐药性）时，常用的有定性指标和定量指标，定性指标是耐药（R）、中度敏感（I）和敏感（S）；定量指标有最低抑菌浓度（MIC）和最低杀菌浓度（MBC）。
	多重耐药细菌监测	多重耐药菌（MDRO），主要是指对临床使用的 3 类或 3 类以上抗菌药物同时呈现耐药的细菌。泛耐药菌（XDR）对现有的（或可获得的）所有抗菌药物耐药，称为泛耐药。
	多重耐药菌控制措施	对多重耐药菌控制措施的监测能推动其持续改进。不同医院的情况不同，关注点也有所差异，但主要措施是相同的。控制措施的监测可以分类方式也可以评分方式进行。
监测方法	细菌耐药性	由于细菌的耐药性存在变迁，因此监测需要长期进行，对所有感染细菌都应进行监测。主要调查表格包括病原体及细菌耐药性监测个案表，也可直接使用自动药敏系统打印的药敏结果单。
	多重耐药菌监测	建立多重耐药菌感染（定值）病例监测与报告制度。建立多重耐药菌的监测流程，可由医院感染管理专业人员或临床微生物室人员从细菌培养的阳性结果中筛选多重耐药的细菌，记录每份多重耐药菌药敏谱，也可直接使用自动药敏系统打印的药敏结果单。将多重耐药菌分离的情况报告临床医务人员，以便落实预防和控制多重耐药菌传播的策略和措施。

项目	内容
总结与分析	计算各部位或各标本或所有部位的病原体构成比，了解本单位不同部位的病原体构成，并观测其变迁。每月或每季度对培养结果的动态细致观察可以为发现暴发流行提供重要的线索。计算细菌耐药百分率，通过动态或定期观察，了解本单位医院感染病原体的耐药性及其变化，对医院内不同区域细菌耐药性的细致分析也可以为发现耐药细菌在医院内的流行提供重要信息。了解医院感染病原体的构成和耐药性，对于临床医生也非常重要，让临床医生分享这些信息也是这项监测的目的之一，所以上述监测结果要定期公布，向临床医生反馈。

4.1 多重耐药菌控制措施执行情况评价表（参考）

报告时间___年_月_日 患者姓名_____	科室_____ 住院号_____	来源_____ 床号_____	标本编号_____ 主管医生_____
该患者感染多重耐药菌种类：			
□ MRSA（耐甲氧西林金黄色葡萄球菌）　　　　□ VRE（耐万古霉素肠球菌） □多重耐药菌 / 泛耐药肺炎克雷伯菌　　　　□多重耐药菌 / 泛耐药铜绿假单胞菌 □多重耐药菌 / 泛耐药鲍曼不动杆菌（CR-AB）　　□多重耐药菌 / 泛耐药大肠埃希菌 □其他多重耐药菌 / 泛耐药菌			
防控措施落实情况			
1. 晨会交班：　有□　无□ 2. 单间隔离（床旁隔离）：　有□　无□ 3. 诊疗或接触该患者前后进行手卫生：　有□　无□ 4. 在病历卡上标贴蓝色接触隔离标识：　有□　无□ 5. 在患者一览表贴蓝色接触隔离标识：　有□　无□ 6. 可复用的医疗器械（体温表、血压计等）专人专用并及时消毒：　有□　无□ 7. 该患者周围物品、环境和医疗器械，每日清洁消毒：　有□　无□ 8. 转诊患者之前通知接诊科室：　有□　无□ 9. 感染患者的生活垃圾按照感染性垃圾处理：　有□　无□ 10. 查阅病历合理应用抗菌药物：　有□　无□			
科室签名：_____	督查者：_____	督查日期：___年_月_日	

4.2 多重耐药菌控制措施执行情况评价表（参考）

报告时间___年_月_日 患者姓名_____	科室_____ 住院号_____	来源_____ 床号_____	标本编号_____ 主管医生_____
一、该患者感染多重耐药菌种类			
□ MRSA（耐甲氧西林金黄色葡萄球菌）　　　□ VRE（耐万古霉素肠球菌） □多重耐药菌 / 泛耐药肺炎克雷伯菌　　　□多重耐药菌 / 泛耐药铜绿假单胞菌 □多重耐药菌 / 泛耐药鲍曼不动杆菌（CR-AB）　　□多重耐药菌 / 泛耐药大肠埃希菌 □其他多重耐药菌 / 泛耐药菌			

二、落实预防控制措施得分：　　　　分

	预防控制措施	分值	落实情况			得分	备注
			好	中	差		
基本项目	工作人员知晓患者耐药情况	10					
	长期医嘱中开隔离医嘱	10					
	挂蓝色接触隔离标识	10					
	患者床边备手套、速干手消毒剂、隔离衣（必要时）	10					
	可复用的医疗器械专用	10					
	患者周围物品、环境每日清洁消毒，有记录	10					
	医务人员手卫生依从性	10					
	耐药情况病程记录质量	10					
加分项目	单间隔离						
	陪护人员手卫生和物品处理知晓度						
扣分项目	患者转科时多重耐药情况无交接						
	院感病例漏报						

好：8~10分；中：6~7分；差：<6分。

科室签名：＿＿＿＿＿＿＿　　督查者：＿＿＿＿＿＿＿　　督查日期：＿＿＿年＿月＿日

4.3 细菌耐药性监测个案表（参考）

患者编号＿＿＿＿＿＿＿　　姓名＿＿＿＿＿＿＿　　性别＿＿＿＿＿＿＿　　年龄＿＿＿＿＿＿＿
科室＿＿＿＿＿＿＿　　感染部位＿＿＿＿＿＿＿　　标本名称＿＿＿＿＿＿＿
病原体1＿＿＿＿＿＿＿　　病原体2＿＿＿＿＿＿＿　　病原体3＿＿＿＿＿＿＿

抗菌药物	病原体1	病原体2	病原体3
1.			
2.			
3.			
4.			
5.			
6.			
7.			
8.			
9.			

4.4　多重耐药菌定植或感染上报登记表（参考）

科室：　　　　　病室：　　　　　病床：　　　　　主管医生：　　　　　电话：

姓名	住院号	性别	年龄	入院日期	临床诊断	标本	送检日期	病原体	检出日期	感染/定植部位	社区	院内	定植

接触隔离		同期同室有同种感染病例		>2 例药敏谱一致	
否	是（单间　床旁）	有	无	是	否

药敏谱：

简要分析：

4.5　多重耐药菌监测登记表

日期	编号	科室	姓名	性别	住院号	诊断	标本	多重耐药菌	是否院内感染

4.6 多重耐药菌的监测流程（参考）

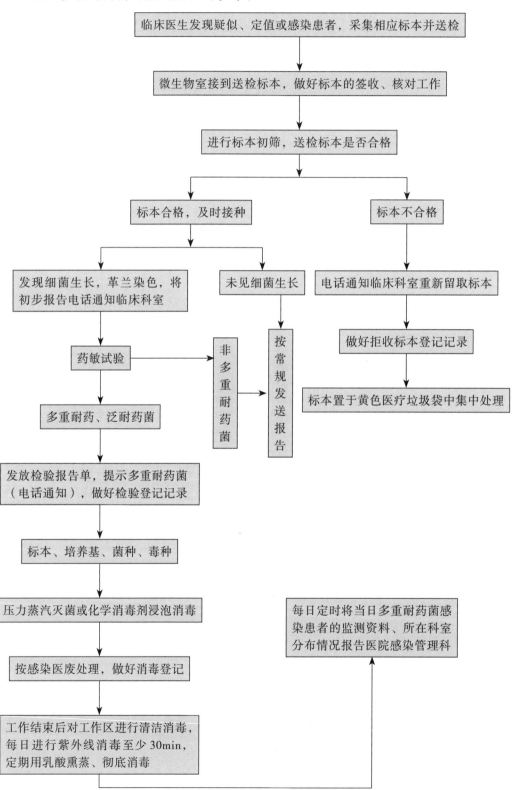

5.血液透析相关检测

血液透析是指使用血液透析机及其相应配件，利用血液透析器的弥散、对流、吸附和超滤原理给患者进行血液净化治疗的措施。它是治疗急、慢性肾衰竭和药物、毒物中毒最有效的措施之一。除宿主因素易感外，血液透析的相关感染还可通过血管通路部位，经血液以及透析液、透析机和透析器的污染所致。

5.1　透析用水微生物检测

项目	内容
采样方法	①人员、环境和物品准备： 人员准备：操作人员着清洁工作服、戴圆帽（须遮盖全部头发）、医用外科口罩、清洁双手。 环境准备：水处理间环境整洁干燥，通风、采光良好。 物品准备：无菌样本瓶、无菌纱布、消毒剂（75%乙醇）、速干手消毒剂、无菌手套、打火机、酒精灯等。 ②启动水处理设备并运行平稳。 ③携带用物至采样地点。 ④打开采样口，进行局部清洁和反渗水冲洗：应在透析装置和供水回路的连接处收集试样，采样点应在供水回路的末端或在混合室的入口处。具体采样位置包括反渗水输水软管与血液透析机连接处、透析液配置桶的反渗水主入口和反渗水回流注入水处理系统之前的部位；如果水路安装了U形接头，应是U形接头与血液透析机的连接处。反渗水放水至少60s，冲洗样本出口。 ⑤进行采样口消毒：水样本出口进行消毒时，应使用浸满乙醇的消毒纱布擦拭出水口外表面。在乙醇干燥前，为了保证样本中无残留消毒剂，不应采集样本。不推荐使用漂白剂或者其他消毒剂消毒。 ⑥反渗水冲洗至少60s。 ⑦用无菌样本瓶收集适量水样本，密闭样本瓶：至少采集50mL透析液样本，或者由实验室指定样本的测验量。采集水样本时应戴无菌手套，严格遵守无菌技术操作规范，避免标本污染。 ⑧立即送实验室检验：如不能立即送检，应冷藏保存，24h内送检。 ⑨记录和保存检验结果：如检验结果超标，应分析查找超标原因，制订整改措施并进行整改，整改后重新进行采样检测，并增加采样点，直至合格后方可进行正常的血液透析治疗。
其他管理要求	①进行透析用水内毒素监测采样时应使用无菌、无热源的采样瓶，其余操作步骤同微生物采样。 ②样本应在水处理设备进行消毒前采集。若在设备消毒后进行重复培养，应对设备进行彻底清洗后采集样本，排空并且冲洗纯水箱和分配系统，直到在采集的样本中不再检测到残留的消毒剂。 ③透析用水微生物采样每月进行一次。透析用水细菌总数应 ≤ 100cfu/mL。干预水平是最大允许水平的50%，当实测值 ≥ 50cfu/mL时应当进行干预。 ④透析用水内毒素监测每季度进行一次。透析用水内毒素 ≤ 0.25eu/mL。干预水平是最大允许水平的50%，当实测值 ≥ 0.125eu/mL时应当进行干预。

5.2 透析液微生物检测

项目	内容
采样方法	①人员、环境和物品准备: 人员准备:操作人员着清洁工作服、戴圆帽(须遮盖全部头发)、医用外科口罩、清洁双手。 环境准备:水处理间环境整洁干燥,通风、采光良好。 物品准备:无菌样本瓶、无菌纱布和棉签、消毒剂(75%乙醇)、速干手消毒剂、无菌手套、打火机、酒精灯。 ②血液透析机运行平稳:透析液采样应在患者上机前进行。 ③携带用物至血液透析机旁。 ④打开透析液快速接头,并使快速接头持续垂直向上,进行局部清洁和透析液冲洗:透析液微生物监测通常在血液透析器的入液端(静脉端)卸下快速接头采样。由于透析液快速接头存在沟槽和缝隙等特殊结构,采样前应进行认真的清洁和消毒,以降低标本污染风险。 ⑤进行采样口消毒:对水样本出口进行消毒时,应使用浸满乙醇的消毒纱布擦拭出水口外表面。在乙醇完全干燥前,为了保证样本中无残留消毒剂,不应采集样本。不推荐使用漂白剂或者其他消毒剂消毒。 ⑥启动透析液循环并使用透析液冲洗采样口至少60s。 ⑦用无菌注射器从快速接头内腔中心部位抽取适量透析液注入无菌样本瓶,密闭样本瓶:至少采集50mL透析液样本,或者由实验室指定样本的测验量。采集样本时应戴无菌手套,严格遵守无菌技术操作规范,避免标本污染。 ⑧立即送实验室检验,如不能立即送检,应冷藏保存,24h之内送检。 ⑨记录和保存检验结果:如检验结果超标,应分析查找超标原因,制订整改措施并进行整改,整改后重新进行采样检测,并增加采样点,直至合格后方可进行正常的血液透析治疗。
其他管理要求	①透析液细菌菌落数和内毒素检测采样时,严禁在透析液生化标本采样口采样。 ②进行透析液微生物采样时应使用无菌、无热源的采样瓶。 ③血液透析液的细菌和内毒素监测每年应覆盖所有透析机。 ④透析液细菌监测采样每月进行一次。透析液细菌总数应 ≤ 100cfu/mL。干预水平是最大允许水平的50%,当实测值 ≥ 50cfu/mL时应当进行干预。 ⑤透析液内毒素监测每季度进行一次。透析液内毒素应 ≤ 0.25eu/mL。干预水平是最大允许水平的50%,当实测值 ≥ 0.125eu/mL时应当进行干预。

五、医院感染患病率调查

1. 医院感染患病率调查

项目		内容
调查对象		指定时间段内所有住院患者
调查内容	基本资料	监测月份,住院号,科室,床号,姓名,性别,年龄,调查日期,疾病诊断,切口类型(清洁切口、清洁－污染切口、污染切口)。
	医院感染情况	感染日期,感染诊断,医院感染危险因素(动静脉插管、泌尿道插管、使用呼吸机、气管插管、气管切开、使用肾上腺糖皮质激素、放射治疗、抗肿瘤化学治疗、免疫抑制剂)及相关性,医院感染培养标本名称,送检日期,检出病原体名称。

项目		内容
调查方法		①应制定符合本院实际的医院感染患病率调查计划，培训调查人员。 ②应以查阅运行病历和床旁调查患者相结合的方式调查。 ③填写医院感染患病率调查表。 ④每病区（室）填写床旁调查表。
资料分析	医院感染患病率	$\text{医院感染患病率} = \dfrac{\text{同期存在的新旧医院感染例（次）数}}{\text{观察期间实际调查的住院患者人数}} \times 100\%$
	实查率	$\text{实查率} = \dfrac{\text{实际调查住院患者数}}{\text{应调查住院患者数}} \times 100\%$
总结和反馈		结合历史同期资料进行总结分析，提出调查中发现问题，报告医院感染管理委员调查结果和建议。

2.医院感染现患率调查案例

2.1　医院感染现患率调查计划书

项目		内容
目的		根据国家卫生健康委员会全国医院感染监测网的要求，为更好贯彻《医院感染管理办法》《医院感染监测规范》的实施，对照《医院感染管理质量控制指标》要求设计调查方案，并进行现患率的调查。
参加调查的科室		全院所有临床科室。
组织方式		①医院感染管理科负责本次调查的培训、核查、资料统计等工作。 ②各科调查人员负责组织开展本科调查工作。
调查时间		2022 年 8 月 19 日
调查对象		各科室所有 8 月 19 日住院患者 0 点至 24 点期间内的感染情况；包括当日出院患者，不包括当日入院患者。
调查方法	人员与分工	医院感染管理科负责整个调查的实施工作。至少按每 50~60 张床位配备 1 名调查人员，调查人员由医院感染控制专职人员和各病区主治及以上医师组成，调查前统一培训。
	采用现患率调查的方法	定义：现患率是指在一定时期内，处于一定危险人群中实际感染病例（包括以往发病至调查时尚未痊愈的旧病例）的百分率。 $\text{感染现患率} = \dfrac{\text{同期存在的新旧感染病例}}{\text{观察期间调查患者数}} \times 100\%$ 医院感染与社区感染应分开计算，均仅指调查的时段内存在的感染。
	调查程序	①调查人员首先得到该病房住院总人数及名单，包括调查日的出院患者，但不包括该日的新入院患者；应查人数 = 调查日在院总人数 – 该日新入院患者数 + 该日已出院患者数（实际计算时还应考虑到临床科室调查的当天的出入院人数）。 ②每调查组中选出一人（最好是科室感控医师）到患者床旁以询问和体检的方式进行调查，每 1 例患者至少 3min，主要询问常见感染症状，如畏寒、发热、咳嗽、咽痛、咳痰、腹痛、腹泻、尿频、尿急、尿痛、局部红肿、伤（切）口流脓等，以及必要的体查。

项目		内容
调查方法	调查程序	③其余人员按名单逐一查看在架病历。 ④每一调查对象均应进行调查并填写调查表格；由于各种原因未调查的对象，可由专职人员补充调查。调查表由调查人员填写；注意追踪病原学检查结果。 ⑤床旁调查结果应与病历调查结果相结合，按诊断标准确定是否为感染，再确定是医院感染还是社区感染。如有诊断疑问，小组讨论后，组长确定。抗菌药物使用目的不明确者，可询问病房主管医生。 调查时注意：体温记录，抗菌药物使用原因，入院诊断，实验室报告（尤其是病原学报告），病理学检查结果。着重注意住院时间长、病情严重、免疫力下降和接受侵入性操作的患者；床旁调查人员应注意询问方法与技巧。 ⑥医院感染控制专职人员检查每一调查表是否填写完全，并协助进行调查数据的统计处理。 ⑦计算实查率：实查率不得低于96% $$实查率 = \frac{指定时间段内实际调查住院患者数}{同期应调查住院患者数} \times 100\%$$
医院感染诊断标准		按照卫生部《医院感染诊断标准（试行）》（卫医发[2001]2号）进行诊断。
调查表		医院感染横断面调查个案登记表 医院感染横断面调查床旁调查表
统计表		①Ⅰ类切口手术部位感染率及抗菌药物预防使用情况调查 ②感染病例抗生素使用情况（包括医院感染与社区感染） ③侵入性操作情况汇总 ④医院感染管理质量控制指标

2.2 医院感染横断面调查个案登记表

一、一般情况：

患者编号_____ 科室_____ 床号_____ 病案号_____ 入院日期_____

姓名_____ 性别 男 女 年龄____ （岁 月 天）诊断_____

本次住院手术：是（ ） 否（ ） 切口类型：Ⅰ类（ ）Ⅱ类（ ）Ⅲ类（ ）Ⅳ类（ ）

手术后肺炎：存在（ ）不存在（ ）

二、本次住院Ⅰ类切口围术期情况调查

皮肤黏膜切开前0.5~1h内或麻醉开始时给药：是（ ）否（ ）；手术时间超过3h、超过所用药物半衰期的2倍以上、成人出血量超过1500mL给予第2剂：是（ ）否（ ）；术后<24h给药：是（ ）否（ ）；是否存在切口感染：是（ ）否（ ）；

预防性使用抗生素名称_____、_____

三、感染情况（包括医院感染与社区感染）

感染：存在（ ） 不存在（ ） 感染分类：医院感染（ ） 社区感染（ ）

医院感染漏诊：存在（ ） 不存在（ ）；医院感染漏报：存在（ ）不存在（ ）

医院感染部位：_____ 感染日期：_____ 微生物送检：是（ ）否（ ）

病原体：（1）_____耐药菌：是（ ）否（ ）

（2）_____耐药菌：是（ ）否（ ）

社区感染部位：_____ 微生物送检：是（ ）否（ ）

病原体：（1）_____耐药菌：是（ ）否（ ）

（2）_____耐药菌：是（ ）否（ ）

四、细菌耐药情况

金黄色葡萄球菌	苯唑西林（耐药）（敏感）（未做）；头孢西丁（耐药）（敏感）（未做）
凝固酶阴性葡萄球菌	苯唑西林（耐药）（敏感）（未做）；头孢西丁（耐药）（敏感）（未做）
粪肠球菌	氨苄西林（耐药）（敏感）（未做）；万古霉素（耐药）（敏感）（未做）
屎肠球菌	氨苄西林（耐药）（敏感）（未做）；万古霉素（耐药）（敏感）（未做）
肺炎链球菌	青霉素（耐药）（敏感）（未做）
大肠埃希菌	头孢他啶（耐药）（敏感）（未做）；左氧氟沙星（耐药）（敏感）（未做）亚胺/美罗培南（耐药）（敏感）（未做）
肺炎克雷伯菌	头孢他啶（耐药）（敏感）（未做）；左氧氟沙星（耐药）（敏感）（未做）亚胺/美罗培南（耐药）（敏感）（未做）
铜绿假单胞菌	环丙沙星（耐药）（敏感）（未做）；头孢他啶（耐药）（敏感）（未做）；哌拉西林/他唑巴坦（耐药）（敏感）（未做）；头孢吡肟（耐药）（敏感）（未做）亚胺培南/美罗培南（耐药）（敏感）（未做）；阿米卡星（耐药）（敏感）（未做）
鲍曼不动杆菌	亚胺培南/美罗培南（耐药）（敏感）（未做）头孢哌酮/舒巴坦（耐药）（敏感）（未做）

五、调查日抗菌药物使用情况

抗菌药物使用：是（ ） 否（ ）；抗菌药物名称：1.＿＿＿ 2.＿＿＿ 3.＿＿＿
目的：治疗用药（ ） 预防用药（ ） 治疗+预防（ ）。
联用：一联（ ） 二联（ ） 三联（ ） 四联及以上（ ）。
治疗用药已送细菌培养是（ ） 否（ ）；其中送培养时机为抗菌药物使用前是（ ）否（ ）。
其他病原学检测标本革兰染色 是（ ）否（ ）；标本抗酸染色是（ ） 否（ ）；
标本墨汁染色是（ ） 否（ ）；标本基因测序是（ ） 否（ ）。

六、调查日侵入性操作及使用情况

留置尿管：有（ ）无（ ）；动静脉置管：有（ ）无（ ）；使用呼吸机：有（ ）无（ ）；
调查者＿＿＿＿ 调查日期＿＿＿年＿月＿日

注：医院感染现患率调查个案登记表项目填写说明
1.定义
医院感染的定义：医院感染又称医院内获得性感染；即指患者在入院时既不存在、亦不处于潜伏期，而在医院内发生的感染，包括在医院获得而于出院后发病的感染。
社区感染的定义：患者入院时已存在或处于潜伏期的感染。本次调查社区病毒性肝炎不统计在社区感染中。
手术：患者在手术室接受外科医生至少在其皮肤或黏膜上做一个切口，包括腹腔镜，并在患者离开手术室前缝合切口。
手术后肺炎：患者发生在手术后符合医院感染肺炎诊断标准的肺炎。
2.编号由各科调查人员统一编写（顺序：医院感染病例、社区感染病例、未感染病例从1开始依次编号）。
3.科室：可写入本院科室名。
4.诊断：填写患者当前诊断。
5.手术：调查对象在本次住院的手术，都填"是"。
6.切口分类
Ⅰ类切口：即清洁切口。手术未进入感染炎症区，未进入呼吸道、消化道、泌尿生殖道及口咽部位。
Ⅱ类切口：即清洁）—污染切口。手术进入呼吸道、消化道、泌尿生殖道及口咽部位，但不伴有明显污染。

Ⅲ类切口：即污染切口。手术进入急性炎症但未化脓区域；开放性创伤手术；胃肠道、尿路、胆道内容物及体液有大量溢出污染；术中有明显污染（如开胸心脏按压）。

Ⅳ类切口：即感染切口。有失活组织的陈旧创伤手术；已有临床感染或脏器穿孔的手术。

7. Ⅰ类切口围术期用药情况及是否存在切口感染调查的是患者本次住院的情况。

8. 感染包括医院感染与社区感染

无论社区感染还是医院感染，"存在"包括：①调查日新发生的感染；②过去发生的感染，在调查日该感染仍未痊愈的患者或部位。"不存在"指：①过去发生的感染，在调查日已经痊愈的患者或部位；②没有感染的患者。

如调查分次完成，则"存在"和"不存在"指各科室相应调查日期内是否存在感染的状态（包括医院感染与社区感染）。

9. 感染部位：医院感染部位和社区感染部位都按下列分类标准填写；汇总时归类如下：

上呼吸道，下呼吸道，泌尿道，胃肠道（包括：感染性腹泻，食管、胃、大小肠、直肠感染，抗生素相关性腹泻），腹腔内组织（包括：腹膜炎、腹腔积液感染），表浅切口，深部切口，器官腔隙，血管相关，血液（菌血症、败血症），皮肤软组织（包括：皮肤感染、软组织感染、褥疮感染、乳腺脓肿或乳腺感染、脐炎、新生儿脓疱病、烧伤部位感染），其他 [胸膜腔感染，病毒性肝炎（仅指医院感染），细菌性脑膜炎，输血相关感染，非手术后颅内脓肿，无脑膜炎的椎管内感染，心血管系统感染，骨、关节感染，生殖道感染，口腔感染以及以上未包括的感染]。如为下呼吸道感染，需判断是否为手术后肺炎。

10. 病原体：指感染部位的病原体。一个感染部位若为混合感染则有多个病原体。在感染部位的病原体中特别注意金黄色葡萄球菌、凝固酶阴性葡萄球菌、粪肠球菌、屎肠球菌、肺炎链球菌、大肠埃希菌、肺炎克雷伯菌、铜绿假单胞菌、鲍曼不动杆菌等细菌。多重耐药菌情况：指感染部位病原菌药敏结果，如为多重耐药菌应打钩"是"。

11. 细菌耐药情况：指感染部位病原菌药敏结果，如耐药（包括药敏结果为中介者）在耐药上划"√"，敏感则在敏感上划"√"，未做调查中所列抗菌药物在未做上划"√"。若多次培养出相同细菌，以第一次培养细菌的药敏结果判断。

12. 抗菌药物使用情况：是指相应调查日（分次调查的单位，注意各科相应的调查日是不同的）的抗菌药物的使用情况，调查日之前的不计。不包括抗结核治疗药物；不包括抗菌药物的雾化吸入；不包括抗病毒药物（如阿昔洛韦、利巴韦林等）；不包括眼科（抗菌药物滴眼）、耳鼻喉科（耳、鼻的滴药）、烧伤科（烧伤部位抗菌药物覆盖）等局部用药；不包括抗真菌药物。

13. 抗菌药物名称：调查日使用抗菌药物名称（如当日有停用和新开抗菌药物，则填写新开抗菌药物）。

14. 目的：单纯用于治疗者归为治疗用药，单纯用于预防者归为预防用药，若两者兼有则归入预防 + 治疗。不能确定者，可询问病区主管医生。

15. 联用：调查当日使用不同抗菌药物的数目。

16. 细菌培养：凡治疗用药者（包括"预防 + 治疗"用药者）均必须注明是否送细菌培养。单纯预防用药和未用抗菌药物者不填写。其中明确是否使用抗菌药物前送细菌培养。

17. 调查日侵入性操作及使用情况：本次调查只涉及调查日"三导管"的使用情况。

18. 调查注意事项

①注意调查过的患者是否存在转科情况，已经调查过的患者不要重复调查。

②每一调查对象均需填写个案调查表。

③细菌培养只需将治疗用药者（包括"预防 + 治疗"用药者）注明是否送细菌培养，单纯预防用药和未用抗菌药物者不得计入其中，即细菌培养做和未做的合计数应等于（抗菌药物使用人数减去单纯预防用药人数）。

2.3　医院感染横断面调查床旁调查表

科室：＿＿＿＿＿　　　　应查患者数＿＿＿＿＿人　　　　　　实查患者数＿＿＿＿＿人

编号	患者姓名	感染分类	感染部位

注：应查人数是指调查日该病房的住院人数，包括当日出院人数，不包括当日入院人数，实查人数是指实际调查到的人数。感染分类是指医院感染或社区感染

2.4　Ⅰ类切口手术部位感染率及抗菌药物预防使用情况调查

科室	调查例数	感染例数	感染率	抗菌药物使用例数	抗菌药物使用率	术前用药		术中用药			术后用药	
						1h内第1剂	合格率（%）	手术时间>3h	第2剂	合格率（%）	术后24h内	合格率（%）

2.5　感染病例抗生素使用情况（包括医院感染与社区感染）

科室	调查人数	医院感染病例数	医院感染发生率（%）	科室抗生素使用例数	使用率（%）	治疗病例数	非限制性	送检数	送检率（%）	限制性	送检数	送检率（%）	特殊使用	送检数	送检率（%）

2.6 侵入性操作情况汇总

科室	各种侵入性操作使用人数			
	留置尿管	动静脉插管	使用呼吸机	气管切开

2.7 医院感染管理质量控制指标

科室　　　　　　　　　　　　　　　实查患者数

名称	例数	名称	率
医院感染现患（例次）		医院感染现患（例次）率	
医院感染病例漏诊例数		医院感染病例漏诊率	
医院感染病例漏报例数		医院感染病例漏报率	
多重耐药菌感染发现例数		多重耐药菌感染发现率	
多重耐药菌感染检出例数		多重耐药菌感染检出率	
住院患者抗菌药物使用例数		住院患者抗菌药物使用率	
抗菌药物病原学送检例数		抗菌药物治疗前病原学送检率	
动静脉置管例数		动静脉置管百分率	
呼吸机使用例数		呼吸机使用百分率	
留置尿管例数		留置尿管使用百分率	

名称	例数	名称	率
导管相关血流感染发病例数		导管相关血流感染千日感染率	
呼吸机相关肺炎发病例数		呼吸机相关肺炎千日感染率	
导尿管相关泌尿系感染发病例数		导尿管相关尿路感染千日感染率	

计算方法：

①医院感染现患（例次）率：同期存在的新旧感染病例数/同期住院患者总数×100%

②医院感染病例漏诊率：应当诊断而未诊断的医院感染病例数/同期医院感染病例总数×100%

③医院感染病例漏报率：应当报告而未报告的医院感染病例数/同期应报告医院感染病例总数×100%

④多重耐药菌感染发现率

定义：多重耐药菌主要包括耐碳青霉烯类肠杆菌科细菌（CRE）、耐甲氧西林金黄色葡萄球菌（MRSA）、耐万古霉素肠球菌（VRE）、耐碳青霉烯鲍曼不动杆菌（CRABA）、耐碳青霉烯铜绿假单胞菌（CRPAE）等。多重耐药菌感染发现率是指多重耐药菌感染患者数（例次数）与同期住院患者总数的比例。

计算公式：多重耐药菌感染发现率=[多重耐药菌感染患者数（例次数）]/同期住院患者总数×100%。

⑤多重耐药菌感染检出率：多重耐药菌检出菌株数/同期该病原体检出菌株总数×100%。

⑥住院患者抗菌药物使用率：住院患者中使用抗菌药物（全身给药）患者数/同期住院患者总数×100%。

⑦抗菌药物治疗前病原学送检率：使用抗菌药物前病原学检验标本送检病例数/同期使用抗菌药物治疗病例总数×100%。

⑧尿道插管使用率：尿道插管患者数/患者总数×100%

⑨中心静脉插管使用率：中心静脉插管患者数/患者总数×100%

⑩呼吸机使用率：使用呼吸机患者数/患者总数×100%

⑪泌尿道插管相关泌尿道感染发病率：尿道插管患者中泌尿道感染人数/尿道插管患者数×1000‰

⑫血管导管相关血流感染发病率：中心静脉插管患者中血流感染人数/中心静脉插管患者数×1000‰

⑬呼吸机相关肺炎感染发病率：使用呼吸机患者中肺炎人数/使用呼吸机患者数×1000‰

六、环境卫生学监测

1. 环境卫生学监测指征

监测指征	①感染暴发或感染流行时，环境因素在感染传播中有流行病学意义。 ②监测潜在的危险环境状况，证明有危险的病原体存在或证明危险的病原体已被成功清除。 ③当某项感染控制措施改变时，评估其效果；或者根据规范要求，仪器设备或系统启用时进行监测。 ④目标性监测的需要。 ⑤循证医学证据支持。

2. 环境卫生学消毒效果监测与报告

样品种类	类别	采样时机	采样方法	检测方法	结果计算与报告	合格标准
空气	I类环境	洁净系统自净后，从事医疗活动前	**空气采样器法** 采样点：I级手术室13点（手术区5点+周边区8点），II、III级手术室9点（手术区3点+周边区6点）。 采样量：I级手术室手术区和II级手术室周边区和III级手术室至少采集1000L，I级手术室周边区和II级手术室手术区至少采集300L，II级手术室周边区和III级手术室手术区至少采集200L，III级手术室周边区和IV级手术室至少采集100L。 采样高度：距地面0.8~1.5m。 **平板暴露法** 采样点：I级手术室21点（手术区13点+周边区8点）。II级手术室10点（手术区6点）。III级手术室9点（手术区3点+周边区6点）。IV级手术室采样点数为$\sqrt{面积平方米}$（具体布点方法见图2.3、2.4） 采样时间：30min 采样高度：距地面0.8~1.5m	采样后的普通营养琼脂平皿（Φ90mm）置于36℃±1℃培养24h。	菌落总数（cfu/m³）=所有平皿菌落总数（cfu）/[采样速率（L/min）×采样时间（min）]×1000 菌落总数[cfu/（暴露时间·皿）]=所有平皿菌落总数（cfu）/平皿数（暴露时间·皿），结果四舍五入保留至小数点后1位	I级手术室手术区≤5cfu/m³，周边区≤10cfu/m³。II级手术室手术区≤25cfu/m³，周边区≤50cfu/m³。III级手术室手术区≤75cfu/m³，周边区≤150cfu/m³。 I级手术室手术区≤0.2cfu/（30min·皿），周边区≤0.4cfu/（30min·皿）。II级手术室手术区≤0.8cfu/（30min·皿），周边区≤1.5cfu/（30min·皿）。III级手术室手术区≤2.0cfu/（30min·皿），周边区≤0.4cfu/（30min·皿）。IV级手术室≤6.0cfu/（30min·皿），
	II、III、IV类环境	消毒或规定的通风换气后，从事医疗活动前	**平板暴露法** 采样点：室内面积>30m²，设4角及中央5点，设内、中、外对角线3点。 采样时间：II类环境暴露15min，III、IV类环境暴露5min 采样高度：距地面0.8~1.5m	采样后的普通营养琼脂平皿（Φ90mm）置于36℃±1℃培养48h。		II类环境≤4.0cfu/（15min·皿） III、IV类环境≤4.0cfu/（5min·皿）

样品种类	类别	采样方法	采样时机	检测方法	结果计算与报告	合格标准
空气	储血冰箱	平板暴露法 采样点：冷藏柜（室）上、中、下三层的中间位置共3点。采样时间：10min	进行清洁消毒后			<8.0cfu/（10min·皿）
	生物安全柜	平板暴露法 采样点：工作区对角线4角及中央共5点 采样时间：30min	打开生物安全柜送风30min后			≤1.0cfu/（30min·皿）
	洁净工作台		正常运行30min后			≤0.5cfu/（30min·皿）
物体表面	平整物体表面	拭子涂抹法 用预湿的无菌拭子在规格板固定的采样面积（100cm²）内充分涂抹，将拭子头部折断入10mL中和采样液。	消毒处理后，从事医疗活动前	倾注培养法：将10mL样品充分振荡洗脱，吸取1mL接种无菌培养皿，倾注45℃~50℃无菌普通营养琼脂15~20mL，混匀凝固后置36℃±1℃培养48h。	菌落总数（cfu/m²）=每皿菌落数×10/100	Ⅰ、Ⅱ类环境物体表面≤5cfu/cm² Ⅲ、Ⅳ类环境物体表面≤10cfu/cm² 小件物体表面≤200cfu/件
	非平整物体表面	拭子涂抹法 用预湿的无菌拭子充分涂抹100cm²，将拭子头部折断入10mL中和采样液。				
	小件物体表面	拭子涂抹法 用预湿的无菌拭子充分涂抹全部表面，将拭子头部折断入10mL中和采样液。			菌落总数（cfu/件）=每皿菌落数×10	
医务人员手	卫生手/外科手	拭子涂抹法 用预湿的无菌拭子涂抹双手指曲面，从指根到指端来回涂抹各两次，将拭子头部折断入10mL中和采样液。	采取卫生手/外科手消毒后		菌落总数（cfu/m²）=每皿菌落数×10/60	卫生手消毒≤10cfu/cm² 外科手消毒≤5cfu/cm²

样品种类	类别	采样时机	采样方法	检测方法	结果计算与报告	合格标准

注意事项：

①布皿时按照由内向外的顺序，避开送风口正下方；行走及放置动作要轻，尽量减少对流动空气的影响；收皿时按照由外向内的顺序。

②当送风口集中布置时，应对送风口分散区分别检测；当送风口周边布置时，应对末区和周边区分别检测。全室统一检测。

③细菌浓度检测方法，应有两次空白对照。第1次对照用于对检测的培养皿做对比试验，每批一个对照，用于操作过程做对照试验。模拟操作过程将培养至培养皿边缘打开平移至到受大大受到影响立即封盖，两次对照结果要求都必须为阴性。第2次是在检测时，应每室1个对照皿。

④结果判定时，当某个皿菌落数太大受到质疑时，应重测；当结果仍很大时，以两次均值为准。如果菌落数很小，可重测或分析判定。

⑤放置高度：Ⅰ类环境空气采样时将皿放置在地面上或不高于地面0.8m的任意高度上。Ⅱ、Ⅲ、Ⅳ类环境空气采样时将皿放置在距地面0.8~1.5m。

⑥根据洁净房间总数，合理安排每次检测的房间数量，保证每个洁净房间能每年至少监测一次。

⑦若采样物体表面有消毒剂残留时，采样液应含相应中和剂。

⑧采取的标本数量要有足够的样本数量且具有代表性。如洁净手术间，选择具有代表性采样地点，每个房间每种（如手术台、桌子、灯等）表面不少于2点。

⑨采样时，棉拭子处于湿润状态，如处于干饱和状态可将多余的采样液在采样管壁上挤压去除。禁止使用干棉拭子采样。

⑩送检时间不得超过6h。

⑪物体表面核酸采样方法同物体表面采样方法，用浸有核酸检测保存液的咽拭子采样，将咽拭子折断去掉手持部分，将咽拭子头装入核酸标本管中送检。

2.1　洁净房间空气监测平板暴露法采样流程

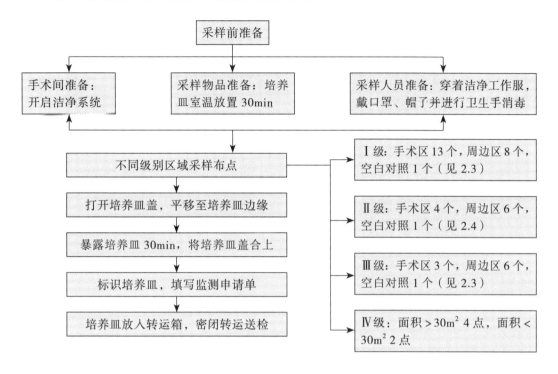

2.2　非洁净房间空气监测平板暴露法采样流程

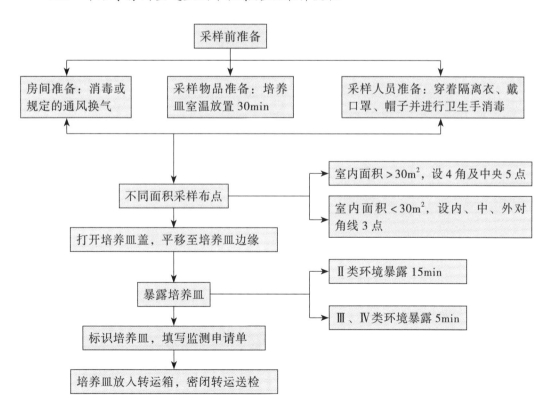

2.3　Ⅰ类环境平板暴露法布点方法

级别	布点图示	布点说明
Ⅰ级	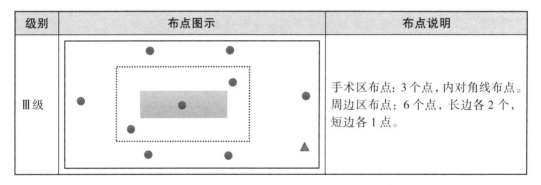	手术区布点：13个点，手术床5个点（双对角线布点）。 床边区布点：8个点（每边内各2点）。 周边区布点：8个点（每边内各2点）。
Ⅱ级		手术区布点：4个点，分别在双对角线布点。 周边区布点：6个点，长边各2点，短边各1点。
Ⅲ级		手术区布点：3个点，内对角线布点。 周边区布点：6个点，长边各2个，短边各1点。

2.4　Ⅱ、Ⅲ、Ⅳ类环境平板暴露法布点方法

面积	布点图示	布点说明
>30m²		设4角及中央5点

面积	布点图示	布点说明
<30m²		设内、中、外对角线 3 点

2.5　各类环境空气、物体表面菌落总数卫生标准

环境类别		空气平均菌落数		物体表面平均菌落数 cfU/cm²
		cfu/ 皿	cfu/m³	
Ⅰ类环境	采用空气洁净技术的诊疗场所	洁净手术部	符合 GB 50333 要求	≤ 150	≤ 5.0
		其他洁净场所	≤ 4.0（30min）		
Ⅱ类环境	非洁净手术部（室）、产房、导管室、血液病病区、烧伤病区等保护性隔离病区、重症监护病区、新生儿室等。		≤ 4.0（15min）	-	≤ 5.0
Ⅲ类环境	母婴同室、消毒供应中心的检查包装灭菌区和无菌物品存放、血液透析中心（室）、其他普通住院病区等。		≤ 4.0（5min）	-	≤ 10.0
Ⅳ类环境	普通门（急）诊及其检查、治疗室；感染性疾病科门诊和病区。		≤ 4.0（5min）	-	≤ 10.0

3. 手卫生监测

项目		内容
采样时间		常规监测在采取手卫生后，接触患者或进行诊疗活动前采样；特殊监测随时采样。
监测部门		医院感染的重点监控部门，包括手术室、产房、导管室、洁净病房、骨髓移植病房、器官移植病房、重症监护病房、新生儿室、母婴室、血液透析病房、烧伤病房、感染疾病科、口腔科等部门工作的医务人员手进行消毒效果的监测。
监测频度		一般情况下每季度监测一次即可。当怀疑医院感染暴发与医务人员手卫生有关时，应及时进行监测，并进行相应致病性微生物的检测。
采样方法	直接压印法	培养基准备同物体表面卫生学监测。采样时被检者五指并拢，将平皿上的培养基表面直接压贴在手掌根部至指端曲面 10~20s 后送检。
	棉拭子涂抹法	被检者五指并拢，将浸有无菌 0.03mol/L 磷酸盐缓冲液或 0.9% 氯化钠采样液的棉拭子 1 支在双手指曲面从指根到指端往返涂擦各 2 次，一只手涂擦面积约 30cm²，涂擦过程中同时转动棉拭子；将棉拭子接触操作者的部分剪去，投入装有 10mL 采样液的试管内，及时送检。

项目		内容
监测方法	洗脱法	取无菌 0.9% 氯化钠溶液 200~300mL，倒入适当的灭菌容器内，将待检查的手浸入无菌 0.9% 氯化钠溶液中，反复冲洗 1~2min。该法较棉拭子法采菌量多，但一般只在寻找某种细菌等特殊情况下使用。
	直接压印法	将所采样本直接置 36℃ ±1℃ 温箱培养 48h，根据平皿面积计算出细菌菌落总数。
	棉拭子涂抹法	将采样管在混匀器上振荡 20s 或用力振打 80 次，取不同稀释倍数的采样液 1.0mL 接种平皿，将冷至 40℃ ~45℃ 的熔化营养琼脂培养基每皿倾注 15~20mL，边倾注边摇匀，待琼脂凝固，置 36℃ ±1℃ 温箱培养 48h，计数菌落数。$$医务人员手部细菌菌落总数（cfu/cm^2）= \frac{平均每皿菌落数 \times 采样液稀释倍数}{采样面积（cm^2）}$$
	洗脱法	将冲洗后的 0.9% 氯化钠溶液用细菌过滤器过滤，过滤完毕，将滤膜贴于普通琼脂培养基上，36℃ ±1℃ 培养 48h，计算菌落数。$$医务人员手部细菌菌落总数（cfu/cm^2）= \frac{平皿上菌落总数}{平皿面积（cm^2）}$$
结果判定		卫生手消毒后医务人员手表面的菌落总数应 ≤ 10cfu/cm²。 外科手消毒后医务人员手表面的菌落总数应 < 5cfu/cm²。
注意事项		①若采样时手上有消毒剂残留，采样液应含相应中和剂。 ②直接压印法操作较为简单，对手上细菌捕获率比较高，但此方法在采样时按下手印有时用力过度会使琼脂下陷，影响细菌计数。棉拭子涂抹法一次采样手上细菌捕获率较低，所采样的细菌数往往小于实际带菌数，应增加涂抹的次数，但如此会增加操作的复杂性，使可变因素增加。选择合理的采样方法，可使消毒效果监测更科学、更准确。

七、医院消毒药械效能监测

医院消毒和灭菌是采用物理和（或）化学方法杀灭载体上微生物，是预防医院感染的重要措施之一。消毒药械效能的监测是评价其消毒设备运转是否正常、消毒药剂是否有效、消毒方法是否合理、消毒效果是否达标的唯一手段，因而在医院消毒、灭菌工作中必不可少。在进行医院消毒药械效能监测时需遵循以下原则：监测人员需经过专业培训，掌握一定的消毒知识，熟悉消毒设备和消毒剂性能，具备熟练的检验技能；选择合理的采样时间，遵循严格的无菌操作。

1. 消毒剂卫生学监测

消毒剂的消毒效果易受到多因素的影响，如消毒剂种类、配方、浓度、环境、温度、酸碱度、有机物、微生物种类及数量等。应充分了解这些因素，以提高消毒效果，避免消毒的失败。医院对使用中消毒剂的监测内容包括消毒剂浓度、细菌污染量监测。

1.1　使用中消毒剂浓度监测

项目		内容
G-1型消毒剂浓度试纸	适用范围	过氧乙酸、二氯异氰尿酸钠、次氯酸钙、次氯酸钠、氯胺T、二氧化氯、其他含氯消毒剂和含次氯酸钠的清洗消毒剂等。
	使用方法	将试纸条置于消毒剂溶液中片刻，取出，半分钟内在自然光下与标准色块比较，直接读出溶液所含有效成分浓度值。若时间超过1min，试纸条颜色逐渐消退。
	注意事项	当溶液有效成分>1000mg/L或对固体消毒剂检测时，为取得较准确的结果，可稀释至20~500mg/L浓度后再检测；测试纸应置阴凉、避光、防潮处保存且在有效期内使用。
戊二醛浓度测试卡	使用方法	从小瓶中取出一条测试卡，并旋紧瓶盖，将指示色块完全浸没于待测消毒剂中，取出后，色块部位沾瓶盖上的纸垫，以去除多余的液体，横置于瓶盖上等候5~8min（不要将色块面朝下，以免受到污染），观察色块颜色变化，若指示色块变成均匀黄色，表示溶液浓度达到要求；若色块全部或仍有部分白色，表示溶液浓度未达到要求。
	注意事项	开瓶后在120d内用完（或在产品注明的有效期内使用），不同浓度的消毒剂应使用相应浓度的测试卡。

1.2　使用中消毒剂染菌量监测

类别	内容
基本试剂	①PBS缓冲液（无水磷酸氢二钠2.85g，磷酸二氢钾1.36g，蒸馏水1000mL）。 ②缓冲液A（PBS缓冲液+亚硫酸钠2g）：用于醛类、碘类消毒剂。 ③缓冲液B（PBS缓冲液+硫代硫酸钠2g）：用于过氧乙酸、含氯制剂。
操作步骤	①用无菌移液管吸取使用中消毒液0.5mL，加入4.5mL含相应中和剂的缓冲液中，充分混匀，作用约10min。 ②再用无菌吸管分别吸取上述0.5mL的待检样本，置于两个直径为90mm的灭菌平皿内。 ③加人已熔化的45℃~48℃的营养琼脂16~18mL，边倾注边摇匀，待琼脂凝固。 ④其中一个平板置于25℃±1℃温箱培养7d，观察霉菌生长情况；另一个平板置于36℃+1℃温箱培养72h，记数菌落数，必要时做致病菌（金黄色葡萄球菌、乙型溶血性链球菌等）的检测。
计算公式	消毒液染菌量（cfu/mL）=每个平板上的菌落数×10
细菌种类鉴定	①从营养琼脂中挑取可疑菌落，根据实际情况可选择血平板、中国蓝平板、双S平板、麦康凯平板或各种商用快速筛选平板进行细菌接种。 ②接种后将平板置于36℃±1℃温箱培养24~48h，挑取可疑菌落进行微生物学鉴定，必要时做药敏或分子生物学分型。
注意事项	①消毒液染菌量结果应≤100cfu/mL，不得检出致病菌。 ②必须选择含相应中和剂的稀释液进行采样，稀释液与消毒液作用时间不少于10min。 ③倾注时琼脂温度保持在45℃~48℃，温度过高可致细菌死亡，过低则影响倾注效果。 ④含碘消毒剂目前无浓度检测试纸（卡），不能常规检测。

2. 内镜消毒效果监测

类别	内容
适用范围	①评价内镜清洗消毒的效果。 ②当怀疑医院感染与内镜诊疗操作相关时。
采样方法	①用物准备：采样箱、无菌注射器、无菌采样瓶、含有中和剂的洗脱液、采样记录单、清洁手套、外科口罩、帽子。 ②规范填写采样单上相关信息。 ③规范着装，洗手或卫生手消毒。 ④戴手套，将消毒后的内镜垂直提起，操作部在上端。 ⑤用无菌注射器抽吸50mL含有相应中和剂的洗脱液从待检内镜活检口注入。 ⑥另一人员用无菌采样瓶在内镜先端处全量收集采样液。 ⑦拧紧采样瓶口，放在采样箱内，密闭。 ⑧及时送检。
检测方法	将洗脱液充分混匀，取洗脱液1.0mL接种平皿，将冷却至40℃~45℃的熔化营养琼脂培养基每皿倾注15~20mL，36℃±1℃恒温箱培养48h，计数菌落数（cfu/件）。将剩余洗脱液在无菌条件下采用滤膜（0.45μm）过滤浓缩，将滤膜接种于凝固的营养琼脂平板上（注意不要产生气泡），置36℃±1℃温箱培养48h，计数菌落数。
计算方法及结果判断	①当滤膜法不可计数时：菌落总数（cfu/件）=m（cfu/平板）×50。 式中：m为两平行平板的平均菌落数。 ②当滤膜法可计数时：菌落总数（cfu/件）=m（cfu/平板）+mf（cfu/滤膜）。 式中：m为两平行平板的平均菌落数；mf为滤膜上菌落数。 ③消毒合格标准：≤20cfu/件。但若检出肠杆菌、肠球菌、铜绿假单胞菌和其他非发酵革兰阴性杆菌、葡萄球菌属，应考虑消毒不合格。
注意事项	①消毒内镜应每季度进行生物学监测，监测采用轮换抽检的方式，每次按25%的比例抽检。内镜数量≤5条的，应每次全部监测；5条以上的，每次监测数量应不低于5条。 ②当怀疑医院感染与内镜诊疗操作相关时，应进行致病性微生物检测。

3. 医疗用品的监测

医院医疗用品的监测，包括一次性医疗用品、一次性卫生用品和消毒灭菌处理后的其他物品。

一次性使用卫生用品：指使用一次后即丢弃的，与人体接触为人体生理卫生或卫生保健目的而使用的各种日常用品，如薄膜（或乳胶）手套、餐巾、纸巾、口罩、妇女经期卫生用品、床布等排泄物卫生用品、避孕工具等。

消毒的一次性使用医疗用品：指接触皮肤黏膜、无毒害、检验合格、出厂前必须经过消毒处理，可直接使用的用品。

灭菌的一次性使用医疗用品：指进入人体组织无菌、无热源、无溶血反应和无异常毒性、检验合格、出厂前必须经过灭菌处理的可直接使用的用品。

项目		内容
采样时间		在消毒或灭菌处理后存放至有效期内采样。不推荐医院常规开展灭菌物品的无菌检查，当流行病学调查怀疑医院事件与无菌物品有关时，进行相应物品的无菌检查。
监测方法	灭菌医疗器材的监测方法	①可用破坏性方法取样的灭菌医疗器材，如一次性输液（血）器、注射器和注射针等参照《中华人民共和国药典》和《无菌检查法》进行。 ②对不能用破坏性方法取样的医疗器材，应在 100 级洁净实验室，用浸有无菌生理盐水采样液的棉拭子在被检物体表面涂擦，采样取全部表面或不少于 $100cm^2$，然后将除去手接触部分的棉拭子进行无菌检查。 ③牙科手机在 100 级洁净实验室，将每支手机分别置于含 20~25mL 采样液的无菌的大试管（内径 25mm）中，液面高度应大于 4.0cm，于旋涡混合器上洗涤振荡 30s 以上，取洗脱液进行无菌检查。
	消毒医疗器材的监测方法	①可整件放入无菌试管的消毒医疗器材，用洗脱液浸没后振荡 30s 以上，取洗脱液 1.0mL 接种平皿，将冷却至 40℃ ~45℃的熔化营养琼脂培养基每皿倾注 15~20mL，36℃ ±1℃恒温箱培养 48h，计数菌落数（cfu/ 件），必要时分离致病性微生物。 ②可用破坏性方法取样的医疗器材，在 100 级超净工作台称取 1~10g 样品，放入装有 10mL 采样液的无菌的试管中进行洗脱，取洗脱液 1.0mL，接种平皿，计数菌落数（cfu/ 件），必要时分离致病性微生物。 ③对不能用破坏性方法取样的医疗器材，在 100 级超净工作台，用浸有无菌生理盐水采样液的棉拭子在被检物体表面涂抹采样，被采面积 $<100cm^2$，取全部表面；≥ $100cm^2$，取 $100cm^2$，然后将除去手接触部分的棉拭子进行洗脱，取洗脱液 1.0mL 接种平皿，将冷却至 40℃ ~45℃的熔化营养琼脂培养基每皿倾注 15~20mL，36℃ ±1℃恒温箱培养 48h，计数菌落数（cfu/ 件），必要时分离致病性微生物。 ④一次性使用医疗用品按照《医院消毒技术规范》第二部分消毒产品检验技术规范进行监测。
注意事项		①送检时间不得 >6h，若样品保存于 0℃ ~4℃，则不得 >24h。 ②被采样本表面积 $<100cm^2$，取全部表面；被采样本表面积 $>100cm^2$，取 $100cm^2$。 ③若消毒因子为化学消毒剂，采样液中应加入相应中和剂。

八、医务人员职业暴露的监测

1.呼吸道职业暴露后的处置流程

1.1　呼吸道暴露

缺乏呼吸道防护措施、呼吸道防护措施损坏时（如口罩松动、脱落等），使用无效呼吸道防护措施（如使用不符合规范要求的口罩）与新冠肺炎确诊患者密切接触；被新型冠状病毒污染的手接触口鼻等。

1.2 处置流程

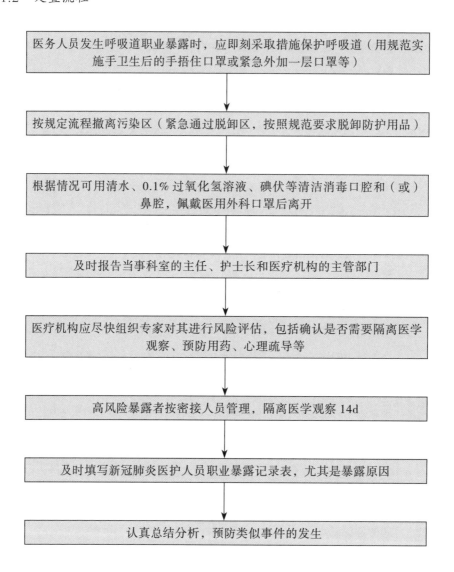

2. 血源性病原体职业暴露应急处置流程

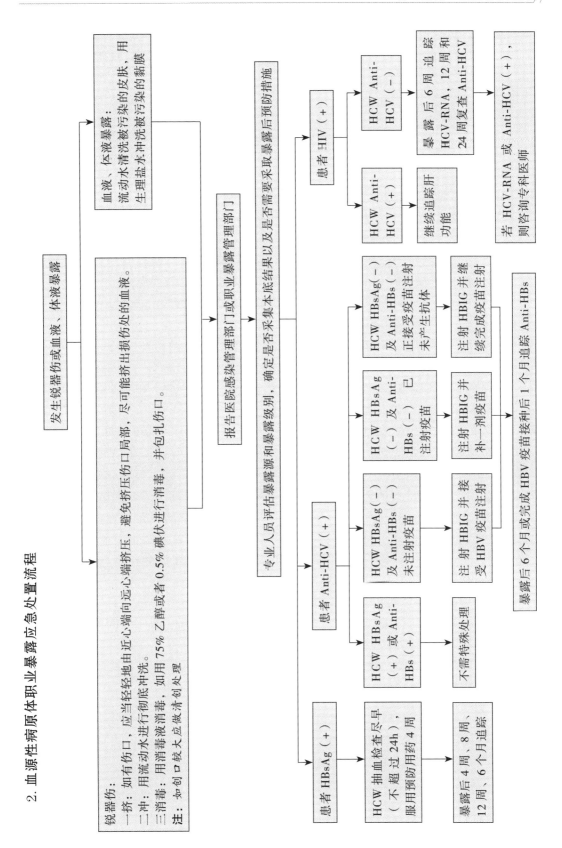

注：HCW=医务工作者；HBIG=乙肝免疫球蛋白；TP=梅毒螺旋体；TRUST=甲苯胺红不加热血清试验。患者仅 TP 阳性应做 TRUST，若 TRUST 阴性不需处理，TP 和 TRUST 同时阳性可考虑注射长效青霉素，并在接触 3 个月后追踪 TP，污染源不明视同阳性处理。

参考文献

1. 任南. 实用医院感染监测方法学 [M]. 长沙：湖南科学技术出版社，2012：164-178.

2. 胡必杰. 医院感染预防与控制标准操作规范（参考版）[M]. 上海：上海科学技术出版社，2010：182-188.

3. 胡必杰. 医院感染预防与控制标准操作规范 [M]. 2 版. 上海：上海科学技术出版社，2019：88-95.

4. 李六亿. 医院感染管理学 [M]. 北京：北京大学医学出版社，2010：28-40.

5. 中华人民共和国卫生部. 医院感染监测规范：WS/T312-2009[S]. 医院感染管理文件汇编（1986—2015）[G]. 北京：人民卫生出版社，2015：238-254.

6. 宗志勇. 医院感染防控手册 [M]. 成都：四川大学出版社，2021：42-86.

7. 中华人民共和国国家卫生和计划生育委员会. 医院消毒供应中心第 3 部分——清洗消毒及灭菌效果监测标准：WS 310.3-2016[S]. 医院感染管理文件汇编（2015—2021）[G]. 北京：中国质量标准出版传媒有限公司，2021：1291-1303.

8. 国家卫生计生委办公厅. 关于印发麻醉等 6 个专业质控指标（2015 年版）的通知：医院感染管理控制指标（2015 版）[EB/OL].（2015-03-31）[2023-06-10]. http：//www.nhc.gov.cn/ewebeditor/uploadfile/2015/04/20150415094217171.pdf.

9. 中华人民共和国住房和城乡建设部. 关于发布国家标准《医院洁净手术部建筑技术规范》[EB/OL].（2013-11-29）[2023-06-11].https：//www.mohurd.gov.cn/gongkai/zhengce/zhengcefilelib/201312/20131211_224896.html.

10. 国家卫生部. 关于转发卫生部《2011 年全国抗菌药物临床应用专项整治活动方案》的通知 [EB/OL].（2011-04-29）[2023-06-05].http：//www.rzph.com/topic-show-5581.html

11. 国务院应对新型冠状病毒肺炎疫情联防联控机制综合组. 新型冠状病毒感染预防与控制技术指南（第三版）[EB/OL].（2021-09-08）[2023-06-10].http：//www.nhc.gov.cn/ yzygj/s7659/202109/c4082ed2db674c6eb369dd0ca58e6d30.shtml.

12. 卫生部办公厅. 关于抗菌药物临床应用管理有关问题的通知（卫办医政发 [2009]38 号）医院感染管理文件汇编（1986—2015）[G]. 北京：人民卫生出版社，2015：429-431.

第六部分

多重耐药菌管理

多重耐药菌感染是威胁人类健康的全球性问题，严重影响着患者健康和医疗安全。医院是多重耐药菌定植及感染的高发地，主要有以下三个原因：第一，在治疗危重症患者时，医院常常采用高效能的抗菌药物，而这种"抗菌药物压力"容易导致抗菌药物附加损害，筛选出耐药菌或促使病原体产生获得性耐药；第二，住院患者往往有严重的基础疾病和免疫功能低下，是发生细菌定植或是感染的高危因素；第三，医院还是一个容易发生耐药病原微生物相互传播的场所，如患者之间的交叉感染、接触污染环境、共用设备或通过医护人员等传播。多重耐药菌感染防控是医院感染管理工作中重要的工作任务之一，多重耐药菌感控措施是否能落实到位也是反映医院感染管理工作质量的一项重要指标。2011 年开始，全球遏制耐药战役全面启动："今天不采取行动，明天将无药可用。"2022 年遏制细菌耐药国家行动计划（2022—2025 年）提出加强医疗机构内感染预防与控制，提高专业人员防控能力，完善监测评价体系，加强微生物耐药防控的科技研发。

一、重点监控的五类多重耐药菌名称和判断标准

1. 多重耐药菌概念

通常是指病原体在治疗过程中对常规使用的关键药物的敏感性丧失。基于药物治疗疗效的优越性或副作用低等因素，关键药物可以是治疗某特定微生物的某种一线抗菌药物（如苯唑西林用于金黄色葡萄球菌的治疗），也可以是对多种抗菌药物不敏感起标志性的某种物质 [如肺炎克雷伯菌对头孢类抗菌药物耐药提示其产生超广谱 β - 内酰胺酶（ESBL）]。抗菌药物耐药表型通常使用培养技术界定，通过测定微生物在含特定抗菌药物浓度的培养基中的生长能力来判定；另外也可以使用基因检测手段，采用分子技术如聚合酶链反应（PCR）直接检测耐药基因的存在（如 *mecA* 基因引起的金黄色葡萄球菌对甲氧西林的耐药性）。每种方法各有其优缺点，在实践中，可根据临床具体情况决定所采用的方法，表型和基因型的检测可选择其中一种或两种方法一起使用。目前多重耐药菌暂行标准定义在国际专家建议中界定了以下定义：

分类	定义
多重耐药细菌 （multi-drug resistant bacteria，MDR）	对所选用的抗菌药物中 3 类或 3 类以上（每类中 1 种或 1 种以上）抗菌药物不敏感。
广泛耐药细菌 （extremely-drug resistance bacteria，XDR）	是指细菌对所选用的抗菌药物中的 1~2 类敏感，除此之外的所有其他抗菌药物种类（每类中至少 1 种）不敏感。
泛耐药细菌 （Pan-drug resistant bacteria，PDR）	指细菌对所有大类的常用抗菌药物全部耐药，革兰阴性杆菌对多黏菌素和替加环素在内的全部抗菌药物耐药；革兰阳性球菌对包括糖肽类和利奈唑胺在内的全部抗菌药物耐药。

2. 五类多耐菌名称和判断标准

分类	定义	判断标准
耐甲氧西林金黄色葡萄球菌（MRSA）	是指表达 mecA、mecC 或具有其他甲氧西林（苯唑西林）耐药机制如青霉素结合蛋白与苯唑西林的亲和力发生改变（修饰金黄色葡萄球菌）的金黄色葡萄球菌。	菌落表型显示金黄色葡萄球菌对甲氧西林、苯唑西林或者头孢西丁中任一种耐药（R），或者基因型 PBP2a、mecA 及其他目标片段等检测任一种阳性，均可判定为 MRSA，具有广谱耐药性，除头孢罗膦外，对目前所有 β-内酰胺类药物耐药。
耐万古霉素肠球菌（VRE）	是指对万古霉素等糖肽类抗菌药物耐药的肠球菌。	菌落表型显示肠球菌对万古霉素耐药或者靶基因 vanA 和（或）vanB 检测阳性均可判定为 VRE。vanA 和 vanB 最常见，肠球菌对头孢菌素类、部分氟喹诺酮类、氨基糖苷类等天然耐药，还常对青霉素类、大环内酯类和（或）四环素类高水平耐药，呈现多重耐药。
产超广谱 β-内酰胺酶（ESBL）细菌和耐碳青霉烯类肠杆菌目细菌（CRE）	产 ESBL 细菌：多见于肠杆菌科，可以水解青霉素类、头孢菌素类（包括三代和四代）和氨曲南，常见产超广谱 β-内酰胺酶大肠埃希菌、产超广谱 β-内酰胺酶肺炎克雷伯菌、产超广谱 β-内酰胺酶奇异变形杆菌。	表型试验包括初筛试验和确证试验，初筛试验是指头孢泊肟、头孢他啶、氨曲南、头孢噻肟、头孢曲松中任一种耐药（R），并确证 ESBL 试验"+"，即可判定为产 ESBL 菌株，或者通过靶基因 ESBL、CTX-M、SHV 或 TEM 检测，与表型试验综合判定。产 ESBL 菌株应报告其对拉氧头孢、头孢尼西、头孢孟多和头孢哌酮耐药。
	CRE：对碳青霉烯类抗菌药物耐药的肠杆菌目细菌，常见耐碳青霉烯类大肠埃希菌（CREC）和耐碳青霉烯类肺炎克雷伯菌（CRKP）等。	菌落表型观察对碳青霉烯类中美罗培南、亚胺培南、多立培南、厄他培南中任一种耐药，进行 CarbaNP、mCIM、mCIM 联合 eCIM 及其他补充试验，碳青霉烯酶"+"或者基因型 KPC、OXA-48 型、VIM、NDM 或 IMP 检出任一碳青霉烯酶基因阳性，做出表型和基因型综合判断，肠杆菌目细菌可通过 A 类、B 类和 D 类碳青霉烯酶对碳青霉烯类抗菌药物均耐药，并且对一种或多种三代头孢菌素耐药。

分类	定义	判断标准
多重耐药鲍曼不动杆菌（MDR AB）和泛耐药鲍曼不动杆菌（PDR-AB）	不动杆菌属：是专性需氧的非发酵革兰阴性杆菌或球杆菌，广泛分布于自然界，不动杆菌属现包含31个菌种，其中临床最常见的是鲍曼不动杆菌，已经成为医院感染的最常见的病原体之一。不动杆菌可以通过多种耐药机制介导抗菌药物耐药，往往形成泛耐药菌株。	①头孢菌素类（头孢他啶、头孢噻肟、头孢吡肟）②碳青霉烯类（亚胺培南、美罗培南、厄他培南或多利培南）③氟喹诺酮类（左氧氟沙星、环丙沙星）④氨基糖苷类（妥布霉素、庆大霉素、阿米卡星）⑤加酶抑制剂（哌拉西林－他唑巴坦、氨苄西林－舒巴坦）⑥多黏菌素⑦替加环素 以上除多黏菌素和替加环素外，①～⑤类中≥3类耐药的细菌为多重耐药鲍曼不动杆菌（MDR-AB）；以上①～⑦类全耐药的为PDR-AB。
多重耐药铜绿假单胞菌（MDR-PA）和泛耐药铜绿假单胞菌（PDR-PA）	是专性需氧的非发酵革兰阴性杆菌，为假单胞菌属的代表菌种，该菌是人类的条件致病菌，在医院内广泛定植于潮湿环境、物品表面、各类导管、开放的气道、患者及医务人员皮肤，并可污染各类液体甚至消毒液，常导致医院感染，并易于在医院内传播。铜绿假单胞菌常对多种抗菌药物天然耐药，并且易于获得外源性耐药基因导致对其他抗菌药物耐药，往往多种耐药机制并存，成为多重耐药铜绿假单胞菌（MDR-PA）或泛耐药铜绿假单胞菌（PDR-PA）。	①头孢菌素类（头孢他啶、头孢吡肟）②碳氢酶烯类（亚胺培南、美罗培南、厄他培南或多利培南）③氟喹诺酮类（左氧氟沙星、环丙沙星）④氨基糖苷类（妥布霉素、庆大霉素、阿米卡星）⑤加酶抑制剂（哌拉西林－他唑巴坦、头孢他啶－阿维巴坦）⑥多黏菌素 以上除多黏菌素外，①～⑤类中≥3类耐药的细菌为MDR-PA；以上①～⑥类全耐药的为PDR-PA。

3. 监测指标

3.1 多重耐药菌检出率

公式：多重耐药菌检出率＝住院患者中检出特定多重耐药菌的例次数／同期住院患者中检出特定细菌的例次数 ×100%

定义：多重耐药菌检出菌株数与同期该病原体检出菌株总数的比例，每种多重耐药菌分别计算。

3.2 多重耐药菌感染发现率

公式：多重耐药菌感染发生率＝住院患者中检出导致医院感染的特定多重耐药细菌的人数／同期住院患者人数 ×100%

定义：住院患者发生多重耐药菌医院感染的发病频率，每种多重耐药菌分别计算。

二、微生物标本采集与输送的标准操作流程

1. 血培养

项目	内容
采血指征	可疑感染患者出现以下 1 项或多项指征时，应及时采集血培养： ①体温 >38℃或 <36℃。 ②寒战。 ③外周白细胞计数增多（计数 >10.0×10⁹/L，特别有"核左移"时）或减少（<4.0×10⁹/L）。 ④呼吸频率 >20/min 或动脉血二氧化碳分压（$PaCO_2$）<32mmHg。 ⑤心率 >90/min。 ⑥皮肤黏膜出血。 ⑦昏迷。 ⑧多器官功能障碍。 ⑨血压降低。 ⑩炎症反应参数，如 C 反应蛋白（CRP）、降钙素原（PCT）、1,3-β-D 葡聚糖（G 试验）升高。
采血时间	寒战或发热初起时采集。抗菌药物应用之前采集最佳。
采集套数	成人每次应采集 2~3 套，每套从不同穿刺点进行采集，2~5d 内无须重复采集。如怀疑感染性心内膜炎，应重复采集多套。儿童通常仅采集需氧瓶。有以下高危因素时应考虑厌氧瓶培养：其母产褥期患腹膜炎，或慢性口腔炎或鼻窦炎、蜂窝组织炎、有腹腔感染的症状和体征、咬伤、接受类固醇治疗的粒细胞缺乏患儿。考虑肺炎链球菌菌血症时，宜同时做脑脊液培养。
采血量	成人每瓶采血量 8~10mL，或按照说明书采集；婴幼儿及儿童采血量不应超过患者总血量的 1%，具体采血量参考说明书。若采血量充足，注射器的血液先注入厌氧瓶，后注入需氧瓶，蝶形针采集的血液反之。若采血量不足，优先注入需氧瓶。
采集方法	①采集静脉血：仅在评估导管相关性血流感染时采集导管血。血培养宜单独采血，与其他检测项目同时采血，应先接种血培养瓶，以避免污染。 ②采集前做好手卫生，静脉穿刺点选定后，去除血培养瓶的塑料瓶帽，切勿打开金属封口环和胶塞，使用 75% 乙醇或 70% 异丙醇消毒，自然干燥 60s。注意采集血前检查血培养瓶是否完好无损、是否过期。 ③在穿刺前或穿刺期间，为防止静脉滑动，应戴无菌乳胶手套固定静脉。 ④穿刺点皮肤消毒： 一步法：0.5% 葡萄糖酸洗必泰作用 30s（不适用于 2 个月以内的新生儿），或 70% 异丙醇消毒后自然干燥（适用于 2 个月以内的新生儿）。穿刺点消毒后不可再触碰。 三步法：第一步，75% 乙醇擦拭静脉穿刺部位，待干 30s 以上；第二步，1%~2% 碘酊作用 30s 或 1% 碘伏作用 60s，从穿刺点向外画圈消毒，消毒区域直径达 3cm 以上；第三步，75% 乙醇擦拭碘酊或碘伏消毒过的区域进行脱碘。 对碘过敏的患者，在第一步基础上再用 75% 乙醇消毒 60s 待乙醇挥发干燥后采血。 注：其他消毒剂需要进行消毒能力和适用性验证后才可使用。 ⑤用注射器无菌穿刺取血后，勿换针头（如行第二次穿刺，则应换针头），直接注入血培养瓶，不应将抗凝血注入血培养瓶。 ⑥血液接种到培养瓶后，轻轻颠倒混匀以防血液凝固。 ⑦完成工作后洗手。 ⑧污染率评估：实验室应定期对血培养污染率进行评估，污染率应控制在 3% 以下。

项目	内容
标本运送	血培养瓶应在 2h 之内送至实验室孵育或上机；如不能及时送检，应将血培养瓶置于室温下，切勿冷藏或冷冻；应采用密闭的塑料袋和硬质防漏的容器运送标本，若运送到参考实验室，应使用符合生物安全规定的包装。

2. 下呼吸道标本

项目	内容
咯痰	适用于肺部感染患者，特别是重症监护室（ICU）及住院的社区获得性肺炎（CAP）、慢性阻塞性肺疾病急性加重（AECOPD）、肺脓肿（咳出的痰非最适合标本）、可疑细菌性病原体引起的肺部感染患者。咳痰前患者用无菌生理盐水漱口，指导患者咳出深部痰，勿留取唾液和鼻腔分泌物。
气管吸出物	仅当行气管插管的患者出现肺炎症状时（如发热或浸润）可采集气管吸出物，从气管中吸痰，用无菌容器留取标本送检。 注：气管在插管 24h 后既有定植菌，若未有肺部感染指征时送检气管吸出物，可导致结果与疾病不符。
气管镜下标本	气管镜可采集到感染部位高质量的标本，包括支气管肺泡灌洗液（bronchoalceolar lavage，BAL）、支气管灌洗液标本（bronchial washings，BW）、保护毛刷标本（Protected specimen brush，PSB）及支气管穿刺活检标本，均应由呼吸科医师或经培训医师采集；为了防止污染，应采用吸入麻醉剂，勿从工作腔中吸取灌洗液标本；标本采集顺序为 BW、BAL、PSB 和活检标本，活检标本应避免带血。 ①支气管肺泡灌洗液：利用纤维支气管镜向小支气管和肺泡中注入无菌生理盐水灌洗，在 40~80mL 回收灌洗液中包含约 1mL 支气管末梢和肺泡中的分泌物；弃去前段可能污染的部分，收集其余部分立即送检。 ②保护毛刷标本：将纤维支气管镜插入亚段支气管可疑感染部位，经支气管镜刷检孔推出双层套管中的毛刷（远端填聚乙二醇），刷取脓性分泌物，采样后将毛刷回收入双层套管并退出纤维支气管镜，用无菌剪刀剪断毛刷，置于含 1mL 生理盐水的无菌容器中（仅供需氧培养），快速送检。
标本运送	用无菌防漏容器收集标本，贴好标本信息（条码），应在 2h 内（室温）送至微生物实验室。若延迟送检，将导致非苛养的口咽定植过度生长，有临床意义的病原菌数量相对减少。为防止口咽部正常菌群的过度生长，可将标本放置 2℃~8℃环境（2~4h），但培养分离到肺炎链球菌等苛养菌的机会和数量会减少。故若标本延迟送检，应在报告中予以说明，并指出可能对培养结果造成的影响。
筛选并拒收的标本	①24h 内重复采集的痰细菌培养标本。 ②唾液。 ③鼻冲洗液和分泌物、鼻孔拭子。 ④咽部标本。 ⑤未经保护套管收集的支气管刷培养标本。 ⑥痰的厌氧菌培养标本。 ⑦诱导痰。
注意事项	①除支气管穿刺吸出物、PSB 采集的分泌物经双层套管保护行床边接种（厌氧培养）、活检标本、胸腔积液或其他未经污染的标本以外，其他的标本均不适合做厌氧培养。 ②诱导痰标本只适用于检测卡氏肺孢子菌和结核分枝杆菌，对其他病原菌检出效果差。

3. 尿液标本

项目	内容
采集指征	①有典型的尿道刺激症状。 ②肉眼脓尿或血尿。 ③尿常规检查表现为白细胞或亚硝酸盐阳性。 ④不明原因的发热，无其他局部症状。 ⑤留置导尿管时间超过48h的患者出现发热。 ⑥膀胱排空功能受损。 ⑦泌尿系统疾病手术前。
采集方法	标本采集应力争在未使用抗菌药物之前，注意避免消毒剂污染标本。 ①清洁中段尿：最好留取早晨清洁中段尿标本，嘱咐患者睡前少饮水，清晨起床后到医院，由专业人员指导采集中段尿标本，尿标本消毒采集程序：收集标本前患者应先用肥皂洗手或消毒湿巾擦手。 a.女性中段尿的采集方法：用肥皂水完全清洗尿道区域，用无菌纱布擦干；用手指分开阴唇；排出前段尿后，不终止排尿，采集中段尿10~20mL于无菌容器内。 b.男性中段尿的采集方法：用肥皂水清洗阴茎头，用无菌纱布擦干；回缩包皮，排出前段尿后，不终止排尿，采集中段尿10~20mL于无菌容器内。 ②耻骨上膀胱穿刺：由医务人员采用无菌技术进行耻骨上穿刺，直接从膀胱抽取尿标本，主要用于厌氧菌培养或留取标本困难的婴儿、脊柱损伤患者的尿液采集，使用无菌注射器直接从耻骨上经皮肤消毒穿入膀胱吸取尿液。 ③直接导尿：按导尿消毒程序消毒后，用导尿管直接经尿道插入膀胱，获取尿液。 ④留置导尿管收集尿液：利用留置管采集标本时，应先夹住导尿管1~2h后，以75%乙醇消毒导尿管外部，按无菌操作方法用注射器穿刺导尿管吸取尿液。注意不能从尿液收集袋中采集尿液。
标本运送	用无菌带螺旋盖防漏容器收集标本，贴好标本信息（条码），拧紧瓶盖，及时送检，室温保存下不得超过2h，否则应置于4℃冰箱保存，保存时间不得超过24h。
注意事项	直接导尿可能导致尿道细菌进入膀胱，增加医源性感染的危险。

4. 粪便样本

项目	内容
采集指征	当腹泻患者出现以下任何1种情况时建议采集粪便标本，进行细菌培养： ①粪便涂片镜检白细胞>5个/HP。 ②体温>38.5℃。 ③重症腹泻。 ④血便或便中有脓液。 ⑤未经抗菌药物治疗的持续性腹泻患者。 ⑥来自肠道传染病疫区的患者。
采集方法	尽可能在发病早期和使用抗菌药物之前采集。在不同的时间采集2~3个标本可以提高致病菌的分离率。 ①自然排便采集标本时，患者在清洁便盆内排便，用棉拭子挑取大便中脓血、黏液、组织碎片部分的粪便2~3g。水样便则吸取絮状物，一般取2~3mL，直接装入运送培养基中送检。

项目	内容
采集方法	②直肠拭子采集粪便标本：先以肥皂和水将肛门周围洗净，然后用经无菌盐水湿润的棉拭子插入肛门内 2~3cm，与直肠黏膜表面接触，轻轻旋转 2~3 次，将棉拭子取出置于运送培养中送检。
标本运送	粪便标本装于无菌加盖螺旋广口塑料杯；直肠拭子置于 Cary-Blair 运送培养基。贴好标本信息（条码），标本采集后，拧紧瓶盖、防止泄漏或容器外部残留物，1h 内送检，根据目标菌选择合适的培养基，建议床边接种。高度怀疑霍乱弧菌感染的标本运送必须符合相应的生物安全防护要求。
注意事项	①注意所挑取的大便不应接触其他部位，如便盆。粪便标本中不可混入尿液及其他异物。 ②住院超过 3d 或入院诊断不是胃肠炎的患者，应考虑抗菌药物相关腹泻的检测，一般不做常规粪便培养。 ③除婴儿和有活动性腹泻症状的患者外不推荐用拭子做常规病原检测。 ④有腹部痉挛的患者在发病 6h 内采集到的血便或水样便的效果最好。 ⑤疑似致病性大肠埃希菌、气单胞菌、邻单胞菌、弧菌、小肠结肠炎耶尔森菌等感染的患者，需要培养时，须另外提出申请。

5. 皮肤组织及伤口标本

项目	内容
采集指征	浅表或者深部皮肤软组织出现急性化脓性炎症、脓肿、创伤等。
采集方法	在使用抗菌药物之前采集。 ①开放式脓肿：用无菌盐水或 70% 乙醇拭去表面渗出物及坏死组织，尽可能抽吸或将拭子深入伤口，紧贴伤口的基底部或脓肿壁取样。 ②封闭式脓肿：消毒后，用无菌注射器穿刺，抽取脓液，注射器密封后送检；或注入培养瓶，建议厌氧培养。
标本运送	将采集拭子放置无菌封闭容器，需加少量无菌盐水保湿，对于厌氧培养也可床前直接接种厌氧培养瓶，容器贴好标本信息（条码），拧紧盖帽，防止泄漏或容器外部留有残留物。常温 1h 内送检。
注意事项	①组织或液体优于拭子标本，如必须用拭子，采集 2 份（1 份培养，1 份做革兰染色），从脓肿底部或脓肿壁取样结果较好。 ②送检组织的量尽可能多，不要送表面简单摩擦的拭子。组织标本不能添加固定剂。

6. 脑脊液标本

项目	内容
采集指征	不明原因引起的头痛、脑膜刺激征象、颈部僵直、脑神经病理征象、发热、体温过低、易受刺激等临床症状。此外，实验室检查脑脊液白细胞增加，蛋白质增加且葡萄糖减少等。
采集方法	怀疑中枢神经系统感染时，应立即采集标本，最好在抗菌药物使用之前。 按腰椎穿刺操作规程，采集约 3~5mL 脑脊液于 3 支无菌试管中，每支试管至少 1~2mL，如进行抗酸染色，至少 2mL。即将第 2 管（或第 1 管）送至实验室（建议床边直接接种，包括需氧瓶和厌氧瓶进行增菌培养），做脑脊液培养时，建议同时做血培养。

项目	内容
标本运送	无菌加盖螺口试管，容器贴好标本信息（条码），采集后立即加盖，防止泄漏。常温立即送检，实验室收到标本后应立即接种，脑脊液标本送检的最佳时间为 15min 内，如果送检时间超过 1h，则会影响结果，须向上级汇报，联系临床医生说明情况，并在培养报告单上备注。
注意事项	某些细菌具有自溶酶，放置时间过长易自溶死亡，因此，标本应立即送检，并且保温 25℃ ~37℃（禁止放冰箱，因脑膜炎奈瑟菌遇冷易死亡）。

三、微生物培养报告的解读

微生物培养检验报告单的正确解读，对临床合理使用抗菌药物和多重耐药菌监管起到重要的作用，送检标本经过规范培养，会得到培养阳性或培养阴性的报告单。

1. 阴性结果

对于阴性报告单，因取材部位不同会有不同的专业术语。

·呼吸道及一些非无菌部位取材培养阴性结果报告"无致病菌生长"，如痰培养、咽拭子培养等。

·对无菌部位取材标本培养阴性结果报告"无细菌生长"，如血培养、脑脊液培养等。

·对标明培养目的报告，如厌氧菌培养阴性报告"无厌氧菌生长"、真菌培养阴性报告"无真菌生长"等。

·大便培养阴性报告根据培养目标菌，报告"无沙门、无志贺、无金黄色葡萄球菌、无真菌生长及无厌氧梭状芽孢杆菌生长等"。

2. 阳性结果

对培养阳性报告单，会报菌名和药敏结果，当然首先需排除定植或污染菌，对于血培养和脑脊液培养阳性结果常列为"危急值"管理，实行三级报告制度。

微生物培养出阳性结果对临床很重要，未鉴定出细菌报阴性结果在某种情况下也是有意义的。微生物阳性报告单内容分两部分，第一部分基本信息：包括患者和实验室信息，其中标本种类、送检目的以及标本唯一标识是出具准确报告单的前提，尤其是分泌物标本请临床医生注明取材部位，利于实验室对结果正确判断。第二部分实验结果：包括鉴定结果、检验描述、药敏结果、专家评语。此部分为微生物培养报告解读的关键部分。还需提示一点，多重耐药菌检出的报告单，院感一般要求实验室加盖"多重耐药菌株"警示。作为初学感控的医生或护士，除通过报告单上的"多重耐药"盖章提醒外，也可通过细菌名称、药敏结果和专家评语，判读多重耐药菌报告单。

2.1　微生物培养报告解读

分类		内容
鉴定结果	报告细菌名称	细菌菌名或菌名英文缩写，均提示是否为多重耐药菌，最常见的多重耐药菌有：耐甲氧西林金黄色葡萄球菌（MRSA）、耐甲氧西林表皮葡萄球菌（MRSE）、耐甲氧西林凝固酶阴性的葡萄球菌（MRCNS）、耐万古霉素金黄色葡萄球菌（VRSA）、耐万古霉素肠球菌（VRE）、高水平氨基糖苷类耐药肠球菌（HLAR）、产超广谱 β - 内酰胺酶（ESBL）大肠埃希菌、产超广谱 β - 内酰胺酶（ESBL）肺炎克雷伯菌、多重耐药鲍曼不动杆菌（MDR-AB）和泛耐药鲍曼不动杆菌（PDR-AB）及耐碳青霉烯类鲍曼不动杆菌（CRAB）、多重耐药铜绿假单胞菌（MDR-PA）和泛耐药铜绿假单胞菌（PDR-PA）及耐碳青霉烯类铜绿假单胞菌（CRPA）、耐碳青霉烯类大肠埃希菌（CREC）和耐碳青霉烯类肺炎克雷伯菌（CRKP）以及耐青霉素肺炎链球菌（PRSP）。
	菌落计数	帮助疾病诊治和疗效判断，一般尿液、痰、肺泡灌洗液（BAL）、导管等均需汇报菌量。例如痰培养菌落半定量结果用极少量、少量、中量、大量或 1+、2+、3+、4+ 表示；尿液定量培养，菌落计数单位为 cfu/mL，菌落计数结果需要结合取材方式、性别、临床诊断、尿常规结果综合分析判断；BAL 定量培养，菌落计数单位为 cfu/mL，有临床意义菌落数量 >10^4cfu/mL。
检验描述		对标本革兰染色镜下描述，例如：痰标本涂片镜下观察白细胞和上皮细胞数量、白细胞吞噬情况及镜下细菌种类数，判断痰标本是否合格；血培养阳性报警时间；细菌涂片镜下结果，如同时培养出两种菌，提示临床综合分析结果等。
药敏结果		包括抗菌药物名称、试验方法、单位、敏感度、判读标准（全程药敏折点）、抗生素分组、抗生素分类及抗生素分级，以及常规抗菌药物分组（A 组、B 组、C 组、O 组及 inv 组），分组意义见报告单"说明"，药敏结果需要看药物敏感度（敏感 -S、中度 -I、耐药 -R、剂量依赖敏感 -SDD），且在敏感抗菌药物名称前有"◆"提示，药物所属大类中有三类或三类以上抗菌药物同时呈现耐药的细菌，可判读为多重耐药菌报告单。
专家评语		细菌的天然耐药提示，部分药物局限性，需要联合使用或局部使用的说明，剂量依赖性药物的提示、个别药物折点选择依据及细菌耐药表型和基因型结果综合分析。

2.2　微生物培养报告单样表

*************** 医院 微生物检验报告单		多 重 耐 药 菌 株 请 隔 离	
姓名：***	年龄：** 岁	送检医师：***	标本编号：*****
性别：*	病房床号：**	送检科室：****	送检标本：伤口分泌物
门诊 / 住院号：******		检验目的：一般细菌培养鉴定 + 药敏	
临床诊断：*********			
鉴定结果：**金黄色葡萄球菌（MRSA），大量**			

检验描述：涂片革兰染色检见少量白细胞，少量 G+ 球菌，请结合临床综合判断结果。

抗菌药物	KB（mm） MIC（μg/mL）	敏感度	判读标准	抗生素分组	抗生素分类 抗生素分级
◆四环素	≤ 0.5	敏感	S ≤ 4 R ≥ 16	B	四环素类
◆替加环素	≤ 0.25	敏感	S ≤ 0.5	/	四环素类
◆头孢洛林	≤ 0.5	敏感	S ≤ 1 R ≥ 8	B	头孢类
青霉素	> 1	耐药	S ≤ 0.12 R ≥ 0.25	A	青霉素类
苯唑西林	> 4	耐药	S ≤ 2 R ≥ 4	A	青霉素类
◆达托霉素	≤ 1	敏感	S ≤ 1	B	脂肽类
◆复方新诺明	≤ 0.5	敏感	S ≤ 40 R ≥ 80	A	叶酸途径拮抗剂
◆替考拉宁	≤ 1	敏感	S ≤ 8 R ≥ 32	B	糖肽类
◆万古霉素	1	敏感	S ≤ 2 R ≥ 16	B	糖肽类
◆克林霉素	≤ 0.25	敏感	S ≤ 0.5 R ≥ 4	A	林可酰胺类
◆红霉素	0.5	敏感	S ≤ 0.5 R ≥ 8	A	大环内酯类
◆氯霉素	4	敏感	S ≤ 8 R ≥ 32	C	苯丙醇类
◆利奈唑胺	2	敏感	S ≤ 4 R ≥ 8	B	噁唑烷酮类
◆环丙沙星	≤ 0.5	敏感	S ≤ 1 R ≥ 4	C	氟喹诺酮类
◆左氧氟沙星	≤ 1	敏感	S ≤ 1 R ≥ 4	C	氟喹诺酮类
◆莫西沙星	≤ 0.25	敏感	S ≤ 0.5 R ≥ 2	C	氟喹诺酮类
◆米诺环素	≤ 1	敏感	S ≤ 4 R ≥ 16	B	四环素类

专家评语：甲氧西林（苯唑西林）耐药表型检测（＋）的葡萄球菌，被认为对其他 β - 内酰胺类抗生素均耐药，如青霉素类、β - 内酰胺类 / β - 内酰胺酶抑制剂复合物、头孢类（新的抗 MRSA 的头孢菌素除外）和碳氢酶烯类。

说明：药物分组中，A 组为常规报告药物，B 组为选择性报告药物，当 A 组抗菌药物耐药时，可选择 B 组药物；C 组为替代性或补充性药物；0 组，药物对细菌有临床适应证，但在美国不用做常规试验和报告；U 组仅用于泌尿道感染；Inv 组，准备应用但尚未经 FDA 批准的抗菌药物。

检验者：XXX
审核人：XXX
采集时间：XXXX-X-XX XX：XX：XX
接收时间：XXXX-X-XX XX：XX：XX
报告时间：XXXX-X-XX XX：XX：XX
地址：XXXXXXXXXXXXXXXXXXXXXX（邮编：XXXXXX）
值班电话：XXX
实验室名称：XXXXXXXXX
此报告仅对送检样本负责，如有疑问请及时与实验室联系

四、多重耐药菌感染预防与控制制度

项目	内容
涵义	是医疗机构为预防和控制多重耐药菌引发的感染及其传播，根据本机构多重耐药菌流行趋势和特点开展的监测、预防与控制等活动的规范性要求。 目前要求纳入目标防控的多重耐药菌包括但不限于：耐甲氧西林金黄色葡萄球菌（MRSA）、耐万古霉素肠球菌（VRE）、耐碳青霉烯类抗菌药物肠杆菌科细菌（CRE）、耐碳青霉烯类抗菌药物鲍曼不动杆菌（CR-AB）和耐碳青霉烯类抗菌药物铜绿假单胞菌（CR-PA）等。
基本要求	①制定并落实多重耐药菌感染预防与控制规范，明确各责任部门和岗位的分工、职责和工作范围等。 ②依据本机构和所在地区多重耐药菌流行趋势和特点，确定多重耐药菌监控范围，加强信息化监测，采取有效措施预防和控制重点部门和易感者的多重耐药菌感染。 ③加强感染防控、感染病学、临床微生物学、重症医学和临床药学等相关学科的多部门协作机制，提升专业能力。 ④加强针对本机构相关工作人员的多重耐药菌感染预防与控制知识培训。 ⑤严格执行多重耐药菌感染预防与控制核心措施，核心措施包括但不限于：手卫生、接触隔离、环境清洁消毒、可复用器械与物品的清洁消毒灭菌、抗菌药物合理使用、无菌技术操作、标准预防、减少侵入性操作，以及必要的针对环境和患者的主动监测和干预等。 ⑥规范病原微生物标本送检，严格执行《抗菌药物临床应用指导原则》，合理选择并规范使用抗菌药物。

3. 目标防控的多重耐药菌名称以及判断标准

中文名称	英文简写	菌种	判断标准
耐碳青霉烯类抗菌药物鲍曼不动杆菌	CRAB	鲍曼不动杆菌	对碳青霉烯类抗菌药物中任一种（如亚胺培南、美罗培南等）耐药
耐碳青霉烯类抗菌药物肠杆菌科细菌	CRE	最常见的为肺炎克雷伯菌，较常见的有大肠埃希菌、阴沟肠杆菌、产酸克雷伯菌、弗氏柠檬酸杆菌等	对碳青霉烯类抗菌药物中任一种（如亚胺培南、美罗培南、厄他培南等）耐药
耐碳青霉烯类抗菌药物铜绿假单胞菌	CRPA	铜绿假单胞菌	对碳青霉烯类抗菌药物中任一种（如亚胺培南、美罗培南等）耐药
耐甲氧西林金黄色葡萄球菌	MRSA	金黄色葡萄球菌	头孢西丁筛选试验阳性或对苯唑西林耐药
耐万古霉素肠球菌	VRE	最常见的为屎肠球菌，耐万古霉素的粪肠球菌少见	对万古霉素耐药

五、多重耐药菌主要防控措施

概要	措施类别	具体措施
两卫生	手卫生	针对"两前三后"五个指征，采用六步洗手法。
	环境卫生	常规每天 ≥ 2 次使用 500mg/L 含氯消毒剂对环境进行清洁、消毒，用75% 乙醇 / 消毒湿巾对医疗设备进行消毒。出现多重耐药菌感染暴发或者疑似暴发时，适当增加清洁、消毒频次。
两监测	监测感染和定植患者	①抗菌药物抗菌谱监测。 ②基于临床标本的多重耐药菌感染发现率 / 发病密度监测。 ③采用主动筛查（多重耐药菌经过手卫生、清洁消毒等常规措施仍无法控制时）。
	监测环境中的定植或污染	当有流行病学证据证明环境可能与多重耐药菌传播相关或环境在医院感染暴发中发挥作用时，进行环境（物体表面、公用设施等）中的微生物监测培养。
两隔离	患者隔离安置	①首选单间隔离或同种多重耐药菌感染患者集中隔离，确有困难时可将患者安置在房间的角落。 ②张贴接触隔离标识（床旁、腕带及病历牌等）。 ③限制医生查房人数，多重耐药菌感染患者的护理人员尽可能固定。
	接触隔离预防	①正确穿戴个人防护用品（如隔离衣及手套等）。 ②听诊器、血压计、体温表等诊疗用品专人专用，不能专人专用的每次使用后清洁消毒。 ③限制转运，如确需转运，应通知医技科室及中央运输等部门做好防护。
其他		①合理使用抗菌药物，尽可能减少不必要的抗菌药物使用。 ②避免拥挤，双人间或多人间中尽可能增加床间距。 ③监督、检查和反馈多重耐药菌防控措施的依从性。 ④加快住院患者周转，降低平均住院日。 ⑤加强信息化建设，及时通知临床医护人员。

六、多重耐药菌主动筛查的指征

分类	常见指征
非耐药菌感染暴发时	①预估入住 ICU > 2d 的患者。 ②需入住新生儿 ICU 的患儿。 ③器官移植的供体。 ④需进行器官、骨髓 / 干细胞移植的患者。 ⑤需行心脏手术的患者（仅需筛查 MRSA）。
暴发或怀疑暴发时	宜对涉及病区的所有入院和在院患者进行筛查。
注：主动筛查需要消耗大量医疗资源，有条件的医疗机构宜依据自身医疗服务的特点和耐药菌监测数据等资料，确定特定或高风险人群。目前较为成熟的主动筛查方法主要有粪便或直肠拭子（CRE）、鼻前庭拭子（MRSA）和粪便或直肠拭子（VRE）。	

七、主动筛查的多重耐药菌菌种、采样部位、检测与报告

针对菌种	采样部位	检测与报告
MRSA	①鼻前庭（主要定植部位）。 ②也可选择咽喉部、腋窝、会阴、腹股沟、手或手臂、皮肤或伤口表面、气道内及伤口部位的标本。	①选择性快速显色培养法（最常用）：不同菌落形态的判断依据厂家说明书进行，一般培养18~24h即可报告结果。 ②核酸检测方法（最快速）：直接提取标本核酸进行检测，可在数小时内报告结果。
CRAB/CRPA	直肠拭子，并结合咽喉部、会阴部、气道内及伤口部位的标本。	
CRE	①粪便（最理想）。 ②直肠拭子（最常用）。 ③也可选择肛周、气道内及伤口部位的标本	
VRE	①粪便（最理想）。 ②直肠拭子（最常用）。	

八、案例分析

1. 微生物检验报告单解读案例

1.1　案例1

微生物检验报告单1

姓名：***	年龄：** 岁	送检医师：***	标本编号：*****
性别 *	病房床号：**	送检科室：****	送检标本：分泌物
门诊/住院号：******		检验目的：一般细菌培养及鉴定，常规药敏定量试验（MIC）	

临床诊断：*********

鉴定结果：**大肠埃希菌（CREC），中量**

检验描述：涂片革兰染色检见少量白细胞，中量 G⁺ 杆菌，请结合临床综合判断结果。

抗菌药物	KB（mm） MIC（μg/mL）	敏感度	判读标准	抗生素分组	抗生素分类 抗生素分级
头孢他啶/阿维巴坦	10	耐药	S ≥ 21　R ≤ 20	B	β–内酰胺类合剂
亚胺培南	6	耐药	S ≥ 23　R ≤ 19	B	碳青霉烯类
美罗培南	6	耐药	S ≥ 23　R ≤ 19	B	碳青霉烯类

多重耐药：★该菌为CRE：耐碳青霉烯肠杆菌。请临床对此患者采用适当标示和隔离，以免此菌的院内传播。

专家评语：B类金属 β–内酰胺酶：以 NDM 型金属酶为主，该酶活性不能被阿维巴坦抑制。

说明：药物分组中，A 组为常规报告药物；B 组为选择性报告药物，当 A 组抗菌药物耐药时，可选择 B 组药物；C 组为替代性或补充性药物；O 组，药物对细菌有临床适应证，但在美国不用做常规试验和报告；U 组仅用于泌尿道感染；Inv 组，准备应用但尚未经 FDA 批准的抗菌药物。

检验者：XXX

审核人：XXX

采集时间：XXXX-X-XX XX：XX：XX

接收时间：XXXX-XX-XX

报告时间：XXXX-X-XX XX：XX：XX

地址：XXXXXXXXXXXXXXXXXXXXX（邮编：XXXXXX）

值班电话：XXX

实验室名称：XXXXXXXXX

此报告仅对送检样本负责，如有疑问请及时与实验室联系

解读	
报告单提示	此菌为多重耐药菌，产碳青霉烯酶大肠埃希菌（CREC）。
判定依据	①此菌药敏试验（MIC 法）显示碳青霉烯类药物亚胺培南和美罗培南均耐药，提示细菌耐药表型为产碳青霉烯酶的细菌。 ②胶体金对该菌所产酶型进行基因型分类，显示为 NDM 型碳青霉烯酶，提示为 B 类金属 β - 内酰胺酶，头孢他啶 - 阿维巴坦对此菌无效。 ③可尝试联合用药，比如联合氨曲南进行治疗。 ④"★"提示此菌为多重耐药菌，请注意院感防控。

1.2 案例 2

微生物检验报告单 2

姓名：***	年龄：** 岁	送检医师：***	标本编号：*****
性别：*	病房床号：**	送检科室：****	送检标本：血液
门诊 / 住院号：******		检验目的：血培养（需氧），常规药敏定量试验（MIC）	
临床诊断：*********			

鉴定结果：**鲍曼不动杆菌（XDR）**

检验描述：该标本经培养 12h 报警阳性，涂片革兰染色镜检见 G⁻ 杆菌。

抗菌药物	KB（mm） MIC（μg/mL）	敏感度	判读标准	抗生素分组	抗生素分类 抗生素分级
阿米卡星	≥ 64	耐药	S ≤ 16 R ≥ 64	B	氨基糖苷类
庆大霉素	≥ 16	耐药	S ≤ 4 R ≥ 16	A	氨基糖苷类
妥布霉素	≥ 16	耐药	S ≤ 4 R ≥ 16	A	氨基糖苷类
头孢曲松	≥ 64	耐药	S ≤ 8 R ≥ 64	B	头孢菌素类
头孢他啶	≥ 64	耐药	S ≤ 8 R ≥ 32	A	头孢菌素类

头孢吡肟	≥ 32	耐药	S ≤ 8 R ≥ 32	B	头孢菌素类
亚胺培南	≥ 8	耐药	S ≤ 2 R ≥ 8	A	碳青霉烯类
美罗培南	≥ 8	耐药	S ≤ 2 R ≥ 8	A	碳青霉烯类
环丙沙星	≥ 4	耐药	S ≤ 1 R ≥ 4	A	氟喹诺酮类
左旋氧氟沙星	≥ 8	耐药	S ≤ 2 R ≥ 8	A	氟喹诺酮类
◆ 米诺环素	≤ 1	敏感	S ≤ 4 R ≥ 16	B	四环素类
◆ 替加环素	1	敏感	S ≤ 2 R ≥ 8	O	四环素类
哌拉西林 / 他唑巴坦	≥ 128	耐药	S ≤ 16 R ≥ 128	B	β - 内酰胺类合剂
头孢哌酮 / 舒巴坦	≥ 64	耐药	S ≤ 16 R ≥ 64	O	β - 内酰胺类合剂
氨苄西林 / 舒巴坦	≥ 32	耐药	S ≤ 8 R ≥ 32	A	β - 内酰胺类合剂
复方新诺明	R ≥ 320	耐药	S ≤ 40 R ≥ 80	B	叶酸途径拮抗剂
黏菌素（colistin）	≤ 2	中介	S ≤ 1 R ≥ 4	O	多黏菌素类

多重耐药：★该菌为 XDR，请临床对此患者采用适当标示和隔离，以免此菌的院内传播。

专家评语：此菌对氨苄西林、阿莫西林、阿莫西林 / 克拉维酸、氨曲南、厄他培南、甲氧苄啶、氯霉素、磷霉素天然耐药。
头孢哌酮 – 舒巴坦的折点参考 2010 版 CLSI。
2022 年 CLSI 中黏菌素仅有中介和耐药折点而没有敏感折点。

说明：药物分组中，A 组为常规报告药物；B 组为选择性报告药物，当 A 组抗菌药物耐药时，可选择 B 组药物；C 组为替代性或补充性药物；O 组，药物对细菌有临床适应证，但在美国不用做常规试验和报告；U 组仅用于泌尿道感染；Inv 组，准备应用但尚未经 FDA 批准的抗菌药物。

检验者：XXX
审核人：XXX
采集时间：XXXX-X-XX XX：XX：XX
接收时间：XXXX-XX-XX XX：XX：XX
报告时间：XXXX-X-XX XX：XX：XX
地址：XXXXXXXXXXXXXXXXXXXXXXXX（邮编：XXXXXX）
值班电话：XXX
实验室名称：XXXXXXXXX
此报告仅对送检样本负责，如有疑问请及时与实验室联系

解读	
报告单提示	此菌为多重耐药菌，为广泛耐药的鲍曼不动杆菌（XDR）。
判定依据	①此菌药敏试验（MIC 法）只有四环素类抗菌药物米诺环素和替加环素敏感，其他均耐药，提示为广泛耐药菌。 ②天然耐药提示这些抗菌药物体外试验可能出现敏感，但临床治疗无效。 ③黏菌素在 2022 年 CLSI 中仅有中介和耐药的折点，无敏感折点，如要使用该药物，应给予负荷剂量并根据肾功能给予最大剂量。 ④"★"提示此菌为多重耐药菌，请注意院感防控。

1.3 案例 3

<table>
<tr><td colspan="8" align="center">微生物检验报告单 3</td></tr>
<tr><td>姓名：***</td><td colspan="2">年龄：** 岁</td><td colspan="2">送检医师：***</td><td colspan="3">标本编号：*****</td></tr>
<tr><td>性别：*</td><td colspan="2">病房床号：**</td><td colspan="2">送检科室：****</td><td colspan="3">送检标本：血液</td></tr>
<tr><td colspan="3">门诊 / 住院号：******</td><td colspan="5">检验目的：血培养（需氧），常规药敏定量试验（MIC）</td></tr>
<tr><td colspan="8">临床诊断：*********</td></tr>
<tr><td colspan="8">鉴定结果：屎肠球菌（VRE）</td></tr>
<tr><td colspan="8">检验描述：该标本经需氧培养 13h 报警阳性，涂片革兰染色镜检见 G⁺ 链球菌。</td></tr>
<tr><td>抗菌药物</td><td colspan="2">KB（mm）
MIC（μg/mL）</td><td>敏感度</td><td colspan="2">判读标准</td><td>抗生素分组</td><td>抗生素分类
抗生素分级</td></tr>
<tr><td>高浓度庆大霉素</td><td colspan="2">≥ 500</td><td>耐药</td><td colspan="2">S ≤ 500 R ≥ 500</td><td>A</td><td>氨基糖苷类</td></tr>
<tr><td>氨苄西林</td><td colspan="2">≥ 32</td><td>耐药</td><td colspan="2">S ≤ 8 R ≥ 16</td><td>A</td><td>青霉素类</td></tr>
<tr><td>青霉素</td><td colspan="2">≥ 32</td><td>耐药</td><td colspan="2">S ≤ 8 R ≥ 16</td><td>A</td><td>青霉素类</td></tr>
<tr><td>◆替考拉宁</td><td colspan="2">≤ 1</td><td>敏感</td><td colspan="2">S ≤ 8 R ≥ 32</td><td>Inv</td><td>糖肽类</td></tr>
<tr><td>万古霉素</td><td colspan="2">≥ 32</td><td>耐药</td><td colspan="2">S ≤ 4 R ≥ 32</td><td>B</td><td>糖肽类</td></tr>
<tr><td>红霉素</td><td colspan="2">R ≥ 8</td><td>耐药</td><td colspan="2">S ≤ 0.5 R ≥ 8</td><td>O</td><td>大环内酯类</td></tr>
<tr><td>◆米诺环素</td><td colspan="2">≤ 1</td><td>敏感</td><td colspan="2">S ≤ 4 R ≥ 16</td><td>O</td><td>四环素类</td></tr>
<tr><td>◆氯霉素</td><td colspan="2">4</td><td>敏感</td><td colspan="2">S ≤ 8 R ≥ 32</td><td>O</td><td>苯丙醇类</td></tr>
<tr><td>达托霉素</td><td colspan="2">4</td><td>SDD</td><td colspan="2">S ≤ 4 R ≥ 8</td><td>B</td><td>脂肽类</td></tr>
<tr><td>◆利奈唑胺</td><td colspan="2">2</td><td>敏感</td><td colspan="2">S ≤ 2 R ≥ 8</td><td>B</td><td>噁唑烷酮类</td></tr>
<tr><td colspan="8">多重耐药：★该菌为耐万古霉素的肠球菌（VRE）菌株，请临床对此患者采用适当标示和隔离，以免此菌的院内传播。

专家评语：此菌对头孢菌素、氨基糖苷类、克林霉素、甲氧苄啶、复方新诺明、夫西地酸、氨曲南、多黏菌素 B/ 黏菌素和萘啶酸天然耐药。
HLAR 阳性：高水平氨基糖苷类耐药，与作用于细胞壁合成的药物（如氨苄西林、青霉素和万古霉素）联合无协同作用。
达托霉素 SDD：折点基于成人 8~12mg/kg，每天一次的给药方案并适用于由屎肠球菌引起的感染。</td></tr>
</table>

说明： 药物分组中，A组为常规报告药物；B组为选择性报告药物，当A组抗菌药物耐药时，可选择B组药物；C组为替代性或补充性药物；0组，药物对细菌有临床适应证，但在美国不用做常规试验和报告；U组仅用于泌尿道感染；Inv组，准备应用但尚未经FDA批准的抗菌药物。

检验者：XXX
审核人：XXX
采集时间：XXXX-X-XX XX：XX：XX
接收时间：XXXX-XX-XX XX：XX：XX
报告时间：XXXX-X-XX XX：XX：XX
地址：XXXXXXXXXXXXXXXXXXXXXX（邮编：XXXXXX）
值班电话：XXX
实验室名称：XXXXXXXXX
此报告仅对送检样本负责，如有疑问请及时与实验室联系

解读	
报告单提示	此菌为多重耐药菌，为耐万古霉素的屎肠球菌（VRE）。
判定依据	①此菌药敏试验（MIC法）万古霉素耐药，提示为耐万古霉素菌株。 ②天然耐药提示这些抗菌药物体外试验可能出现敏感，但临床治疗无效。 ③HLAR阳性提示氨基糖苷类药物和氨苄西林、青霉素或万古霉素联合用药无效。 ④达托霉素SDD：为剂量依赖型敏感，用药剂量可参考CLSI。 ⑤"★"提示此菌为多重耐药菌，请注意院感防控。

2. 多重耐药菌上报及防控措施实施记录表（示例）

科室：　　　　病室：　　　　床号：　　　　主管医生：　　　　电话：

姓名	住院号	性别	年龄	入院日期	临床诊断	标本	送检日期

病原体	检出日期	感染/定植部位		社区	定植	院内

接触隔离		同期同室有同种感染病例		>2例药敏谱一致	
否	是（单间　床旁）	有	无	是	否

简要分析：
隔离措施落实情况：措施到位□需要完善□有待加强□
①下隔离医嘱（对感染或定植的多重耐药患者）：　　　　　有□　无□
②在病历卡、患者腕带上标贴蓝色接触隔离标识：　　　　有□　无□

③在患者床边挂蓝色接触隔离标识： 　　　　　　　　　　有□　　无□

④床边备快速手消： 　　　　　　　　　　　　　　　　　有□　　无□

⑤严格执行手卫生五个时刻： 　　　　　　　　　　　　　有□　　无□

⑥患者床边黄色垃圾袋： 　　　　　　　　　　　　　　　有□　　无□

⑦床边备隔离衣并规范使用： 　　　　　　　　　　　　　有□　　无□

⑧可复用的医疗器械，如体温表、血压计等专人专用并及时消毒： 有□　　无□　　部分有□

⑨患者周围环境、物品、医疗器械，每天清洁消毒： 　　　　有□　　无□

⑩对患者及家属宣教： 　　　　　　　　　　　　　　　　有□　　无□

⑪转诊患者交接时告知接诊科室耐药菌感染防控的相关情况： 未转诊□　　有□　　无□

还需加强以下防控措施：

①严格遵守无菌技术操作规程。

②加强环境卫生管理、医疗物品的清洁消毒、医疗废物管理。

③加强抗菌药物合理使用，执行医院制定的《抗菌药物分级使用管理制度》等相关制度。

④严格执行手卫生规范。

⑤实施消毒隔离措施。

　a. 接触隔离标识醒目。

　b. 单间或同种病原同室隔离，无条件时考虑床旁隔离。不可与气管插管、深静脉置管、有开放伤口或者免疫功能抑制患者安置同一房间，当感染较多时，应保护性隔离未感染者。

　c. 限制人员出入，医护人员相对固定。

　d. 实施诊疗护理操作中的防护措施可能接触多重耐药菌感染患者或定植患者的伤口、溃烂面、黏膜、血液和体液、引流液、分泌物、痰液、粪便时，应戴手套，可能污染工作服时穿隔离衣。可能产生气溶胶的操作（吸痰或雾化等）时，应戴标准外科口罩和防护眼镜。

　e. 患者离开隔离病室诊疗时，通知诊疗科室，作好感染防控措施。转科时由工作人员陪同，向接收科室说明对该患者应使用预防接触传播措施。

⑥其他措施：

　　　　科室上报日期：_____　　　　　　　　科室签字：_____

　　　　医院感染管理科签字：_____　　　　　　干预日期：_____

3. 多重耐药菌（MDRO）医院感染控制流程

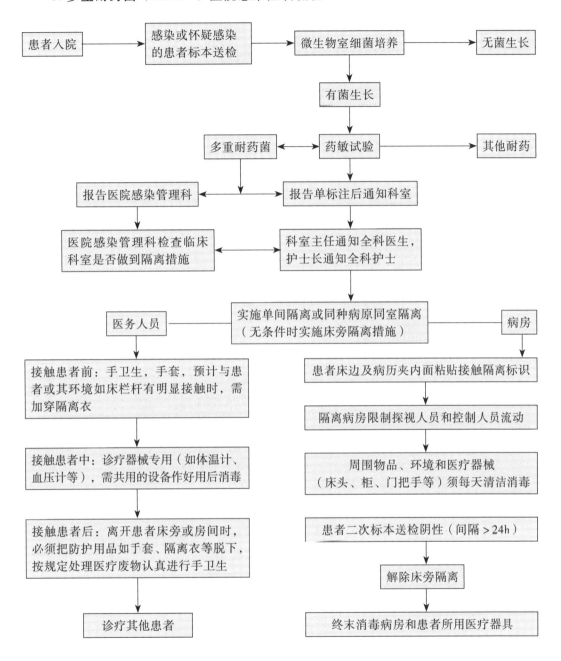

备注：
① MORD 监测目标包括：MRSA、VRE、ESBLS、MORAB、PDRAB 及耐碳青霉烯的铜绿假单胞菌、肠杆菌科；
② 不能专用的物品如轮椅，在每次使用后清洁消毒。
③ 该患者如去其他部门检查，应有工作人员陪同，并向接收方说明须使用接触传播预防措施，用后的器械设备需清洁消毒。

4. 多重耐药菌防控管理案例

某院将多重耐药菌防控列为改进项目，多重耐药菌管理纳入目标化管理项目，制定改进措施并落实。

项目名称	降低多重耐药菌医院感染率
存在问题	多重耐药菌患者医院感染例数增加、感染率高。
参加成员	组长： 组员：
原因分析	①多重耐药菌医院感染管理中存在认识不足，注重经济利益，对院感相关设施设备投入不足。 ②院感工作未纳入综合质量目标考核体系，执行力有待加强。 ③医院感染及多重耐药菌管理相关知识缺乏，由于医护人员工作繁忙，缺乏相关知识的学习，造成基本概念不清晰、常用物品消毒技术不熟练以及存在常规环境监测方法不准确等现象发生。 ④抗菌药物的不合理使用，用药指征掌握不严，预防使用抗菌药物不规范，治疗用药病原微生物送检不及时、送检率低，经验用药普遍。 ⑤手卫生依从性低。 ⑥多重耐药菌管理相关科室缺乏有效的合作机制；临床医师在面对细菌性感染疾病时掌握耐药信息不全面。
预期目标	规范多重耐药菌患者管理，降低多重耐药菌医院感染率。
计划 （Plan）	①现状分析：某年全院共发生多重耐药菌 77 例，其中医院感染 33 例，社区感染 44 例，院内感染占多重耐药菌感染患者的 42.8%。其中第一季度全院共发生多重耐药菌 17 例，第二季度共发生多重耐药菌 14 例，第三季度共发生多重耐药菌 8 例，第四季度共发生多重耐药菌 38 例。 ②制定多重耐药菌相关文件、制度、规定及措施，如医院文件《关于加强多重耐药菌医院感染管理的通知》，制定了多重耐药菌监测方案，更新修订多重耐药菌医院感染管理规章制度及措施。 ③把医院感染管理纳入医院综合目标考核体系，每季度进行监督检查，使考核有据可依。 ④制订医院感染相关知识及业务培训计划，多部门联合参与抗菌药物整治活动等。 ⑤成立多重耐药菌联席委员会并制定多重耐药菌协作管理制度、多重耐药菌管理联席会议制度等。 ⑥针对手卫生依从性低，加强手卫生管理，制定手卫生考核办法。
实施 （Do）	①提高认识，加强全员培训，感控科工作人员及时将医院感染管理相关信息传达到全院医护人员及保洁人员，提高医护人员院感防控的自觉性；联系领导，及时请示报告，争取医院人、财、物及各级领导的支持。 ②加强组织建设，建立多部门合作机制将医院感染管理纳入医院综合目标考核体系，建立健全医院三级网络，成立多重耐药菌联席委员会，每季度召开一次多部门参与的多重耐药菌联席会议；加强与医疗、护理、检验、药学、后勤等部门的协作，严格执行多重耐药菌协作管理制度，各组织分工明确、各司其职，保证该项工作的顺利进行。 ③为加强医护人员多重耐药菌感染知识培训，在全院范围以各种形式举办多次多重耐药菌预防与控制培训，并邀请检验科、药剂科等专业人员进行授课；感控科专职人员积极参加多种层次的培训班，并及时把所学知识运用到实际工作中，提高工作的依从性。

项目名称	降低多重耐药菌医院感染率
实施 （Do）	④更新修订抗菌药物相关制度，加强抗菌药物分级管理；加强Ⅰ类清洁手术预防用药管理，加强抗菌药物使用检查，每月由医务科、质控科、院感科、药剂科多部门联合检查，并把检查结果纳入医院综合目标考核体系。 ⑤对多重耐药菌感染患者和定植患者实施隔离措施，首选单间隔离，没有条件时，进行床旁隔离。加强诊疗环境卫生管理，对收治多重耐药菌感染患者和定植患者的病房，应当使用专用物品，对患者经常接触的物体表面、设备设施表面，应当每天进行清洁和擦拭消毒。与患者直接接触的医疗物品专人专用，并及时消毒处理。 ⑥加强医务人员的手卫生，医务人员对患者实施诊疗护理活动过程中，应当严格遵循手卫生规范。医务人员实施诊疗护理操作中，应当使用速干手消毒剂或手套，必要时使用隔离衣。 ⑦医务人员应当严格遵守无菌技术操作规程，特别是实施中心静脉置管、气管切开、气管插管、留置尿管、放置引流管等操作时，应当避免污染减少感染的危险因素。 ⑧填写多重耐药菌感染防控措施实施记录和多重耐药菌患者消毒隔离实施记录，在各临床科室建立科室多重耐药菌登记手册。 ⑨每季度按照多重耐药菌株类型、科室分布情况列入感控简报进行通报，各科室针对感控简报内容组织科室层面学习，加强医护人员对我院多重耐药菌感染现状的认识和了解。
检查 （Check）	①根据计划及检查标准，感控科工作人员定期或随机到临床科室对多重耐药菌管理工作进行检查、督导、考核，对每例多重耐药菌进行追踪随访。 ②按照《多重耐药菌防控督导表》对应的各项内容执行落实情况进行考核，感控科对存在问题提出持续改进建议，被检科室进行有效整改，感控科复检，保证隔离防控措施落实到位，使用感控工作间APP记录追踪结果。
处理 （Action）	①经过一年持续改进，次年全院共发生多重耐药菌196例，其中医院感染51例，社区感染145例，院内感染占多重耐药菌感染患者的26.0%（某年全院共发生77例，其中医院感染33例，社区感染44例，院内感染占多重耐药菌感染患者的42.8%），医院感染占多重耐药菌感染患者的比例降低16.8%。 ②根据计划及方案，及时反馈监测资料，感控科每季度将监测资料汇总分析以感控简报的形式反馈到临床科室。 ③检验科每季度向全院公布细菌耐药性监测分析以及重点部门前5位的医院感染病原体信息，使临床科室医务人员及时了解多重耐药菌监测和抗菌药物耐药率的情况，以主动采取控制措施，并完善监测方法。 ④感控科每季度对全院临床科室多重耐药菌防控措施的考核检查情况及时汇总、分析、评价，对发现问题进行整改，及时修订相关制度及措施，进入下一个PDCA循环中达到质量持续改进。
总结	①多重耐药菌防控涉及环节多、部门多，共同协作才能出成效。 ②只有深入到临床一线进行过程监控，及时发现问题和隐患，方可正确引导工作人员提高认识、规范操作。 ③临床参与过程管理，加强与临床医务人员的沟通交流，方可及时解答临床提出的问题。 ④现场培训指导会取得更好的效果，科室感控小组共同参与管理。 ⑤以问题为导向不断调整管理思路、创新管理办法。

参考文献

1. 胡必杰，宗志勇，顾克菊等.多重耐药菌感染控制最佳实践[M].上海：上海科学技术出版社. 2012.

2. 周庭银，倪语星，胡继红等.临床微生物检验标准化操作[M].3版.上海：上海科学技术出版社. 2015.

3. 刘晓琳.M100抗微生物药物敏感性试验执行标准[M].32版：美国临床实验室标准化研究所（CLSI）指南编译.2022.2.

4. 中华人民共和国国家卫生和计划生育委员会.临床微生物实验室血培养操作规范：WS/T 503-2017[S].医院感染管理文件汇编（2015—2021）[G].北京：中国质量标准出版传媒有限公司，2021：1557-1568.

5. 中华人民共和国国家卫生和计划生育委员会.下呼吸道感染细菌培养操作指南：WS/T 499-2017[S].医院感染管理文件汇编（2015—2021）[G].北京：中国质量标准出版传媒有限公司，2021：1518-1537.

6. 尚红，王毓三，申子瑜.全国临床检验操作规程[M].4版，北京：人民卫生出版社，2015.

7. 喻华，徐雪松，李敏，等.肠杆菌目细菌碳青霉烯酶的实验室检测和临床报告规范专家共识（第二版）[J].中国感染与化疗杂志，2022，22（04）：463-474.

8. 胡必杰，陈文森，高晓东等.医院感染[M].上海：上海科学技术出版社，2016.

9. 国家卫生健康委，科技部，教育部，等.关于印发遏制细菌耐药国家行动计划（2022—2025年）的通知（国卫医函[2022]185号）[EB/OL]（2022-10-25）[2022-10-28]. http://www.nhc. gov.cn/ yzygj/s7659/202210/2875ad7e2b2e46a2a672240ed9ee750f.shtml.

10. 国家卫生健康委办公厅.关于进一步加强医疗机构感染预防与控制工作的通知（国卫办医涵[2019]480号）（2019-05-08）.医院感染管理文件汇编（2015-2021）[G].北京：中国质量标准出版传媒有限公司，2021：486-493.

11. 卫生部办公厅.关于印发《多重耐药菌医院感染预防与控制技术指南（试行）》的通知（卫办医政发[2011]5号）（2011-01-17）.医院感染管理文件汇编（1986-2015）[G].北京：人民卫生出版社，2015：443-444.

第七部分

抗菌药物管理

一、抗菌药物临床应用管理评价指标与要求

指标	公式（或释义）		三级综合医院	二级综合医院	口腔医院	肿瘤医院	儿童医院	精神病医院	妇产医院（妇幼保健院）
抗菌药物品种、品规数量要求	抗菌药物品种数＝本医疗机构药品采购目录中抗菌药物品种数，复方磺胺甲噁唑（磺胺甲噁唑与甲氧苄啶，SMZ/TMP）、呋喃妥因，青霉素G、苄星青霉素、5-氟胞嘧啶可不计在品种数内		≤50	≤35	≤35	≤35	≤50	≤10	≤40
	同一通用名称抗菌药物	注射剂型	≤2种，具有相似或相同药理学特征的抗菌药物不得重复采购						
		口服剂型	≤2种，具有相似或相同药理学特征的抗菌药物不得重复采购						
	头霉素类抗菌药物品规		≤2个						
	三代及四代头孢菌素（含复方制剂）类抗菌药物品规	口服剂型	≤5个						
		注射剂型	≤8个						
	碳青霉烯类抗菌药物注射剂型品规		≤3个						
	氟喹诺酮类抗菌药物口服剂型品规		≤4个						
	氟喹诺酮类抗菌药物注射剂型品规		≤4个						
	深部抗真菌类药物品种		≤5个						
特殊使用级抗菌药物使用量占比	特殊使用级抗菌药物使用百分率＝ 特殊使用级抗菌药物使用量（累计DDD数） / 同期抗菌药物使用量（累计DDD数） ×100%								

指标		公式（或释义）	要求						
			三级综合医院	二级综合医院	口腔医院	肿瘤医院	儿童医院	精神病医院	妇产医院（妇幼保健院）
抗菌药物使用率	门诊患者抗菌药物使用率	门诊患者使用抗菌药物的百分率 = $\dfrac{\text{门诊患者使用抗菌药物人次}}{\text{同期门诊总人次}} \times 100\%$	≤20%	≤20%	≤20%	≤10%	≤25%	≤5%	≤20%
	急诊患者抗菌药物使用率	急诊患者使用抗菌药物的百分率 = $\dfrac{\text{急诊患者使用抗菌药物人次}}{\text{同期急诊总人次}} \times 100\%$	≤40%	≤40%	≤50%	≤10%	≤50%	≤10%	≤20%
	住院患者抗菌药物使用率	住院患者使用抗菌药物的百分率 = $\dfrac{\text{出院患者使用抗菌药物总例数}}{\text{同期出院总例数}} \times 100\%$	≤60%	≤60%	≤70%	≤40%	≤60%	≤5%	≤60%
住院患者抗菌药物使用强度		抗菌药物使用强度 = $\dfrac{\text{住院患者抗菌药物消耗量（累计 DDD 数）}}{\text{同期收治患者人天数}} \times 100\%$ 注：①同期收治患者人天数＝同期出院患者人数 × 同期出院患者平均住院天数 ②儿童按照成人规定日剂量标准计算	≤40 DDDs	≤40 DDDs	≤40 DDDs	≤30 DDDs	≤20 DDDs	≤5 DDDs	≤40 DDDs
I类切口手术预防用抗菌药物比例		I类切口手术预防用抗菌药物百分率 = $\dfrac{\text{I类切口手术预防用药例数}}{\text{同期 I 类切口手术总例数}} \times 100\%$	I类切口手术患者预防使用抗菌药物比例不超过 30%，原则上不联合预防使用抗菌药物。其中，腹股沟疝修补术（包括补片修补术）、甲状腺疾病手术、乳腺疾病手术、关节镜检查手术、颈动脉内膜剥脱手术、颅骨肿物切除手术和经血管途径介入诊断手术患者原则上不预防使用抗菌药物。						

指标		公式（或释义）	要求						
			三级综合医院	二级综合医院	口腔医院	肿瘤医院	儿童医院	精神病医院	妇产医院（妇幼保健院）
I类切口手术预防使用抗菌药物合理情况	I类切口手术预防用药疗程≤24h的百分率	I类切口手术预防用药疗程≤24h百分率 = $\dfrac{\text{I类切口手术预防用药疗程} \leq 24h\text{的例数}}{\text{同期I类切口手术预防用药总例数}} \times 100\%$				100%			
	I类切口手术预防用药时机合理率	I类切口手术预防用药时机合理率 = $\dfrac{\text{I类切口手术前}0.5\text{-}1.0h\text{内给药例数}}{\text{同期I类切口手术预防用药总例数}} \times 100\%$							
	I类切口手术预防用药品种选择适宜的百分率	I类切口手术预防用药品种选择适宜的百分率 = $\dfrac{\text{I类切口手术预防用药品种选择符合指南的例数}}{\text{同期I类切口手术预防用药总例数}} \times 100\%$							
住院患者抗菌药物静脉输液占比		住院患者抗菌药物静脉输液占静脉输液百分率 = $\dfrac{\text{住院患者抗菌药物静脉输液例数}}{\text{同期住院患者静脉输液总例数}} \times 100\%$							
静脉输液使用率		静脉输液使用率 = $\dfrac{\text{门诊患者静脉输液使用人次}}{\text{同期门诊患者总人次}} \times 100\%$							

指标	公式（或释义）	要求						
		三级综合医院	二级综合医院	口腔医院	肿瘤医院	儿童医院	精神病医院	妇产医院（妇幼保健院）
静脉输液使用率	急诊患者静脉输液使用率 = $\dfrac{\text{急诊患者静脉输液使用人次}}{\text{同期急诊患者总人次}} \times 100\%$							
	住院患者静脉输液使用率 = $\dfrac{\text{住院患者静脉输液使用例数}}{\text{同期住院患者总例数}} \times 100\%$							
住院患者静脉输液平均每床日使用袋（瓶）数	住院患者静脉输液平均每床日使用袋（瓶）数 = $\dfrac{\text{住院患者静脉输液总袋（瓶）数}}{\text{同期住院患者实际开放总床日数}}$							
接受抗菌药物治疗的住院患者抗菌药物使用前送微生物（合格标本）送检率	接受抗菌药物治疗的住院患者微生物送检率 = $\dfrac{\text{使用抗菌药物治疗的住院}\\\text{患者微生物标本送检例数}}{\text{同期使用抗菌药物治疗的}\\\text{住院患者总例数}} \times 100\%$	≥ 30%						
	接受限制使用级抗菌药物治疗的住院患者微生物送检率 = $\dfrac{\text{使用限制使用级抗菌药物治疗的}\\\text{住院患者微生物标本送检例数}}{\text{同期使用限制使用级抗菌药物}\\\text{治疗的住院患者总例数}} \times 100\%$	≥ 50%						

指标	公式（或释义）	要求						
		三级综合医院	二级综合医院	口腔医院	肿瘤医院	儿童医院	精神病医院	妇产医院（妇幼保健院）
处方点评	接受特殊使用级抗菌药物治疗的住院患者微生物送检率 = $\dfrac{\text{使用特殊使用级抗菌药物治疗的住院患者微生物标本送检例数}}{\text{同期使用特殊使用级抗菌药物治疗的住院患者总例数}} \times 100\%$	≥80%						
	每月接受处方点评的医师比率 = $\dfrac{\text{每月接受处方点评的医师人次}}{\text{具有抗菌药物处方权的医师人次}} \times 100\%$	≥25%						
	每位接受处方点评医师被点评处方（医嘱）数量	不少于50份处方（或50条医嘱）						

说明：
①医疗机构确因诊疗工作需要，采购的抗菌药物品种和品规数量超过上述规定的，按照《抗菌药物临床应用管理办法》办理。
②表格中的空白项，表明该指标未设定标准要求，医疗机构应当做好相关指标数据的统计、分析工作。
③表格中所称合格标本是指下呼吸道痰标本（上皮细胞<10个/低倍视野，白细胞数>25个/低倍视野），清洁中段尿液、组织和血液、脑脊液等无菌体液标本。
④表格中第8项"静脉输液使用率"、第9项"住院患者静脉输液平均每床日使用袋（瓶）数"是指所有药物的静脉输液，不单指抗菌药物的静脉输液。

二、抗菌药物的等级与分类

1. 抗菌药物分级原则

分级	分级原则
非限制使用级	经长期临床应用证明安全、有效，对病原菌耐药性影响较小，价格相对较低的抗菌药物。应是已列入基本药物目录，《国家处方集》和《国家基本医疗保险、工伤保险和生育保险药品目录》收录的抗菌药物品种。
限制使用级	经长期临床应用证明安全、有效，对病原菌耐药性影响较大或者价格相对较高的抗菌药物。
特殊使用级	具有明显或者严重不良反应，不宜随意使用；抗菌作用较强、抗菌谱广，经常或过度使用会使病原菌过快产生耐药的；疗效、安全性方面的临床资料较少，不优于现用药物的；新上市的，在适应证、疗效或安全性方面尚需进一步考证的、价格昂贵的抗菌药物。

2. 抗菌药物分级管理目录的制定

由于不同地区社会经济状况、疾病谱、细菌耐药性的差异，各省级卫生计生行政主管部门制定抗菌药物分级管理目录时，应结合本地区实际状况，在三级医院和二级医院的抗菌药物分级管理上应有所区别。各级、各类医疗机构应结合本机构的情况，根据省级卫生计生行政主管部门制定的抗菌药物分级管理目录，制定本机构抗菌药物供应目录，并向核发其《医疗机构执业许可证》的卫生行政主管部门备案。

3. 抗菌药物的分类

分类	代表药物
对青霉素酶不稳定的青霉素	青霉素 G、普鲁卡因青霉素、苄星青霉素、青霉素 V
对青霉素酶稳定的青霉素	苯唑西林、氯唑西林、氟氯西林
广谱青霉素	氨苄西林、阿莫西林、哌拉西林、阿洛西林、美洛西林
青霉素类复方制剂	阿莫西林克拉维酸、氨苄西林舒巴坦、拉西林他唑巴坦、替卡西林克拉维酸
第一代头孢菌素	头孢唑林、头孢替唑、头孢拉定、头孢氨苄和头孢羟氨苄
第二代头孢菌素	头孢呋辛、头孢替安、头孢克洛、头孢呋辛酯和头孢丙烯
第三代头孢菌素	头孢曲松、头孢派酮、头孢噻肟、头孢他啶、头孢唑肟、头孢地嗪、头孢克肟、头孢地尼、头孢泊肟酯、头孢他美酯
第四代头孢菌素	头孢吡肟、头孢匹罗、头孢噻利
第五代头孢菌素	头孢吡普、头孢托罗和头孢洛林

分类	代表药物
头孢菌素复合制剂	头孢哌酮舒巴坦、头孢噻肟舒巴坦、头孢他啶阿维巴坦
头霉素类	头孢西丁、头孢美唑、头孢米诺
氧头孢烯类	拉氧头孢、氟氧头孢
单环类	氨曲南
青霉烯类	法罗培南
碳青霉烯类	美罗培南、亚胺培南 / 西司他丁、厄他培南、比阿培南
大环内酯类	阿奇霉素、红霉素、罗红霉素、克拉霉素、乙酰螺旋霉素
喹诺酮类	诺氟沙星、环丙沙星、左氧氟沙星、莫西沙星、洛美沙星
硝基咪唑类	甲硝唑、替硝唑、奥硝唑
呋喃类	呋喃妥因、硝呋太尔、呋喃唑酮
磺胺类	复方磺胺甲噁唑
林可酰胺类	克林霉素、林可霉素
氨基糖苷类	庆大霉素、依替米星、阿米卡星、链霉素、奈替米星、异帕米星
四环素类	四环素、多西环素、米诺环素
糖肽类	（去甲）万古霉素、替考拉宁
噁唑烷酮类	利奈唑胺
环脂肽类	达托霉素
多黏菌素类	多黏菌素 B、多黏菌素 E
甘氨酰环素类	替加环素
其他抗菌药物	磷霉素、利福平
抗真菌药	氟康唑、氟胞嘧啶、克霉唑、特比萘芬、制霉菌素、伏立康唑、伊曲康唑、泊沙康唑、艾莎康唑、两性霉素 B、卡泊芬净、米卡芬净

三、常见手术预防用抗菌药物

1. 切口类别

切口类别	定义	抗菌药物使用原则
0 类切口	指体表无切口或经人体自然腔道进行的操作以及经皮腔镜操作。	①若经过人体无菌腔道（如血管）或经皮穿刺经过无菌部位，抗菌药物预防性应用的原则与 I 类切口相同。②若经过人体自然腔道（如呼吸道、消化道、泌尿生殖道等），抗菌药物预防性应用的原则与 II 类切口相同。③若经过污染的人体自然腔道（如结直肠），抗菌药物预防性应用的原则与 III 类切口相同。
I 类切口（清洁手术）	手术不涉及炎症区，不涉及呼吸道、消化道、泌尿生殖道等人体与外界相通的器官。	手术部位无污染，通常不需预防性使用抗菌药物。
II 类切口（清洁-污染手术）	上、下呼吸道、上、下消化道、泌尿生殖道手术，或经以上器官的手术，如经口咽部手术、胆道手术、子宫全切除术、经直肠前列腺手术，以及开放性骨折或创伤手术等。	手术部位存在大量人体寄殖菌群，手术时可能污染手术部位引致感染，故此类手术一般需预防用抗菌药物。
III 类切口（污染手术）	造成手术部位严重污染的手术，包括手术涉及急性炎症但未化脓区域；胃肠道内容物有明显溢出污染；新鲜开放性划伤但未经及时扩创；无菌技术有明显缺陷如开胸、心脏按压者。	已造成手术部位严重污染的手术，此类手术需预防性应用抗菌药物。
IV 类切口（污染-感染手术）	有失活组织的陈旧划伤手术，已有临床感染或脏器穿孔的手术。	应根据临床具体情况判定抗菌药物的使用。

2. 我国常见的抗菌药物

手术名称	切口类别	可能的污染菌	抗菌药物选择
脑外科手术（清洁，无植入物）	I	金黄色葡萄球菌，凝固酶阴性葡萄球菌	第一、二代头孢菌素，MRSA 感染高发医疗机构的高危患者可用（去甲）万古霉素。
脑外科手术（经鼻窦、鼻腔、口咽部手术）	II	金黄色葡萄球菌，链球菌属，口咽部厌氧菌（如消化链球菌）	第一、二代头孢菌素 ± 甲硝唑，或克林霉素 + 庆大霉素。
脑脊液分流术	I	金黄色葡萄球菌，凝固酶阴性葡萄球菌	第一、二代头孢菌素，MRSA 感染高发医疗机构的高危患者可用（去甲）万古霉素。
脊髓手术	I	金黄色葡萄球菌，凝固酶阴性葡萄球菌	第一、二代头孢菌素
眼科手术（如白内障、青光眼或角膜移植、泪囊手术、眼穿通伤）	I、II	金黄色葡萄球菌，凝固酶阴性葡萄球菌	局部应用妥布霉素或左氧氟沙星等。
头颈部手术（恶性肿瘤，不经口咽部黏膜）	I	金黄色葡萄球菌，凝固酶阴性葡萄球菌	第一、二代头孢菌素
头颈部手术（经口咽部黏膜）	II	金黄色葡萄球菌，链球菌属，口咽部厌氧菌（如消化链球菌）	第一、二代头孢菌素 ± 甲硝唑，或克林霉素 + 庆大霉素
颌面外科（下颌骨折切开复位或内固定，面部整复或植皮有移植物的手术，正颌手术）	I	金黄色葡萄球菌，凝固酶阴性葡萄球菌	第一、二代头孢菌素
耳鼻喉科（复杂性鼻中隔鼻成形术，包括植入物如复杂鼻整形术）	II	金黄色葡萄球菌，凝固酶阴性葡萄球菌	第一、二代头孢菌素
乳腺手术（乳腺癌、乳房成形术，有植入物如乳房重建术）	I	金黄色葡萄球菌，凝固酶阴性葡萄球菌，链球菌属	第一、二代头孢菌素
胸外科手术（食管、肺）	II	金黄色葡萄球菌，凝固酶阴性葡萄球菌，肺炎链球菌，革兰阴性杆菌	第一、二代头孢菌素

手术名称	切口类别	可能的污染菌	抗菌药物选择
心血管手术（腹主动脉重建、下肢手术切口涉及腹股沟、任何血管手术植入人工假体或异物、心脏手术、安装永久性心脏起搏器）	I	金黄色葡萄球菌，凝固酶阴性葡萄球菌	第一、二代头孢菌素，MRSA 感染高发医疗机构的高危患者可用（去甲）万古霉素。
肝、胆系统及胰腺手术	II、III	革兰阴性菌，厌氧菌（如脆弱拟杆菌）	第一、二代头孢菌素或头孢曲松 ± 甲硝唑，或头霉素类
胃、十二指肠、小肠手术	II、III	革兰阴性菌，链球菌属，口咽部厌氧菌（如消化链球菌）	第一、二代头孢菌素，或头霉素类
结肠、直肠、阑尾手术	II、III	革兰阴性菌，厌氧菌（如脆弱拟杆菌）	第一、二代头孢菌素 ± 甲硝唑，或头孢曲松 ± 甲硝唑
经直肠前列腺活检	II	革兰阴性菌	氟喹诺酮类
泌尿外科手术进入泌尿道或经阴道的手术（经尿道膀胱肿瘤或前列腺切除术、异体植入及取出、切开造口、支架的植入及取出）及经皮肾镜手术	II	革兰阴性菌	第一、二代头孢菌素，或氟喹诺酮类
泌尿外科手术涉及肠道的手术	II	革兰阴性菌，厌氧菌	第一、二代头孢菌素，或氨基糖苷类 + 甲硝唑
有假体植入的泌尿系统手术	II	葡萄球菌属，革兰阴性菌	第一、二代头孢菌素 + 氨基糖苷类，或万古霉素
经阴道或经腹腔子宫切除术	II	革兰阴性菌，肠球菌属，B 组链球菌，厌氧菌	第一、二代头孢菌素（经阴道手术加用甲硝唑），或头霉素类
腹腔镜子宫肌瘤剔除术（使用举宫器）	II	革兰阴性菌，肠球菌属，B 组链球菌，厌氧菌	第一、二代头孢菌素 ± 甲硝唑，或头霉素类

手术名称	切口类别	可能的污染菌	抗菌药物选择
羊膜早破或剖宫产术	II	革兰阴性菌，肠球菌属，B组链球菌，厌氧菌	第一、二代头孢菌素 ± 甲硝唑
人工流产-刮宫术引产术	II	革兰阴性菌，肠球菌属，链球菌，厌氧菌（如脆弱拟杆菌）	第一、二代头孢菌素 ± 甲硝唑，或多西环素
会阴撕裂修补术	II、III	革兰阴性菌，肠球菌属，链球菌属，厌氧菌（如脆弱拟杆菌）	第一、二代头孢菌素 ± 甲硝唑
皮瓣转移术（游离或带蒂）或植皮术	II	金黄色葡萄球菌，凝固酶阴性葡萄球菌，链球菌属，革兰阴性菌	第一、二代头孢菌素
关节置换成形术、截骨、骨内固定术、腔隙植骨术、脊柱术（应用或不用植入物、内固定物）	I	金黄色葡萄球菌，凝固酶阴性葡萄球菌，链球菌属	第一、二代头孢菌，MRSA感染高发医疗机构的高危患者可用（去甲）万古霉素
外固定架植入术	II	金黄色葡萄球菌，凝固酶阴性葡萄球菌，链球菌属	第一、二代头孢菌素 ± 甲硝唑
截肢术	I、II	金黄色葡萄球菌，凝固酶阴性葡萄球菌，链球菌属，革兰阴性菌，厌氧菌	第一、二代头孢菌素 ± 甲硝唑
开放骨折内固定术	II	金黄色葡萄球菌，凝固酶阴性葡萄球菌，链球菌属，革兰阴性菌，厌氧菌	第一、二代头孢菌素 ± 甲硝唑

注：主要参考卫计委印发《关于印发〈抗菌药物临床应用指导原则〉（2015年版）〉的通知》（国卫办医发[2015]43号）。

①所有清洁手术通常不需要预防用药，仅在有前述特定指征时使用。

②胃及十二指肠手术、肝胆系统手术、结肠和直肠手术、阑尾手术，II或III类切口的妇产科手术中，如果患者对β-内酰胺类抗菌药物过敏，可用克林霉素＋氨基糖苷类，或氨基糖苷类＋甲硝唑。第二代头孢菌素主要为头孢呋辛。

③有循证医学证据的第一代头孢菌素主要为头孢唑林。

④我国大肠埃希菌对氟喹诺酮类药物耐药率高，预防应用需严加限制。

⑤"±"是指两种及两种以上药物可联合应用。

3. 美国外科手术抗菌药物预防使用临床实践指南

手术	类型	首选推荐抗菌药物 [a,b]	对 β-内酰胺类过敏时或次选推荐抗菌药物	证据强度 [c]
心脏手术	冠状动脉旁路手术	头孢唑林，头孢呋辛	克林霉素 [d]，万古霉素 [d]	A
	心脏装置植入手术（如心脏起搏器植入）	头孢唑林，头孢呋辛	克林霉素 [d]，万古霉素 [d]	A
	心室辅助装置	头孢唑林，头孢呋辛	克林霉素 [d]，万古霉素 [d]	C
胸部手术	非心脏手术，包括肺叶切除术、全肺切除术、肺切除术和开胸术	氨苄西林，氨苄西林/舒巴坦	克林霉素 [d]，万古霉素 [d]	A
	胸腔镜手术	头孢唑林，氨苄西林/舒巴坦	克林霉素 [d]，万古霉素 [d]	C
胃及十二指肠手术 [e]	进入胃肠腔内的手术（减肥手术、胰十二指肠切除术）[f]	头孢唑林	克林霉素或万古霉素+氨基糖苷类 [g] 或氨曲南或氟喹诺酮类 [h-j]	A
	不进入胃肠腔内的手术（抗反流手术、高选择性迷走神经切断术），治疗高危患者	头孢唑林	克林霉素或万古霉素+氨基糖苷类 [g] 或氨曲南或氟喹诺酮类 [h-j]	A
胆道手术	开腹手术	头孢唑林，头孢西丁，头孢替坦，头孢曲松 [k]，氨苄西林/舒巴坦 [h]	克林霉素或万古霉素+氨基糖苷类 [g] 或氨曲南或氟喹诺酮类 [h-j]；甲硝唑+氨基糖苷类或氟喹诺酮类 [h-j]	A
	腹腔镜手术 择期，低风险 [i]	—	—	A
	腹腔镜手术 择期，高风险 [i]	头孢唑林，头孢西丁，头孢替坦，头孢曲松 [k]，氨苄西林/舒巴坦 [h]	克林霉素或万古霉素+氨基糖苷类 [g] 或氨曲南或氟喹诺酮类 [h-j]；甲硝唑+氨基糖苷类或氟喹诺酮类 [h-j]	A
阑尾手术	阑尾切除术治疗单纯性阑尾炎（无并发症）	头孢西丁，头孢替坦，头孢唑林+甲硝唑	克林霉素+氨基糖苷类 [g] 或氨曲南或氟喹诺酮类 [h-j]；甲硝唑+氨基糖苷类 [g] 或氟喹诺酮类 [h-j]	A

手术	类型	首选推荐抗菌药物 [a,b]	对 β-内酰胺类过敏时或次选推荐抗菌药物	证据强度 [c]
小肠手术	非梗阻性	头孢唑林	克林霉素 + 氨基糖苷类，或氨曲南或氟喹诺酮类 [h-j]	C
	梗阻性	头孢唑林 + 甲硝唑，头孢西丁，头孢替坦	甲硝唑 + 氨基糖苷类 [g] 或氟喹诺酮类 [h-j]	C
疝修补术	疝根治术和疝缝补术	头孢唑林	克林霉素 [d]，万古霉素 [d]	A
结肠、直肠手术 [m]	-	头孢唑林 + 甲硝唑，头孢西丁，头孢替坦，氨苄西林/舒巴坦 [h]，头孢曲松 + 甲硝唑 [h]，厄他培南	克林霉素或万古霉素 + 氨基糖苷类 [g] 或氨曲南或氟喹诺酮类 [h-j]；甲硝唑 + 氨基糖苷类 [h-j]	B
头、颈部手术	清洁手术	-	-	C
	植入假体的清洁手术（不包括鼓室造口术）	头孢唑林，头孢呋辛	克林霉素 [d]	C
	清洁-污染的肿瘤手术	头孢唑林 + 甲硝唑，头孢呋辛 + 甲硝唑，氨苄西林/舒巴坦 [h]	克林霉素 [d]	A
	其他的清洁-污染手术（除外扁桃体切除术和功能性内镜鼻窦手术）	头孢唑林 + 甲硝唑，头孢呋辛 + 甲硝唑，氨苄西林/舒巴坦 [h]	克林霉素 [d]	B
神经外科手术	择期开颅术和脑脊液分流术	头孢唑林	克林霉素 [d]，万古霉素 [d]	A
	鞘内泵植入术	头孢唑林	克林霉素 [d]，万古霉素 [d]	C
剖宫产	-	头孢唑林	克林霉素 + 氨基糖苷类 [g]	A
子宫切除术	经阴道或腹部手术	头孢唑林，头孢替坦，头孢西丁，氨苄西林/舒巴坦 [h]	克林霉素或万古霉素 + 氨基糖苷类 [g] 或氨曲南或氟喹诺酮类 [h-j]；甲硝唑 + 氨基糖苷类 [h-j]	A

手术	类型	首选推荐抗菌药物 [a, b]	对β-内酰胺类过敏时或选次选推荐抗菌药物	证据强度 [c]
眼科手术	—	局部使用新霉素-多黏菌素B-短杆菌肽或第四代氟喹诺酮类 [h-j] 药物（加替沙星或莫西沙星），每5~15min滴1滴，共5剂。在手术结束时可选用结膜下注射头孢唑林100mg或前房内注射头孢唑林1.0~2.5mg	—	B
骨科手术	涉及手、膝或胸的清洁手术，不涉及异物植入	—	—	C
	脊柱手术（无论是否使用器械）	头孢唑林	克林霉素 [d]，万古霉素 [d]	A
	髋部骨折修复术	头孢唑林	克林霉素 [d]，万古霉素 [d]	A
	植入内固定装置（如钉子、螺钉、金属板、钢丝）	头孢唑林	克林霉素 [d]，万古霉素 [d]	C
	全关节置换术	头孢唑林	克林霉素 [d]，万古霉素 [d]	A
泌尿系统手术	有感染风险的下尿路器械手术（包括经直肠前列腺活检）	氟喹诺酮类 [h-j]，甲氧苄啶/磺胺甲噁唑，头孢唑林	氨基糖苷类 [g] ±克林霉素	A
	清洁手术（不进入泌尿道）	头孢唑林 [若要放置假体材料建议添加单剂量氨基糖苷类 [g]（例如阴茎假体）]	克林霉素 [d]	A
	涉及假体植入	头孢唑林±氨基糖苷类 [g]，头孢曲松，氨基糖苷类，氨曲南/舒巴坦 [h]	克林霉素±氨基糖苷类 [g] 或氨曲南，万古霉素	A
	清洁手术（进入泌尿道）	头孢唑林±氨基糖苷类 [g] [若要放置假体材料建议添加单剂量氨基糖苷类 [g]（例如阴茎假体）] [h]	氨基糖苷类 [h-j] ±克林霉素 [g] 或氨曲南	A
	清洁-污染手术	头孢唑林+甲硝唑，头孢西丁	氟喹诺酮类 [h-j]，氨基糖苷类 [h-j] +甲硝唑或克林霉素	A
血管手术 [p]	—	头孢唑林	克林霉素 [d]，万古霉素 [d]	A

手术	类型	首选推荐抗菌药物 [a, b]	对 β-内酰胺类过敏时或次选推荐抗菌药物	证据强度 [c]
心脏，肺，心肺联合移植 [q]，心脏移植 [r]	—	头孢唑林	克林霉素 [d]，万古霉素 [d]	A（基于心脏手术）
肺和心肺联合移植 [r, s]	—	头孢唑林	克林霉素 [d]，万古霉素 [d]	A（基于心脏手术）
肝移植 [q, t]	—	头孢唑林/他唑巴坦，头孢噻肟+氨苄西林	克林霉素或万古霉素或氟康唑 + 氨基糖苷类 [h-j] 或氨曲南	B
胰腺和胰肾移植 [r]	—	头孢唑林，氟康唑[用于患者有真菌感染的高危因素时（如胰腺肠内引流者）]	克林霉素或万古霉素或氟康唑 + 氨基糖苷类 [h-j] 或氨曲南	A
整形手术	有高危因素的清洁手术或清洁—污染手术	头孢唑林，氨苄西林/舒巴坦 [h]	克林霉素 [d]，万古霉素 [d]	C

注：

a. 抗菌药物应在行手术切口前 60min 内使用（万古霉素或氟喹诺酮类药物则需在切口前 120min 内开始给药）。虽然通常单剂量药物即可预防足够的，但如所有手术的预防时间应少于 24 h。如果使用半衰期较短的药物（例如头孢唑林、头孢西丁），当手术时间超过建议的重复给药间隔（从术前给药开始算起），则应重新给药。如发生长时间或过度出血，或者有其他可能缩短药物半衰期的因素（例如大面积烧伤），也需要重新给药。对于肾功能延长半衰期的患者（如肾功能不全或衰竭患者），可不需要重新给药。

b. 支持使用或不使用预防用药的证据强度分为 A（ I ~ Ⅱ），B（Ⅳ~Ⅵ），C（Ⅶ）。 I 级证据来自大型、完成过程良好的随机对照临床试验。Ⅱ级证据来自小型、完成过程良好的随机对照临床试验。Ⅲ级证据来自完成良好的队列研究。Ⅳ级证据来自完成良好的病例对照研究。Ⅴ级证据来自进行过程大佳的不受控制的研究。Ⅵ级证据是有争议但倾向于支持该建议的证据，Ⅶ级证据为专家意见。

c. 对于已存在 MRSA 定植的患者，推荐在术前予以单剂万古霉素。

d. 对于可能存在耐葡萄球菌和链球菌以外的其他病原体的手术，可以考虑使用对这些病原体具有活性的药物。例如，如果有监测数据表明本院手术部位感染（SSI）的原因，可以考虑将克林霉素或万古霉素与另一种药物联用（对 β-内酰胺类过敏患者可选用氨曲南、庆大霉素或单剂量氟喹诺酮类）。

e. 对于术后胃十二指肠使用预防用药的患者应考虑予以预防性用药，如胃液 pH 值升高（可由组胺 H₂ 受体拮抗剂或质子泵抑制剂导致）、胃肠动力下降，胃出血、胃出口梗阻、病态肥胖或癌症患者。当手术操作未进入胃肠腔内时，可不需要预防性使用抗菌药物。

f. 考虑选用的抗菌药物活性也需要覆盖胆道感染。

g. 庆大霉素或妥布霉素。

h. 由于大肠埃希菌对氟喹诺酮类和氨苄西林/舒巴坦的耐药性增加，在使用前应参考本地人群的敏感性情况。

i. 环丙沙星或左氧氟沙星。

j. 对于所有年龄段的患者，氟喹诺酮类药物均会导致肌腱炎和肌腱断裂风险增加，但单剂量预防性使用时其发生风险的可能性很小。尽管对于某些儿童可能需要使用。

k. 头孢曲松的使用应仅限于手术前未确定的急性胆囊炎或急性胆道感染（包括未发生的胆绞痛或活动障碍）而接受胆囊切除术的患者。

l. 腹腔镜胆囊切除术中需未感染并发症风险高的因素包括急诊手术、糖尿病、手术时间长、术中胆囊破裂、术中胆囊溢出、怀孕、黄疸、非感染性发症、急性胆囊炎、无功能胆囊、免疫抑制和假体植入。由于许多接受腹腔镜胆囊切除术的患者给予单一剂量的抗菌药物预防可能是合理的。美国麻醉医师协会评分为3级或3级以上，术前30d内发生绞痛的，因此对所有有接受腹腔镜胆囊切除术在手术前预不可能是不可能确定的。

m. 对于大多数患者，除静脉注射外还应给予机械性肠道准备。

n. SSI分离出单兰阴性菌时，对第一代和第二代头孢菌素的耐药菌素的确定。可乐口服硫酸新霉素加红霉素碱或口服硫酸新霉素加甲硝唑可取。术前量头孢曲松联合甲硝唑可能比常规使用碳青霉烯类药物更可取。

o. 术后继续局部使用抗菌药物的必要性尚未确定。

p. 头臂血管手术没有支持的证据。虽然没有支持的证据，但对于接受包括血管假体或贴片植入（例如颈动脉内膜剥脱术）的头臂血管手术的患者可能会受益于预防。

q. 相关指南对国期预防性使用抗菌药物以防止SSI提出了建议，而不提供预防免疫抑制移植患者机会性感染的建议（例如抗真菌或抗病毒药物）。

r. 在这些移植手术中需术中需要左心室辅助装置并发生慢性感染的患者也可能受益于覆盖感染病原体的方案。

s. 预防方案可能需要修改，以覆盖从移植前的供体供体肺或受体中分离出的潜在病原体，包括革兰氏阴性菌（例如铜绿假单胞菌）或真菌。接受移植前培养阴性的肺移植的患者，应酌情接受受其他类型的心胸外科补补手术的抗菌药物预防方案。采用肺移植治疗囊性纤维化的患者应接受7~14d的抗菌药物治疗，并根据移植前培养和药敏结果适当选择抗菌药物。

t. 预防用药方案可能需要修改，以覆盖肝移植前从受体分离出的任何潜在病原体，包括VRE。

4. 国外手术预防用抗菌药物预防相关建议

文件	年份	发布机构
预防感染性心内膜炎：对接受介入手术的成人和儿童感染性心内膜炎的抗菌预防	2016	国家卫生与护理卓越研究所（NICE）
手术中的抗生素预防	2014	苏格兰校际指南网络（SIGN）
全球手术部位感染预防指南	2016	世界卫生组织（WHO）
手术部位感染的预防和治疗	2017	国家卫生与护理卓越研究所（NICE）
围手术期抗生素预防的系统评价和循证指导	2013	欧洲疾病预防和控制中心（ECDC）
美国疾病控制与预防中心手术部位感染预防指南	2017	疾病控制和预防中心（CDC）
为（SSI）预防质量改进工具提供信息的关键感染预防和控制建议是什么？	2015	苏格兰国家服务所（NHS）
ICSI 围手术期方案	2014	临床系统改进研究所（ICSI）
择期直肠 / 盆腔手术围手术期护理指南：（ERAS®）	2012	增强术后恢复会（ERAS®）
预防整形外科手术部位感染的抗生素预防	2015	美国整形外科医生协会（AAPS）
美国足踝外科医师学会临床共识声明	2015	美国足踝外科医师学会（ACFAS）
脊柱外科抗生素预防的循证临床指南	2013	北美脊柱协会（NAS）
择期结肠手术围手术期护理指南：（ERAS®）	2013	增强术后恢复协会（ERAS®）
植入式心脏电子设备感染诊断、预防和管理指南	2014	英国抗菌化疗学会（BSAC）、英国心律学会（BHRS）、英国心血管学会（BCS）、英国心脏瓣膜学会（BHVS）和英国超声心动图学会（BSE）
胰十二指肠切除术围手术期护理指南（ERAS）	2013	增强术后恢复协会（ERAS®）
外科抗菌药物预防临床实践指南（ASHP）	2013	美国卫生系统药剂师协会、美国传染病学会、美国医疗保健流行病学学会、外科感染学会（ASHP、IDSA、SIS 和 SHEA）
预防急症护理医院手术部位感染的策略：2014 年更新（NIH）	2014	由美国医疗保健流行病学学会（SHEA）赞助的独立作者，是由美国传染病学会（IDSA），美国医院协会（AHA），感染控制和流行病学专业人员协会（APIC）和联合委员会领导的合作成果
妇科手术中的抗生素预防	2012	独立作者
东部实践管理指南工作组：开放性骨折预防性使用抗生素实践管理指南的更新	2011	独立作者

文件	年份	发布机构
推定抗生素在创伤性血气胸导管引流术中的应用：东部创伤外科协会实践管理指南	2012	东部创伤外科协会（EAST）
泌尿外科抗菌预防	2012	美国泌尿外科协会（AUA）
预防假体周围关节感染：有哪些有效的策略？	2014	独立作者
预防性使用抗生素治疗穿透性腹部创伤	2012	东部创伤外科协会（EAST）
乳房外科抗菌预防指南	2014	独立作者
预防泌尿外科围手术期感染的日本基本指南：2015 年第 49 版	2016	日本泌尿外科协会（JUA）
预防手术部位感染	2012	爱尔兰皇家内科医学院（RCPI）
胃肠道手术的标准围手术期管理	2011	独立作者
操作指南：预防髋关节和膝关节置换术（IHI）的手术部位感染	2012	医疗改善研究所（IHI）
开放和腹腔镜泌尿外科肠道准备和抗菌预防的现代指南	2015	独立作者

四、Ⅰ类切口围手术期预防性使用抗菌药物标准操作规程

措施类别	关键控制点
常见污染菌	主要为革兰阳性菌，如金黄色葡萄球菌、凝固酶阴性葡萄球菌。部分乳腺手术可见链球菌。
预防用药原则	①抗菌药物的预防性应用并不能代替严格的消毒、灭菌技术、精细的无菌操作和手术技巧，也不能代替术中保温和血糖控制等其他预防措施。对于择期手术患者，一般术前住院日 <3d。 ②选择抗菌药物时要根据手术部位的常见病原菌，患者病理生理状况，抗菌药物的抗菌谱、药动学特点、不良反应等综合考虑。原则上应选择相对广谱、效果肯定、安全及价格相对低廉的抗菌药物。
给药指征	①手术范围大、手术时间长（超过 3h）、污染机会增加。 ②手术涉及重要脏器，一旦发生感染将造成严重后果者，如颅内手术、心脏搭桥手术等。 ③异物植入手术，如人工心瓣膜植入、永久性心脏起搏器放置、人工关节置换等。 ④高龄（>70 岁）。 ⑤糖尿病，免疫功能低下（尤其是接受器官移植者、长期使用免疫抑制剂、长期大剂量使用糖皮质激素、获得性免疫缺陷疾病、肿瘤患者放化疗中等），营养不良等患者。

措施类别	关键控制点
抗菌药物品种选择	①选用对可能的污染菌针对性强、预防有效、有充分的循证医学证据、安全、使用方便及价格适当的品种。 ②应尽量选择单一抗菌药物预防用药，避免不必要的联合用药。预防用药应针对手术路径中可能存在的污染菌。 ③有充分循证医学证据的第一代头孢菌素为头孢唑林，故第一代头孢菌素应首选头孢唑林；有充分循证医学证据的第二代头孢菌素为头孢呋辛，故第二代头孢菌素应首选头孢呋辛。 ④关于发生严重过敏反应（过敏性休克）的说明： A. 切皮前发生严重过敏反应（过敏性休克）的，应立即停止手术并按照规范的严重过敏反应抢救流程进行抢救。 B. 有明确头孢菌素 I 型（速发型）过敏史的，应在病历中记录发生严重过敏反应（过敏性休克）的头孢菌素类抗菌药物名称，预防用药的品种选择应遵循： a. 可明确发生严重过敏反应（过敏性休克）的头孢菌素类抗菌药物具体品种的，在医疗机构具有专业人员、急救条件下，获得患者知情同意后，选用与过敏药物侧链不同的头孢菌素进行皮试，β-内酰胺类药物侧链相似性比较及皮试方法见国家卫生健康委《β-内酰胺类抗菌药物皮肤试验指导原则（2021 年版）》。 b. 无法明确发生严重过敏反应（过敏性休克）的头孢菌素类抗菌药物具体品种的： 成人患者：围手术期预防用药可选用氨基糖苷类抗菌药物、氨曲南。 儿童患者：针对革兰阴性菌围手术期预防性使用抗菌药物，可选用氨曲南，应注意氨曲南对革兰阳性菌无抗菌活性；针对革兰阳性菌围手术期预防性使用抗菌药物，可选用克林霉素（克林霉素禁用于 4 周以内的婴儿），应注意克林霉素对革兰阴性菌感染无效。
给药方法	①给药途径大部分为静脉滴注。 ②需要术前肠道准备的手术可口服给药；对于眼科手术的术前预防用药应局部应用，无需静脉滴注。 ③不建议术中抗菌药物灌洗，如腹腔灌洗、深部组织或皮下组织灌洗等。
给药时机	①静脉滴注应在皮肤、黏膜切开前 0.5~1h 内或麻醉开始时给药，保证手术部位暴露时局部组织中抗菌药物已达到足以杀灭手术过程中沾染细菌的药物浓度。 ②对于术前已在使用抗菌药物治疗的患者，仍建议在皮肤、黏膜切开前 0.5~1h 内或麻醉开始时使用一剂预防用药，并根据手术时长和抗菌药物半衰期进行术中追加，原则上按照围手术期推荐品种选药，术后继续使用治疗性抗菌药物。 滴注时间：β-内酰胺类抗菌药物应在 20~30min 内滴注完毕。庆大霉素应在 30~60min 内缓慢滴入。（去甲）万古霉素滴注时间应大于 60min。由于（去甲）万古霉素需滴注较长时间，因此应在手术前 1h 开始给药。
预防用药维持时间	①存在感染高危因素的清洁手术，若手术时间较短（<2h），术前给药一次即可。 ②使用时间依赖性抗菌药物作为围手术期预防用药，若手术时间超过 3h 或超过所用药物半衰期的 2 倍以上（头孢曲松除外），或成人出血量超过 1500mL，术中应追加一次；若手术时间超过 6h，术中应追加第二次，但应注意当日使用的抗菌药物总剂量不应超过说明书的最大日剂量。 ③清洁手术的预防用药时间不超过 24h，心脏手术可视情况延长至 48h。

五、特殊诊疗操作抗菌药物预防应用的建议

诊疗操作名称	预防用药建议	推荐药物
血管（包括冠状动脉）造影术、成形术、支架植入术及导管内溶栓术	不推荐常规预防用药。对于 7d 内再次行血管介入手术者、需要留置导管或导管鞘超过 24h 者，则应预防用药	第一代头孢菌素
主动脉内支架植入术	高危患者建议使用 1 次	第一代头孢菌素
下腔静脉滤器植入术	不推荐预防用药	
先天性心脏病封堵术	建议使用 1 次	第一代头孢菌素
心脏射频消融术	建议使用 1 次	第一代头孢菌素
血管畸形、动脉瘤、血管栓塞术	通常不推荐，除非存在皮肤坏死	第一代头孢菌素
脾动脉、肾动脉栓塞术	建议使用，用药时间不超过 24h	第一代头孢菌素
肝动脉化疗栓塞（TACE）	建议使用，用药时间不超过 24h	第一、二代头孢菌素 ± 甲硝唑
肾、肺或其他（除肝外）肿瘤化疗栓塞	不推荐预防用药	
子宫肌瘤 – 子宫动脉栓塞术	不推荐预防用药	
食管静脉曲张硬化治疗	建议使用，用药时间不超过 24h	第一、二代头孢菌素，头孢菌素过敏患者可考虑氟喹诺酮类
经颈静脉肝内门腔静脉分流术（TIPS）	建议使用，用药时间不超过 24h	氨苄西林 / 舒巴坦或阿莫西林 / 克拉维酸
肿瘤的物理消融术（包括射频、微波和冷冻等）	不推荐预防用药	
经皮椎间盘摘除术及臭氧、激光消融术	建议使用	第一、二代头孢菌素
经内镜逆行胰胆管造影（ERCP）	建议使用 1 次	第二代头孢菌素或头孢曲松
经皮肝穿刺胆道引流或支架植入术	建议使用	第一、二代头孢菌素，或头霉素类
内镜黏膜下剥离术（ESD）	一般不推荐预防用药；如为高危切除（大面积切除、术中穿孔等）建议用药时间不超过 24h	第一、二代头孢菌素
经皮内镜胃造瘘置管	建议使用，用药时间不超过 24h	第一、二代头孢菌素
输尿管镜和膀胱镜检查、尿动力学检查，震波碎石术	术前尿液检查无菌者，通常不需预防用药。但对于高龄、免疫缺陷状态、存在解剖异常等高危因素者，可予预防用药	氟喹诺酮类；SMZ/TMP，或第一、二代头孢菌素，或氨基糖苷类

诊疗操作名称	预防用药建议	推荐药物
腹膜透析管植入术	建议使用 1 次	第一代头孢菌素
隧道式血管导管或药盒置入术	不推荐预防用药	
淋巴管造影术	建议使用 1 次	第一代头孢菌素

注：

①预防性使用抗菌药物应在操作前 30min 内给药。

②手术部位感染预防用药有循证医学证据的第一代头孢菌素主要为头孢唑林，第二代头孢菌素主要为头孢呋辛。

③我国大肠埃希菌对氟喹诺酮类耐药率高，预防应用应严加限制。

参考文献

1. 《抗菌药物临床应用指导原则》修订工作组 . 抗菌药物临床应用指导原则：2015 年版 [M]. 北京：人民卫生出版社，2015.

2. Bratzler DW，Dellinger EP，Olsen KM，et al. Clinical practice guidelines for antimicrobial prophylaxis in surgery[J]. Am J Health Syst Pharm.2013，14(3): 73–156.

3. Wainberg SK，Santos NCL，Gabriel FC，et al. Clinical practice guidelines for surgical antimicrobial prophylaxis: Qualitative appraisals and synthesis of recommendations[J].Journal of evaluation in clinical practice，2019，25(4): 591–602.

4. 国家卫生和计划生育委员会，国家中医药管理局，解放军总后勤部卫生部 . 关于印发抗菌药物临床应用指导原则（2015 年版）的通知（国卫办医发 [2015]43 号）[EB/OL].（2015– 07–24）[2015–08–27].http://www.nhc.gov.cn/yzygj/s3593/201508/c18e1014de6c45ed9f6f9d592b43db42.shtml

5. 中华医学会外科学分会外科感染与重症医学学组，中国医师协会外科医师分会 . 中国手术部位感染预防指南 [J]. 中华胃肠外科杂志，2019，22(4): 301–314.

第八部分

重点环节及重点部门医院感染管理要点

一、手卫生管理要点

1. 手卫生设施

项目	内容
洗手与卫生手消毒设施	①应设置与诊疗工作相匹配的流动水洗手和卫生手消毒设施，并方便医务人员使用。 ②重症监护病房在新建、改建时的手卫生设施应符合 WS/T 509 的要求。 ③手术部（室）、产房、导管室、洁净层流病区、骨髓移植病区、器官移植病区、新生儿室、母婴同室、血液透析中心（室）、烧伤病区、感染性疾病科、口腔科、消毒供应中心、检验科、内镜中心（室）等感染高风险部门和治疗室、换药室、注射室应配备非手触式水龙头。 ④有条件的医疗机构在诊疗区域均宜配备非手触式水龙头。 ⑤应配备洗手液（肥皂），并符合以下要求： a. 盛放洗手液的容器宜为一次性使用。如重复使用应定期清洁与消毒。 b. 洗手液发生浑浊或变色等变质情况时及时更换，并清洁、消毒容器。 c. 使用的肥皂应保持清洁与干燥。 ⑥应配备干手用品或设施。 ⑦医务人员对选用的手消毒剂有良好的接受性。 ⑧手消毒剂宜使用一次性包装。
外科手消毒设施	①应配置专用洗手池。洗手池设置在手术间附近，水池大小、高度适宜，能防止冲洗水溅出，池面光滑无死角，易于清洁。洗手池应每日清洁与消毒。 ②洗手池及水龙头数量应根据手术间的数量合理设置，每 2~4 间手术间宜独立设置 1 个洗手池，水龙头数量不少于手术间的数量，水龙头开关应为非手触式。 ③应配备洗手液（肥皂），并符合以下要求： a. 盛放洗手液的容器宜为一次性使用。如重复使用应定期清洁与消毒。 b. 洗手液发生浑浊或变色等变质情况时及时更换，并清洁、消毒容器。 c. 使用的肥皂应保持清洁与干燥。 ④应配备清洁指甲的用品。 ⑤可配备手卫生的揉搓用品。如配备手刷，手刷的刷毛柔软。 ⑥手消毒剂的出液器应采用非手触式。 ⑦手消毒剂宜采用一次性包装。 ⑧重复使用的消毒剂容器应至少每周清洁与消毒。 ⑨冲洗手消毒法应配备干手用品。 a. 手消毒后应使用经灭菌的布巾干手，布巾应一人一用。 b. 重复使用的布巾，用后应清洗、灭菌并按照相应要求储存。 c. 盛装布巾的包装物可为一次性使用，如使用可复用容器应每次清洗、灭菌，包装开启后使用不得超过 24h。 ⑩应配备计时装置、外科手卫生流程图。

2. 洗手与卫生手消毒

项目		内容
指征		①接触患者前。 ②清洁、无菌操作前，包括进行侵入性操作前。 ③暴露患者体液风险后，包括接触患者黏膜、破损皮肤或伤口、血液、体液、分泌物、排泄物、伤口敷料等之后。 ④接触患者后。 ⑤接触患者周围环境后，包括接触者周围的医疗相关器械、用具等物体表面后。
方式 选择	洗手	①当手部有血液或其他体液等肉眼可见的污染时。 ②可能接触艰难梭菌、肠道病毒等对速干手消毒剂不敏感的病原微生物时。
	卫生手 消毒	手部没有肉眼可见污染时，宜使用手消毒剂进行卫生手消毒。下列情况，宜先洗手，然后进行卫生手消毒： ①接触传染病患者的血液、体液和分泌物以及被传染性病原微生物污染的物品后。 ②直接为传染病患者进行检查、治疗、护理或处理传染患者污物之后。
注意事项		戴手套不能代替手卫生，摘手套后应进行卫生手消毒。

3. 外科手消毒

项目	内容
原则	①先洗手，后消毒。 ②不同患者手术之间、手套破损或手被污染时，应重新进行外科手消毒。
外科洗手的方法与要求	①洗手之前应先摘除手部饰物，修剪指甲，指甲长度不超过指尖。 ②取适量的洗手液清洗双手、前臂和上臂下1/3，并认真揉搓。清洁双手时，可使用清洁指甲用品清洁指甲下的污垢和使用揉搓用品清洁手部皮肤的皱褶处。 ③流动水冲洗双手、前臂和上臂下1/3。 ④使用干手用品擦干双手、前臂和上臂下1/3。
注意事项	①不得戴假指甲、装饰指甲，保持指甲和指甲周围组织的清洁。 ②在外科手消毒过程中应保持双手位于胸前并高于肘部，使水由手流向肘部。 ③洗手与消毒可使用海绵、其他揉搓用品或双手相互揉搓。 ④术后摘除手套后，应用洗手液清洁双手。 ⑤用后的清洁指甲用品、揉搓用品，如海绵、手刷等，放到指定的容器中；揉搓用品、清洁指甲用品应一人一用一消毒或者一次性使用。
外科冲洗手消毒	①按要求完成外科洗手。 ②取适量的手消毒剂涂抹至双手的每个部位、前臂和上臂下1/3，并认真揉搓3~5min。 ③在流动水下从指尖向手肘单一方向冲净双手、前臂和上臂下1/3，用经灭菌的布巾彻底擦干。 ④冲洗水水质达不到要求时，手术人员在戴手套前，应用速干手消毒剂消毒双手。 ⑤手消毒剂的取液量、揉搓时间及使用方法遵循产品的使用说明。
外科免冲洗手消毒	①按要求完成外科洗手。 ②取适量的手消毒剂放置在左手掌上。 ③将右手指尖浸泡在手消毒剂中（≥5s）。 ④将手消毒剂涂抹在右手、前臂直至上臂下1/3，确保通过环形运动环绕前臂至上臂下1/3，将手消毒剂完全覆盖皮肤区域，持续揉搓10~15s，直至消毒剂干燥。

项目	内容
外科免冲洗手消毒	⑤取适量的手消毒剂放置在右手掌上。 ⑥在左手重复右手过程。 ⑦取适量的手消毒剂放置在手掌上。 ⑧揉搓双手直至手腕，揉搓方法按照七步洗手方法揉搓双手直至手腕，揉搓至手部干燥。 ⑨手消毒剂的取液量、揉搓时间及使用方法遵循产品的使用说明。

4. 美国手卫生指南更新（2022版）

2022年由医疗流行病学学会（SHEA）、美国传染病学会（IDSA）、感染控制和流行病学专业人员协会（APIC）、美国医院协会（AHA）等组织，在2014年发表的《通过手卫生预防急性医疗机构医院感染的策略》基础上予以更新，帮助医疗机构工作人员通过手卫生更好地防范医院感染的发生。手卫生指南共包括7项基本实践，其中5项在2014年发布内容的基础上有所更新，2项则为新增加的内容：使用手套和预防环境污染。

项目	内容
促进手部皮肤和指甲健康的维护	①在大多数临床环境下优先使用含乙醇的手部消毒液。（证据质量：高） ②按照世界卫生组织（The World Health Organization，WHO）或疾控中心（Centers for Disease Control and Prevention，CDC）要求的五大时机进行手卫生。（证据质量：高） （WHO）时机 / （CDC）建议 1 / 接触患者前 2 / 无菌操作前（如放置留置装置或处理侵入性医疗设备前） 3 / 接触患者血液、体液或被污染表面后 4 / 接触患者后 5 / 接触患者环境后 新增 / 从同一患者的污染身体部位移到清洁身体部位前 新增 / 取下手套后立即洗手 此外，当手上有明显污渍、饭前、上厕所后都应洗手 ③在制定医疗机构手卫生相关政策时，应纳入指甲管理。（证据质量：高） a.医务人员应保持短且自然的指甲。 b.指甲不应超过指尖。 c.在高风险区域（如ICU、手术室）提供直接或间接性护理操作的医务人员不应佩戴人工指甲。 d.对于禁止指甲油（或指甲片）的使用可视具体感控要求而定（例如不同科室或不同医疗护理操作的污染风险程度），但在手术过程中与无菌部位有接触的医务人员不应该有指甲油（或指甲片）。 ④为医务人员制定皮炎一级预防和二级预防的相关干预措施。 ⑤为医务人员提供方便可获取、医院允许使用的护手霜。

项目	内容
	⑥让所有医务人员接受关于职业刺激性和过敏性接触性皮炎的一级预防宣教（一级预防包括对医务人员手卫生的健康宣教，例如保持手部皮肤健康的方法等）。（证据质量：高） ⑦为手部不适的医务人员提供棉衬垫的聚酯手套，培训使用方法。（证据质量：中）
选择合适的手卫生产品	①日常执行手卫生时，无论是液体、凝胶或泡沫速干手消毒剂，乙醇含量应至少达60%。（证据质量：高） ②让医务人员参与选择手卫生产品。（证据质量：高） ③如果寻求可能含特定增强成分（例如针对某些对乙醇不敏感的病原体）的消毒剂，应获取并评估厂家产品的详细数据。（证据质量：中） ④确认按压出的手部消毒剂容量与说明书中的有效容量一致。（证据质量：高） ⑤培训医务人员有关手部消毒剂的用量和起效时间。（证据质量：高） ⑥提供经医疗机构批准的、适用手部消毒剂和手套的护手霜。（证据质量：高）
保证手卫生产品的可获得性	①确保医务人员工作区域中，手部消毒剂是清晰可见且易获取的。（证据质量：高） ②在单间病房内，至少需两个地方放置手部消毒剂：一处放在走廊，一处放在病房。（证据质量：高） ③在半私人病房、套房、隔间和多病床病房中，至少每2张病床需放置一处手部消毒剂。此外，在医务人员的工作区域中也需要放置手部消毒剂。（证据质量：低） ④确保患者接受治疗护理的所有区域内，医务人员都能轻易获取手卫生产品（如个人口袋便携式手部消毒剂、床挂式手部消毒剂、一次性泵瓶）。（证据质量：高） ⑤评估故意滥用的风险。应使用能降低这种风险的手部消毒器，例如壁挂式手部消毒器，短时间内（例如5s内）只能进行有限次数的使用。（证据质量：低） ⑥在围手术期区域内，提供外科专用的手部消毒液和洗手液。（证据质量：高）
确保使用适合的手套以减少手部和环境污染	①在标准预防和接触隔离的诊疗环境中，需要照护某些对杀菌剂不敏感的微生物感染患者时（如艰难梭菌、诺如病毒），在接触患者和环境时戴好手套。 ②培训医务人员戴手套，并告知戴手套时可能面临的自我污染和环境污染风险。（证据质量：高） ③取下手套后应立即洗手。如果条件不允许马上洗手，应先使用速干手消毒剂，并尽快洗手。 ④培训医务人员脱手套的标准流程以避免污染。（证据质量：高）
采取措施以减少水槽和排水管道相关环境污染	①确保洗手池是根据当地行政法规进行建造。（证据质量：高） ②将洗手池纳入医疗机构的水感染控制风险评估中。（证据质量：高） ③尽量设置专门用于洗手的洗手池。（证据质量：高） ④培训医务人员不要将促进生物膜生长的物质（例如静脉注射溶液、药物、食物或人类排泄物）排放到洗手池中。（证据质量：高） ⑤使用正规消毒剂每日清洗水槽盆和水龙头。（证据质量：高） ⑥不要将药物或患者护理用品放在距离水槽1m以内的台面或移动桌面上。（证据质量：高） ⑦提供一次性或单次使用的毛巾擦干手。不要在患者护理区使用热风干燥器。（证据质量：高） ⑧当调查由医疗设施管道水传播的病原体而引起医院感染的确诊或疑似暴发事件时，请咨询地方公共卫生部门工作人员。（证据质量：高）

项目	内容
监测手卫生的依从性	①使用多种方法监测手卫生依从性。（证据质量：高） ②考虑每种监测方法的优点和局限性。（证据质量：高）
提供实时有意义的反馈以建立安全文化氛围	①通过不同的频率（例如实时、每周）来提供多种形式（例如口头、书面）的反馈。（证据质量：中） ②考虑在每次直接隐秘观察后向科室负责人反馈结果。这样的方式可以保护观察者隐私。（证据质量：中） ③提供有意义的数据，建立清晰的目标并制定相应行动措施以提高手卫生依从性。（证据质量：中）
暴发期间的其他办法	①医疗机构应考虑对医务人员开展系统性的手卫生培训（如 WHO 的培训步骤）。评估医务人员手卫生的依从性。（证据质量：低） ②对于建筑物管道的水传播病原体，考虑使用国家生态环境局（Environmental Protection Agency，EPA）注册的针对生物膜的消毒剂对水槽排水管进行消毒。为确保供水安全，具体适用的方案可咨询地方公共卫生部门。（证据质量：低） ③对于艰难梭菌和诺如病毒，除采取接触隔离措施外，医务人员在护理此类确诊或疑似感染患者后应鼓励使用肥皂，在流动水下洗手。（证据质量：低）
不应被常规采用的手卫生措施	①不应用放置口袋的小瓶手部消毒液代替墙挂式的手部消毒液。 ②洗手液、护手霜和手部消毒液的容器都应单次使用，不应重复加满使用。 ③不要使用含三氯生为活性成分配制的抗菌肥皂。 ④除非从事特定工作或接触特定的高风险病原体，否则不应常规佩戴双层手套。 ⑤除非接触特定高风险病原体，否则不应常规消毒手套。 ⑥即使面临对抗菌剂不敏感的病原体（如艰难梭菌或诺如病毒）时，仍可以先保留速干手消毒液。 ⑦不要尝试用未经 EPA 批准的消毒剂来清除水池排水口可能存在的生物膜。
未解决的问题	由于缺乏非劣效性数据（即与有效的手卫生措施的效果比较数据），医务人员使用含乙醇的手部湿巾问题仍未得到解决。

二、血管导管相关感染管理要点

项目	内容
概念	血管导管相关感染（Vessel Catheter Associated Infection，VCAI）是指留置血管导管期间及拔除血管导管后48h内发生的原发性且与其他部位感染无关的感染，包括血管导管相关局部感染和血流感染。患者局部感染时出现红、肿、热、痛、渗出等炎症表现，血流感染除局部表现外还会出现发热（>38℃）、寒战或低血压等全身感染表现。血流感染实验室微生物学检查结果：外周静脉血培养细菌或真菌阳性，或者从导管尖端和外周血培养出相同种类、相同药敏结果的致病菌。

项目		内容
预防与控制要点	置管前	①严格掌握置管指征，减少不必要的置管。 ②对患者置管部位和全身状况进行评估。选择能够满足病情和诊疗需要的管腔最少、管径最小的导管。选择合适的留置部位，中心静脉置管成人建议首选锁骨下静脉，其次选颈内静脉，不建议选择股静脉；连续肾脏替代治疗时建议首选颈内静脉。 ③置管使用的医疗器械、器具、各种敷料等医疗用品应当符合医疗器械管理相关规定的要求，必须无菌化。 ④患疖肿、湿疹等皮肤病或呼吸道疾病（如感冒、流感等）的医务人员，在未治愈前不应进行置管操作。 ⑤如为血管条件较差的患者进行中心静脉置管或经外周静脉置入中心静脉导管（以下简称PICC）有困难时，有条件的医院可使用超声引导穿刺。
	置管中	①严格执行无菌技术操作规程。置入中心静脉导管、PICC、中线导管、置入全植入式血管通路（输液港）时，必须遵守最大无菌屏障要求，戴工作圆帽、医用外科口罩，按《医务人员手卫生规范》有关要求执行手卫生并戴无菌手套、穿无菌手术衣或无菌隔离衣、铺覆盖患者全身的大无菌单。置管过程中手套污染或破损时应立即更换。置管操作辅助人员应戴工作圆帽、医用外科口罩、执行手卫生。完全植入式导管（输液港）的植入与取出应在手术室进行。 ②采用符合国家相关规定的皮肤消毒剂消毒穿刺部位。建议采用含氯己定醇浓度>0.5%的消毒液进行皮肤局部消毒。 ③中心静脉导管置管后应当记录置管日期、时间、部位、置管长度、导管名称和类型、尖端位置等，并签名。
	置管后	①应当尽量使用无菌透明、透气性好的敷料覆盖穿刺点，对高热、出汗、穿刺点出血、渗出的患者可使用无菌纱布覆盖。 ②应当定期更换置管穿刺点覆盖的敷料。更换间隔时间为：无菌纱布至少每2d一次，无菌透明敷料至少1次/周，敷料出现潮湿、松动、可见污染时应当及时更换。 ③医务人员接触置管穿刺点或更换敷料前，应当严格按照《医务人员手卫生规范》有关要求执行手卫生。 ④中心静脉导管及PICC，尽量减少三通等附加装置的使用。保持导管连接端口的清洁，每次连接及注射药物前，应当用符合国家相关规定的消毒剂，按照消毒剂使用说明对端口周边进行消毒，待干后方可注射药物；如端口内有血迹等污染时，应当立即更换。 ⑤应当告知置管患者在沐浴或擦身时注意保护导管，避免导管淋湿或浸入水中。 ⑥输液1d或者停止输液后，应当及时更换输液管路。输血时，应在完成每个单位输血或每隔4h更换给药装置和过滤器；单独输注静脉内脂肪剂（IVFE）时，应每隔12h更换输液装置。外周及中心静脉置管后，应当用不含防腐剂的生理盐水或肝素盐水进行常规冲封管，预防导管堵塞。 ⑦严格保证输注液体的无菌性。 ⑧紧急状态下的置管，若不能保证有效的无菌原则，应当在2d内尽快拔除导管，病情需要时更换穿刺部位重新置管。 ⑨应当每天观察患者导管穿刺点及全身有无感染征象。当患者穿刺部位出现局部炎症表现，或全身感染表现的，怀疑发生血管导管相关感染时，建议综合评估决定是否需要拔管。如怀疑发生中心静脉导管相关血流感染，拔管时建议进行导管尖端培养、经导管取血培养及经对侧静脉穿刺取血培养。

项目		内容
各类血管导管相关感染的特别预防措施		⑩医务人员应当每天对保留导管的必要性进行评估，不需要时应当尽早拔除导管。 ⑪若无感染征象时，血管导管不宜常规更换，不应当为预防感染而定期更换中心静脉导管、肺动脉导管和脐带血管导管。成人外周静脉导管 3~4d 更换一次；儿童及婴幼儿使用前评估导管功能正常且无感染时可不更换。外周动脉导管的压力转换器及系统内其他组件（包括管埋系统，持续冲洗装置和冲洗溶液）应当每 4d 更换一次。不宜在血管导管局部使用抗菌软膏或乳剂。 ⑫长期置管患者多次发生血管导管相关血流感染时，可预防性使用抗菌药物溶液封管。
	中心静脉导管、PICC 及肺动脉导管	①不应当常规更换中心静脉导管、PICC 或肺动脉导管以预防血管导管相关感染。 ②非隧道式导管无明显感染证据时，可以通过导丝引导更换。 ③非隧道式导管可疑感染时，不应当通过导丝更换导管。 ④中心静脉导管或 PICC 患者出现血管导管相关血流感染证据，应当根据临床综合评估结果决定是否拔管。 ⑤外周动脉导管及压力监测装置：成人宜选择桡动脉、肱动脉、足背动脉。儿童宜选择桡动脉、足背部动脉及胫骨后动脉。 ⑥压力传感器使用时间应当遵循产品说明书或每 4d 更换一次。 ⑦宜使用入口处为隔膜的压力监测装置，在使用前应用消毒剂擦拭消毒隔膜。 ⑧应当保持使用中压力监测装置无菌，包括校准装置和冲洗装置无菌。 ⑨应当减少对压力监测装置的操作。 ⑩不宜通过压力监测装置给予含葡萄糖溶液或肠外营养液。 ⑪宜使用密闭式的连续冲洗系统。
	脐血管导管	①脐动脉导管放置时间不宜超过 5d，脐静脉导管放置时间不宜超过 14d，不需要时应当及时拔除。 ②插管前应当清洁、消毒脐部。 ③不宜在脐血管导管局部使用抗菌软膏或乳剂。 ④在发生血管导管相关血流感染、血管关闭不全、血栓时，应当拔除导管，不应当更换导管。只有在导管发生故障时才更换导管。 ⑤使用低剂量肝素（0.25~1.0U/mL）持续输入脐动脉导管以维持其通畅。
	完全植入式导管（输液港）	①输液港专用留置针（无损伤针头）应当至少每 7d 更换一次。 ②输液港血管通路在治疗间隙期应当至少每 4 周维护一次。
	血液透析导管	①宜首选颈内静脉置管。 ②维持性血液透析患者宜采用动静脉内瘘。

三、呼吸机相关性肺炎感染管理要点

项目	内容
概念	患者建立人工气道（气管插管或气管切开）并接受机械通气时发生的肺炎，包括 48h 内曾经使用人工气道进行机械通气患者发生的肺炎。

项目		内容
预防与控制要点	置管前	①制定操作规程和防控制度。 ②培训操作人员。 ③尽可能使用无创通气。 ④如无禁忌证，尽量使用声门下吸引的插管。
	置管中	严格执行手卫生和无菌技术。
	置管后	①每天评估，尽早拔管。 ②每天停用一次镇静剂，暂停镇静时进行自发呼吸实验。 ③口腔护理（6~8h一次）。 ④抬高床头30°~45°（无禁忌证时）。 ⑤促进早期活动。 ⑥声门下吸引。 ⑦只有污染或故障的时候才更换呼吸机管路。 ⑧使用无菌水湿化呼吸机管路，每24h更换一次。湿化罐及滤纸应每周更换。 ⑨应及时倾倒呼吸机管道内积水，清除集水杯中的冷凝水（有水就清除），冷凝水应按污物处理，集水杯应垂直向下放置并位于管路最低处，以防止冷凝水倒流至气管插管或呼吸机内。 ⑩每日清洁消毒呼吸机表面。 ⑪一般患者在吸气端使用细菌过滤器，特殊感染及传染病患者建议在吸气端和呼气端都使用细菌过滤器。
呼吸机清洗消毒的原则		①呼吸机外置管路及附件应达到一人一用一消毒或灭菌。 ②彻底清除管道内的痰痂等污染物。 ③消毒前应尽可能将连接部分彻底拆卸，拆卸后应立即清洗、消毒。 ④推荐在呼吸机吸气端安装过滤器；对于有呼吸道传染可能的情况（如结核、流感等），应在呼气端安装过滤器；吸气端及呼气端均安装过滤器的呼吸机内置管路一般不需要常规清洗消毒。 ⑤手工清洗消毒时，在保证操作人员安全和环境安全的前提下，应遵循先彻底清洁，再消毒或灭菌的程序。 ⑥特殊感染患者使用的呼吸机管路（包括结核分枝杆菌、HIV病毒、乙肝病毒、MRSA、MRSE耐药菌群感染等）应单独进行清洗、消毒。 ⑦如临床怀疑使用呼吸机患者的感染与呼吸机管路相关时，应及时更换清洗、消毒处置管路及附件，必要时对呼吸机进行消毒。 ⑧呼吸机各部件消毒后，应干燥后才可保存备用，保存时间根据消毒方法而定。 ⑨医院使用的消毒剂、消毒器械或者其他消毒设备，必须符合《消毒管理办法》的规定。 ⑩消毒处理过程中应避免物品再次污染，用化学消毒剂消毒后的呼吸机管路在使用前应用无菌蒸馏水彻底冲洗干净，彻底干燥后才可保存备用。
其他特殊部件的清洗消毒		①呼吸机主机或空气压缩机的空气过滤网：需定期清洗以防灰尘堆积造成细菌繁殖。 ②呼吸机内部可拆卸的呼气管路：应根据各厂商提供的方法进行清洗消毒。 ③可拆卸的流量传感器：各种呼吸机的流量传感器应根据厂家的要求进行更换、清洗消毒。 ④呼吸机吸入端或呼出端的细菌过滤器、供气模块滤网、冷却风扇过滤器、防尘网等部件可根据使用要求或按需进行清洗更换。

项目	内容
呼吸机清洗和消毒效果的监测	①用化学浸泡方法进行消毒的医院，消毒剂的浓度必须每日进行监测并做好记录，保证消毒效果。消毒剂使用的时间不得超过产品说明书所规定的期限。 ②消毒后的呼吸机应当至少每 3 个月检测一次，并做好检测记录。消毒后的呼吸机合格标准参考值为 ≤ 20cfu/m²；如高度怀疑医院感染暴发与呼吸机相关感染时应及时监测（建议采样部位：外表板、外管路、湿化罐、集水杯、流量传感器、吸气和呼气端细菌过滤器、呼吸机内部可拆卸的呼气管路等）。 ③呼吸机消毒效果监测宜采用以下方法： a. 采样方法：按《消毒技术规范》物体表面采样方法。 b. 采样时间：呼吸机使用前。 c. 常规采样部位：呼吸机外置回路。 监测方法：涂抹法进行活菌计数。

四、导尿管相关尿路感染管理要点

项目	内容
概念	导尿管相关尿路感染主要是指患者留置导尿管后，或者拔除导尿管 48h 内发生的泌尿系统感染。 临床诊断：患者出现尿频、尿急、尿痛等尿路刺激症状，或者有下腹触痛、肾区叩痛，伴有或不伴有发热，并且尿检白细胞男性 ≥ 5 个 / 高倍视野，女性 ≥ 10 个 / 高倍视野，插导尿管者应当结合尿培养。 病原学诊断：在临床诊断的基础上，符合以下条件之一： ①清洁中段尿或者导尿留取尿液（非留置导尿）培养革兰阳性球菌菌落数 ≥ 104cfu/mL，革兰阴性杆菌菌落数 ≥ 105cfu/mL。 ②耻骨联合上膀胱穿刺留取尿液培养的细菌菌落数 ≥ 103cfu/mL。 ③新鲜尿液标本经离心应用相差显微镜检查，在每 30 个视野中有半数视野见到细菌。 ④经手术、病理学或者影像学检查，有尿路感染证据的。 患者虽然没有症状，但在 1 周内有内镜检查或导尿管置入，尿液培养革兰阳性球菌菌落数 ≥ 104cfu/mL，革兰阴性杆菌菌落数 ≥ 105cfu/mL，应当诊断为无症状性菌尿症。
管理要求	①医疗机构应当健全规章制度，制定并落实预防与控制导尿管相关尿路感染的工作规范和操作规程，明确相关部门和人员职责。 ②医务人员应当接受关于无菌技术、导尿操作、留置导尿管的维护以及导尿管相关尿路感染预防的培训和教育，熟练掌握相关操作规程。 ③医务人员应当评估患者发生导尿管相关尿路感染的危险因素，实施预防和控制导尿管相关尿路感染的工作措施。 ④医疗机构应当逐步开展导尿管相关尿路感染的目标性监测，持续改进，有效降低感染率。

项目		内容
预防与控制要点	置管前	①严格掌握留置导尿管的适应证，避免不必要的留置导尿。 ②仔细检查无菌导尿包，如导尿包过期、外包装破损、潮湿，不应当使用。 ③根据患者年龄、性别、尿道等情况选择合适大小、材质等的导尿管，最大限度降低尿道损伤和尿路感染。 ④对留置导尿管的患者，应当采用密闭式引流装置。 ⑤告知患者留置导尿管的目的，配合要点和置管后的注意事项。
	置管中	①医务人员要严格按照《医务人员手卫生规范》，认真洗手后，戴无菌手套实施导尿术。 ②严格遵循无菌操作技术原则留置导尿管，动作要轻柔，避免损伤尿道黏膜。 ③正确铺无菌巾，避免污染尿道口，保持最大的无菌屏障。 ④充分消毒尿道口，防止污染。要使用合适的消毒剂棉球消毒尿道口及其周围皮肤黏膜，棉球不能重复使用。男性：先洗净包皮及冠状沟，然后自尿道口、龟头向外旋转擦拭消毒。女性：先按照由上至下，由内向外的原则清洗外阴，然后清洗并消毒尿道口、前庭、两侧大小阴唇，最后会阴、肛门。 ⑤导尿管插入深度适宜，插入后，向水囊注入 10~15mL 无菌水，轻拉尿管以确认尿管固定稳妥，不会脱出。 ⑥置管过程中，指导患者放松，协调配合，避免污染，如尿管被污染应当重新更换尿管。
	置管后	①妥善固定尿管，避免打折、弯曲，保证集尿袋高度低于膀胱水平，避免接触地面，防止逆行感染。 ②保持尿液引流装置密闭、通畅和完整，活动或搬运时夹闭引流管，防止尿液逆流。 ③应当使用个人专用的收集容器及时清空集尿袋中尿液。清空集尿袋中尿液时，要遵循无菌操作原则，避免集尿袋的出口触碰到收集容器。 ④留取少量尿标本进行微生物病原学检测时，应当消毒导尿管后，使用无菌注射器抽取标本送检。留取大量尿标本时(此法不能用于普通细菌和真菌学检查)，可以从集尿袋中采集，避免打开导尿管和集尿袋的接口。 ⑤不应当常规使用含消毒剂或抗菌药物的溶液进行膀胱冲洗或灌注以预防尿路感染。 ⑥应当保持尿道口清洁，大便失禁的患者清洁后还应当进行消毒。留置导尿管期间，应当每日清洁或冲洗尿道口。 ⑦患者沐浴或擦身时应当注意对导管的保护，不应当把导管浸入水中。 ⑧长期留置导尿管患者，不宜频繁更换导尿管。若导尿管阻塞或不慎脱出时，以及留置导尿装置的无菌性和密闭性被破坏时，应当立即更换导尿管。 ⑨患者出现尿路感染时，应当及时更换导尿管，并留取尿液进行微生物病原学检测。 ⑩每天评估留置导尿管的必要性，不需要时尽早拔除导尿管，尽可能缩短留置导尿管时间。 ⑪对长期留置导尿管的患者，拔除导尿管时，应当训练膀胱功能。 ⑫医护人员在维护导尿管时，要严格执行手卫生。

五、病区医院感染管理要点

项目		内容
管理要求	医院感染管理小组	成立病区医院感染管理小组，病区负责人为医院感染管理小组第一责任人，成员包括医师和护士，医师宜具有主治及以上职称。
		工作职责： ①制定本病区的医院感染管理制度、防控措施及流程，并组织实施。 ②对本病区医院感染进行监测，及时报告，定期对医院感染监测及防控工作落实情况进行自查、分析，发现问题，及时改进，并做好记录。 ③落实医院抗菌药物管理相关规定。 ④负责本病区工作人员医院感染知识和技能的培训。 ⑤接受医院对本病区医院感染管理工作的督查与指导，落实相关改进措施，评价改进效果并做好记录。
		每季度召开一次会议，讨论科室医院感染存在的问题、改进措施、效果评价，促进持续质量改进。有问题随时召开会议。
	医院感染管理兼职人员	根据科室情况酌情给兼职人员设定院感工作时间，每周 0.5~1.5d 不等。
		工作职责： ①本科室医院感染知识的培训。 ②本科室医院感染散发病例的监测。 ③多重耐药菌的管理。 ④手卫生的落实情况。 ⑤一次性物品的管理。 ⑥职业防护及医疗废物的管理等。
	普通工作人员	①积极参加医院感染相关知识和技能培训。 ②遵守标准预防的原则，落实标准预防的具体措施。 ③遵循医院及本病区医院感染相关制度。 ④开展医院感染的监测，按照医院要求进行报告。 ⑤医师需了解本病区、本专业相关医院感染特点，包括感染率、感染部位、感染病原体及多重耐药菌感染情况。 ⑥进行注射、换药等操作时，应遵守无菌技术操作规程。 ⑦保洁员、配膳员、工人等应掌握与本职工作相关的清洁、消毒等知识和技能。
教育与培训	培训对象	本科室医务人员、进修人员、规培人员、实习人员、保洁人员、护工、陪护。
	培训内容	①医院感染预防与控制的重要性和必要性。 ②标准预防的概念和主要措施。 ③手卫生的重要性、时机、方法及注意事项。 ④环境和物表的清洁消毒。 ⑤多重耐药菌感染病例的处理流程、防控措施。 ⑥医疗废物的处理。 ⑦职业暴露的正确处理与防护。
	培训频率	定期开展培训，至少每季度一次。

项目		内容
教育与培训	培训考核	可采用现场提问、随堂测试、操作演练等方式，评价培训效果。
	培训记录要求	①专人负责记录培训时间、培训内容。 ②参训人员亲笔签名。 ③记录应字迹工整、整洁。 ④培训内容应附讲稿或课件等材料。
布局与设施		①病区内病房（室）、治疗室等各功能区域内的房间应布局合理，洁污分区明确。 ②收治传染病患者的医院应具备隔离条件，独立设区，病房通风良好。 ③设施、设备应符合医院感染防控要求，应设有适于隔离的房间和手卫生设施，包括洗手池、清洁剂、干手设施（如干手纸巾和速干手消毒剂）等。 ④治疗室等区域内应分区明确，洁污分开，配手卫生设施。保持清洁干燥，通风良好。没有与室外直接通风条件的房间应配置空气净化装置。 ⑤新建、改建病房（室）内宜设置独立卫生间，多人间内各床床间距应 > 0.8m，病室床位数单排不应超过 3 张，双排不应超过 6 张。
医院感染监测		①监测内容包括医院感染病例监测、医院感染目标性监测、医院感染暴发监测、多重耐药菌感染的监测等。 ②应按医院要求报告医院感染病例，对监测发现的危险因素进行分析，及时采取有效控制措施。 ③应根据本病区医院感染防控特点开展针对性的风险因素监测。 ④怀疑医院感染暴发时，及时报告医院感染管理部门，并配合调查，落实感控制度。 ⑤发现传染病疫情或其他传染病暴发、流行及突发原因不明的传染病时，应立即报告传染病疫情管理部门，并配合医院和疾病预防控制部门调查。
消毒相关监测		①使用成分不稳定消毒剂（如含氯消毒剂、过氧乙酸等）时，应现配现用，并在每次配置后监测浓度，符合要求方可使用。 ②采用紫外线灯进行空气及物表消毒时，应关好门窗，在无人的情况下使用，并监测紫外线灯辐射强度及灯管照射累计时间。 ③怀疑医院感染暴发与空气、物表、医务人员手、消毒剂等污染有关时，应对空气、物表、医务人员手、消毒剂等进行监测，并针对目标微生物进行检测。
预防与控制措施	标准预防措施	①所有在岗人员应掌握标准预防的概念。 ②科室按需配置防护用品，在岗人员熟知防护用品的使用原则。 ③规范使用锐器盒，一次性锐器用后即入锐器盒。 ④熟悉职业暴露处理流程，发生职业暴露，能按流程处理并上报。
	手卫生	①手卫生设施的位置应方便医务人员、患者、陪护人员使用，应具有醒目、正确的手卫生标识，包括洗手池、洗手液、擦手纸、手卫生方法宣传画、垃圾桶。 ②洗手液、速干手消毒剂宜为一次性包装。 ③开展医务人员手卫生正确性和依从性的自查和监督检查，发现问题及时改进。 ④病房、治疗室、治疗车、查房车均应配置速干手消毒剂，并在有效期内使用。 ⑤监控科室速干手消毒剂的使用量（日消耗毫升数/床）。

项目		内容
预防与控制措施	清洁与消毒	①地面无明显污染时，采用湿式清洁，每日 2 次；当地面受到患者血液、体液等明显污染时，先用吸湿材料（毛巾或纸巾等）去除可见的污染物，清洁后再用含有效氯 2000mg/L 的消毒剂擦拭消毒，使用后的吸湿材料作为医疗废物处理。 ②病房物体（如床栏、床头柜、门把手、灯开关、水龙头等）表面无明显污染时，采用湿式清洁，每日清洁 2 次。当物体表面受到患者血液、体液等明显污染时，处理方法同地面消毒。 ③擦拭不同患者单元的物品之间应更换布巾并作手卫生，若戴手套应更换手套并作手卫生；各种擦拭布巾应分区使用，用后统一清洗消毒，干燥备用。
	隔离	①至少设置一间用于隔离的房间，宜在建筑物的一端。 ②根据疾病传播途径，采取接触隔离、飞沫隔离或空气隔离措施，标识正确、醒目。 ③隔离的确诊或疑似传染病患者或隔离的非传染病感染患者，除确诊为同种病原体感染之外，应安置在单人隔离房间。 ④隔离患者的物品应专人专用，定期清洁与消毒，患者出院或转院、死亡后应进行终末消毒。 ⑤工作人员根据疾病的传播途径，选择并正确使用个人防护用品，包括隔离衣、医用防护口罩、医用外科口罩、手套、防护服等，并进行手卫生。
	消毒物品与无菌物品的管理	①抽出的药液和配制好的静脉输注用无菌液体，放置时间不应超过 2h；启封抽吸的各种溶媒不应超过 24h。 ②无菌棉球、纱布的灭菌包装一经打开，使用时间不应超过 24h；干罐储存的无菌持物钳使用时间不应超过 4h。 ③碘伏、复合碘消毒剂、季铵盐类、氯己定、碘酊类皮肤消毒剂应注明开瓶日期或失效日期，开瓶后的有效期应遵循厂家的使用说明，无明确规定使用期限的应根据使用频次确定失效日期。 ④盛放消毒剂进行消毒与灭菌的容器，应达到相应的消毒与灭菌水平。
	一次性医疗器械的管理	①一次性医疗器械应一次性使用。 ②使用前应检查包装的完好性、有无污损，并在有效期内使用。 ③使用过程中密切观察患者反应，如发生异常，应立即停止使用，做好留样与登记，并及时按照医院要求及时报告。同批次未用过的物品应封存备查。
	医疗废物及污水的管理	①医疗废物的管理应遵循《医疗废物管理条例》和相关配套文件的要求进行正确分类、收集、交接与转运，规范医疗废物的管理。 ②感染性医疗废物置于黄色废物袋内，锐器置于锐器盒内。医疗废物容器应符合要求，不得遗洒。标识明显、正确，医疗废物不应超过包装容器容量的 3/4。应使用有效的封口方式，封闭包装容器的封口。 ③少量的药物性废物可放入感染性废物袋内，但应在标签上注明。 ④科室应认真填写《医疗垃圾交接本》，并保存 3 年备查。如有电子交接平台，根据相关要求进行。 ⑤传染病患者产生的医疗废物应使用双层包装物包装，并及时密封。 ⑥不应取出放入包装容器内的医疗废物。

六、内镜室医院感染管理要点

项目		内容
管理要求		①建立健全岗位职责、清洗消毒操作规程、质量管理、监测、职业安全防护、继续教育和培训等管理制度，以及突发事件的应急预案。 ②具有内镜消毒灭菌设备、设施和医院感染管理系统，并严格执行内镜清洗消毒技术相关操作规范和标准。 ③内镜清洗消毒人员相对固定，人员数量与工作量相匹配，并指定专人负责质量监测工作。 ④内镜室相关工作人员都要进行关于内镜清洗消毒知识和相关医院感染预防与控制知识的培训，并留有记录。
布局与设施设备	基本要求	①应设立办公区、患者候诊区、诊疗室、清洗消毒室、内镜与附件储存库等，其面积应与工作需要相匹配。 ②不同系统软式内镜的诊疗工作应分室进行。
	诊疗室	①软式内镜及附件数量应与诊疗工作量相匹配。 ②灭菌内镜的诊疗环境至少应达到非洁净手术室的要求。 ③应配备手卫生装置，采用非接触式水龙头，操作时做好相应的防护措施。 ④注水瓶内的用水应为无菌水，每天更换。
	清洗消毒室	①应独立设置，通风良好，如采用机械通风，宜采取"上送下排"方式，换气次数宜每小时 ≥ 10 次，最小新风量宜达到每小时 2 次。 ②清洗消毒流程做到由污到洁，在清洗消毒室适当的位置张贴操作规程。 ③内镜清洗消毒设备齐全（包括清洗槽、全管道灌流器、内镜专用刷、压力水枪、压力气枪、测漏仪器、计时器、运送容器、擦拭巾和垫巾等，以及手卫生装置）。 ④不同系统内镜清洗槽、内镜自动清洗消毒机分开设置和使用。 ⑤内镜自动清洗消毒机应符合 GB30689 的相关规定。 ⑥压缩空气应为清洁压缩空气；自来水水质应符合 GB5749 的规定；纯化水应符合 GB5749 的规定，细菌总数 ≤ 10cfu/100mL，生产纯化水所使用的滤膜孔径应 ≤ 0.2μm，并定期更换；无菌水为经过灭菌工艺处理的水。必要时对纯化水和无菌水进行微生物学检测。 ⑦清洗剂应选择适用于软式内镜的低泡医用清洗剂，也可根据需要选择具有去除生物膜作用的特殊医用清洗剂；润滑剂应为水溶性；消毒剂和灭菌剂应选择符合国家相关规定且对内镜腐蚀性较低。
	储存	内镜与附件储存库（柜）内表面应光滑、无缝隙，便于清洁和消毒，保持干燥，通风良好。
清洗消毒操作规程	基本原则	①所有软式内镜每次使用后均应进行彻底清洗和高水平消毒或灭菌。 ②进入人体无菌组织、器官，或接触破损皮肤、破损黏膜的软式内镜及附件应进行灭菌。 ③与完整黏膜相接触，而不进入人体无菌组织、器官，也不接触破损皮肤、破损黏膜的软式内镜及附件，应进行高水平消毒。

项目		内容
清洗消毒操作规程	基本原则	④与完整皮肤接触而不与黏膜接触的用品宜进行低水平消毒或清洁。 ⑤内镜使用后宜每次清洗前测漏，如条件不允许时至少每天测漏 1 次。 ⑥内镜消毒或灭菌前应进行彻底清洗。 ⑦消毒后内镜用纯化水或无菌水进行终末漂洗，采用浸泡灭菌的内镜用无菌水进行终末漂洗。 ⑧每日诊疗工作开始前，对当日拟使用的消毒类内镜行再次消毒、漂洗、干燥后方可使用。
	清洗消毒流程	**严格执行预处理：** ①内镜从患者体内取出后，在与光源及视频处理器拆离之前，应立即用含有清洗液的湿巾或湿纱布擦去外表面污染物，擦拭用品应一次性使用。 ②反复送气与送水至少 10s。 ③将内镜的先端置入装有清洗液的容器中，启动吸引功能，抽吸清洗液直至其流入吸引管。 ④盖好内镜防水盖。 ⑤放入运送容器，送至清洗消毒室。
		测漏流程： ①取下各类按钮和阀门，连接好测漏装置，并注入压力。 ②将内镜全浸没于水中，使用注射器向各个管道注水，首先向各个方向弯曲内镜先端，观察有无气泡冒出，再观察插入部、操作部、连接部等部分是否有气泡冒出，如发现渗漏，及时保修送检。 ③测漏情况应有记录。
		清洗流程： ①在清洗槽内配置清洗液，将内镜、按钮和阀门完全浸没于清洗液中。 ②用擦拭布反复擦洗镜身，擦拭布应一用一换。 ③刷洗内镜的所有管道至没有可见污物，连接全管道灌流器，让各管道内充满清洗液，浸泡时间遵循产品说明书。 ④刷洗按钮和阀门，清洗液应一用一更换。 ⑤将清洗刷清洗干净，高水平消毒后备用。
		漂洗流程： ①将清洗后的内镜连同全管道灌流器、按钮和阀门移入漂洗槽内。 ②用动力泵或压力水枪充分冲洗各管道至无清洗液残留，用流动水冲洗内镜的外表面、按钮和阀门。 ③用动力泵或压力气枪向各管道内充气至少 30s，去除管道内水分。 ④擦干内镜外表面、按钮和阀门，擦拭布应一用一更换。
		消毒（灭菌）流程： ①将内镜连同全管道灌流器、按钮和阀门移入消毒槽内，并全部浸入消毒液中。 ②将各管道内充满消毒液，消毒方式和时间遵循产品说明书。 ③更换手套，向各管道内充气至少 30s，去除管道内消毒液。 ④灭菌时遵循灭菌设备说明书。

项目		内容
清洗消毒操作规程	清洗消毒流程	**终末漂洗流程:** ①将内镜连同全管道灌流器、按钮和阀门移入终末漂洗槽内。 ②用动力泵或压力水枪,用纯化水或灭菌水冲洗内镜各管道至少2min,直至无消毒液残留。 ③用纯化水或灭菌水冲洗内镜的外表面、按钮和阀门。 ④采用浸泡灭菌的内镜应在专用终末漂洗槽内使用无菌水进行终末漂洗。 ⑤取下全管道灌流器。
		干燥流程: ①将内镜、按钮和阀门置于铺设无菌巾的专用干燥台。无菌巾应每4h更换一次。 ②用75%~95%乙醇或异丙醇灌注所有管道。 ③用压力气枪,用洁净压缩空气向所有管道充气至少30s,直至完全干燥。 ④用无菌擦拭布、压力气枪干燥内镜的外表面、按钮和阀门。 ⑤安装按钮和阀门。
		内镜清洗消毒机: ①内镜清洗消毒机的清洁消毒流程包括对内镜进行检测、冲洗、清洗、漂洗、消毒和干燥。 ②应提供可视和声讯报警信号,当检测到管道堵塞时可自动终止程序运行。 ③当检测到内镜泄露超过设定的允许泄漏量时,提供可视或声讯报警信号,并自动终止程序运行。 ④应对内镜所有的内外表面进行有效清洁。 ⑤冲洗过程中水温不应高于45℃。 ⑥消毒后漂洗用水细菌总数应小于10cfu/100mL,不可重复应用。 ⑦进行干燥测试时,皱纸上应无黑点。 ⑧内镜清洗消毒机应有自身消毒程序。 ⑨附件使用后及时进行清洗和漂洗,根据需要予以消毒或灭菌处理。
	储存	①内镜干燥后储存于内镜与附件储存柜内,镜体应悬挂,弯角固定钮应置于自由位,并将取下的各类按钮和阀门单独储存。 ②内镜与附件储存柜应每周清洁消毒一次,遇污染时随时清洁消毒。 ③灭菌后的内镜、附件及相关物品应遵循无菌物品储存要求进行储存。
	环境清洁消毒	①每日清洗消毒工作结束,应对清洗槽、漂洗槽等彻底刷洗,并采用含氯消毒剂、过氧乙酸或其他符合国家相关规定的消毒剂进行消毒。 ②每次更换消毒剂时,应彻底刷洗消毒槽。 ③每日诊疗及清洗消毒工作结束后,应对内镜中心的环境进行清洁和消毒处理。
	监测与记录	①采用目测方法、蛋白残留测定、ATP生物荧光法测定等方法,监测内镜的清洗效果。 ②按要求进行消毒剂有效浓度监测并记录。 ③每季度对消毒剂染菌量、医务人员手卫生、诊疗室和清洗消毒室的环境进行监测并记录。

项目		内容
清洗消毒操作规程	监测与记录	④每季度对消毒内镜进行生物学监测并记录（采用轮换抽检的方式，每次抽检25%。内镜数量少于或等于5条的，每次全部监测；多于5条的，每次监测数量应不低于5条），监测方法遵循GB15982的规定，消毒合格标准：菌落总数每件≤20cfu。 ⑤每条内镜的使用、清洗消毒情况应进行记录，内容应当包括诊疗日期、患者标识、内镜编号、清洗消毒的起止时间以及操作人员姓名等。应具有可追溯性，消毒剂浓度监测记录的保存期应≥6个月，其他监测资料的保存期应≥3年。 ⑥对内镜清洗消毒机新安装或维修后清洗消毒的内镜进行生物学监测并记录，并打印留存内镜清洗消毒机的运行参数资料。
	预防与控制措施	①手卫生设施设备齐全，内镜诊疗室、清洗消毒室配备非手触式水龙头。 ②工作人员手卫生依从性、正确性。 ③防护用品齐备（帽子、口罩、手套、护目镜/防护面罩、防水围裙/防水隔离衣、专用鞋等）。 ④内镜清洗人员穿戴必要的防护用品，包括工作服、防水围裙、口罩、帽子、手套等。 ⑤诊疗操作人员根据暴露风险穿戴合适的防护用品。 ⑥正确进行医疗废物分类，规范处置使用后锐器，规范记录医疗废物登记本。

七、血液透析室医院感染管理要点

项目		内容
管理制度		血液透析室应加强医院感染的预防与控制工作，建立并落实相关规章制度和工作规范，科学设置工作流程，降低发生医院感染的风险。重点相关制度包括： ①医院感染管理制度 ②透析治疗区域管理制度 ③隔离与消毒制度 ④医务人员手卫生制度 ⑤透析液和透析用水质量监测制度 ⑥设备设施使用及维护制度 ⑦医院感染暴发监测和报告制度 ⑧复用间工作制度 ⑨水处理间工作制度
感染预防与控制	环境布局	①建筑布局遵循环境卫生学和感染控制的原则，布局合理、分区明确、标识清楚，符合功能流程合理和洁污区域分开的基本要求。 ②血液透析室应分为辅助区域和工作区域。透析治疗区、治疗室等工作区域应达到Ⅲ类环境的要求，严格限制非工作人员进入血液透析治疗区。
	物品耗材管理	①血液透析室使用的消毒药械、一次性医疗器械和器具，一次性使用耗材等应当符合国家相关规定，一次性使用的器械物品不得重复使用，重复使用的医用耗材，应严格按照要求清洗、消毒或灭菌，并进行效果监测。 ②进入患者组织、无菌器官的医疗器械、器具和物品必须达到灭菌水平。

项目		内容
感染预防与控制	物品耗材管理	③接触患者皮肤、黏膜的医疗器械、器具和物品必须达到消毒水平。 ④各种用于注射、穿刺、采血等有创操作的医疗器具必须一用一灭菌。 ⑤患者使用的床单、被套、枕套等物品应当一人一用一更换。 ⑥所有接触过患者的可复用物品（如治疗车、托盘、仪器等）必须经过清洁、消毒后才可再次进入治疗准备室。 ⑦监护仪、除颤器、输液泵、理疗仪等公用医疗器械一人一用一消毒。
	手卫生	①接触患者前：如进入透析单元护理患者前、接触血管通路部位前、连接或拔除管路针头前。 ②无菌操作前：置管或连接导管前、实施导管部位护理前、准备肠外营养药物前、静脉输注药物或输液前。 ③接触患者后：实施患者护理后离开透析单元前、脱手套后。 ④接触血液、体液后：血液或体液暴露后、接触其他污染液体（如使用后的透析液）后、接触透析器后、接触血液管路或盛装桶后、实施伤口护理或敷料更换后。 ⑤接触环境后：接触透析机后、接触透析单元内其他物品后、使用床旁电脑记录后、离开透析单元时、脱手套后。
	清洁消毒	①每次透析结束后对透析单元内的设备设施、物品表面进行擦拭消毒，对透析机进行有效的水路消毒，对透析单元地面进行清洁，地面有血液、体液及分泌物污染时用消毒液擦拭。 ②水处理系统应根据厂家产品说明书定期消毒，定期进行水质检测。每次冲洗消毒后应测定管路中消毒液残留，确保安全。 ③严格按照血液透析器复用的有关操作规范，对可重复使用的透析器进行复用。
	患者筛查	①对于新入或转入的患者必须在治疗前进行乙肝、丙肝、梅毒及 HIV 感染的相关检查。 ②长期透析的患者应该每 6 个月复查一次，保留原始记录并登记。 ③乙肝、丙肝、梅毒及 HIV 感染者应分别在各自隔离透析治疗间（区）进行专机血液透析，配备专门治疗用品和相对固定的工作人员，治疗间（区）相互不能混用。 ④如有患者在透析过程中出现传染病标志物阳性，应立即对密切接触者进行相关标志物检测。 ⑤对于暴露于乙肝病毒、丙肝病毒、HIV、梅毒螺旋体，怀疑可能感染的患者，如病毒/螺旋体检测阴性，应重复检测病毒/螺旋体标志物并记录。
	医院感染监测	①建立医院感染控制监测制度，进行环境卫生学监测和感染病例监测。 ②环境卫生学监测：空气细菌培养 ≤ 4cfu/5min，物表、医务人员手细菌培养 ≤ 10cfu/cm^2，每季度监测一次，遇医院感染暴发，怀疑与环境污染有关时随时监测。 ③透析液监测：透析液细菌培养 ≤ 100cfu/mL，每月监测一次，内毒素 ≤ 0.5eu/mL，每季度监测一次，每台透析机每年至少检测一次。 ④透析用水监测：透析用水细菌培养总数 ≤ 100cfu/mL，每季度一次，内毒素 ≤ 0.25eu/mL，每季度监测一次，每台透析机每年至少检测一次，结果达干预值应有干预记录。 ⑤发现问题时，及时分析原因并改进，存在严重隐患时，立即停止透析工作并进行整改。 ⑥发生医院感染暴发，及时按照相关规定进行报告。

项目	内容
职业防护	①医务人员进入透析治疗区应穿工作服、换工作鞋，在诊疗过程中实施标准预防，并严格执行手卫生规范和无菌操作技术。 ②知晓职业暴露后的处理方法及报告程序。 ③建立工作人员健康档案，定期（原则上至少每年一次）进行健康体检以及乙肝病毒、丙肝病毒、HIV、梅毒螺旋体监测，并管理保存体检资料。
医疗废物处置	①医疗废物的管理应遵循《医疗废物管理条例》和相关配套文件的要求进行分类、收集、交接与转运，规范医疗废物的管理。 ②使用后的锐器应立即在产生地规范弃置锐器盒内，严禁二次分拣。

八、重症监护病房医院感染管理要点

项目		内容
基本要求		①应建立由科主任、护士长与兼职感控人员等组成的医院感染管理小组，全面负责本科室医院感染管理工作。 ②应制定并不断完善ICU医院感染管理相关规章制度，定期研究ICU医院感染预防与控制工作存在的问题和改进方案。 ③医院感染管理专职人员应对ICU医院感染预防与控制措施落实情况进行督查，做好相关记录，并及时反馈检查结果。 ④应针对ICU医院感染特点建立人员岗位培训和继续教育制度。所有工作人员，包括医生、护士、进修人员、实习学生、保洁人员等，应接受医院感染预防与控制相关知识和技能的培训。
布局设施		①整体布局应以洁污分开为原则，医疗区域、医疗辅助用房区域、污物处理区域等应相对独立。 ②床单元使用面积应不少于15m²，床间距应大于1m。 ③应至少配备1个单间病室（房），使用面积应不少于18m²。 ④应具备良好的通风、采光条件。医疗区域内的温度应维持在24℃±1.5℃，相对湿度应维持在30%~60%。 ⑤装饰应遵循不产尘、不积尘、耐腐蚀、防潮防霉、防静电、容易清洁和消毒的原则。 ⑥不应在室内摆放干花、鲜花或盆栽植物。
人员管理	医务人员	①应配备足够数量、受过专门训练、具备独立工作能力的专业医务人员，掌握医院感染预防与控制知识和技能。护士人数与实际床位数之比应不低于3:1。 ②护理多重耐药菌感染或定植患者时，宜分组进行，人员相对固定。 ③患有呼吸道感染、腹泻等感染性疾病的医务人员，应避免直接接触患者。 ④医务人员应采取标准预防，防护措施应符合WS/T 311的要求。应配备足量、方便取用的个人防护用品，并掌握正确的使用方法。 ⑤进入ICU可不换鞋，必要时可穿鞋套或更换专用鞋。
	患者	①应将感染、疑似感染与非感染患者分区安置。 ②在标准预防的基础上，应根据疾病的传播途径（接触传播、飞沫传播、空气传播），采取相应的隔离与预防措施。 ③多重耐药菌、泛耐药菌感染或定植患者，宜单间隔离；如隔离房间不足，可将同类耐药菌感染或定植患者集中安置，并设醒目的标识。

项目		内容
	探视者	①应明确探视时间，限制探视者人数。 ②探视者进入 ICU 宜穿专用探视服。探视服专床专用，探视日结束后清洗消毒。 ③探视者进入 ICU 可不换鞋，必要时可穿鞋套或更换专用鞋。 ④探视呼吸道感染患者时，探视者应遵循 WS/T 311 的要求进行防护。 ⑤应谢绝患有呼吸道感染性疾病的探视者。
医院感染监测		①常规监测 ICU 患者医院感染发病率、感染部位构成比、病原微生物等，做好医院感染监测相关记录。 ②应积极开展目标性监测，包括呼吸机相关性肺炎（VAP）、血管导管相关血流感染（CLBSL）、导尿管相关尿路感染（CAUTD）、多重耐药菌监测，对于疑似感染患者，应采集相应标本做微生物检验和药敏试验。 ③应制定医院感染暴发报告制度，早期识别医院感染暴发，医院感染暴发或疑似暴发时应及时报告相关部门。 ④应通过收集病例资料、流行病学调查、微生物检验，分析确定可能的传播途径，据此制定并采取相应的控制措施。 ⑤对疑有某种微生物感染的聚集性发生时，宜做菌种的同源性鉴定，以确定是否暴发。 ⑥每季度对物体表面、医务人员手和空气进行消毒效果监测，当怀疑医院感染暴发、ICU 新建或改建以及病室环境的消毒方法改变时，应随时进行监测。 ⑦应对监测资料进行汇总，分析医院感染发病趋势、相关危险因素和防控工作存在的问题，及时采取积极的预防与控制措施。
血管导管相关血流感染的防控措施		①严格掌握导管留置指征，每日评估留置导管的必要性，尽早拔除导管。 ②置管操作严格遵循无菌操作原则，实施最大无菌屏障。 ③严格按照消毒产品说明要求进行皮肤消毒。 ④置管部位不宜选择股静脉。 ⑤查看穿刺点及敷料有无渗血、潮湿和脏污。按时更换敷料，纱布敷料不超过2d，透明敷料不超过 7d，如有问题随时更换。 ⑥怀疑心血管导管相关性血流感染时，如无禁忌，应立即拔管，同时送导管尖端和静脉血进行微生物检测。
导尿管相关尿路感染的防控措施		①严格掌握导尿管留置指征，每日评估留置导尿管的必要性，尽早拔除导管。 ②置管操作严格遵循无菌操作原则。 ③置管时间大于 3d 者，宜持续夹闭，定时开放。 ④保持尿液引流系统处于密闭状态，集尿袋位置不超过膀胱水平且不接触地面。 ⑤长期留置导尿管宜定期更换，更换时间参照导尿管说明书。 ⑥微生物检测时在导尿管侧面以无菌操作方法针刺抽取尿液采集标本，其他目的尿标本时应从集尿袋开口处采集。
呼吸机相关性肺炎的防控措施		①每日评估呼吸机和气管插管的必要性，尽早脱机或拔管。 ②在进行与气道相关的操作中严格遵循无菌操作原则。 ③若无禁忌证应将患者头胸部抬高 30°~45°，并应协助患者翻身拍背及震动排痰。 ④应使用有消毒作用的口腔含漱液进行口腔护理，每 6~8h 一次。 ⑤宜选择经口气管插管，使用气囊上方带侧腔的气管插管，及时清除声门下分泌物。气囊放气或拔出气管插管前应确认气囊上方的分泌物已被清除。 ⑥呼吸机管路湿化液应使用无菌水。 ⑦呼吸机外壳及面板应每天清洁消毒 1~2 次；呼吸机外部管路及配件应一人一用一消毒或灭菌，长期使用者应每周更换；呼吸机内部管路的消毒按照厂家说明书进行。 ⑧应每天评估镇静药使用的必要性，尽早停用。

项目	内容
手卫生	①应配备足够的非手触式洗手设施和速干手消毒剂，洗手设施与床位数比例应不低于1:2，单间病房应每床一套。应使用一次性包装的皂液。每床应配备速干手消毒剂。 ②干手用品宜使用一次性干手纸巾。 ③医务人员手卫生应符合ICU的监测要求。 ④探视者进入ICU前后应洗手或用速干手消毒剂消毒双手。
环境清洁消毒	①物体表面应保持清洁，被患者血液、体液、排泄物、分泌物等污染时，应随时清洁并消毒。 ②医疗区域的物体表面应每天清洁消毒1~2次，达到中水平消毒。 ③计算机键盘宜使用键盘保护膜覆盖，表面每天清洁消毒1~2次。 ④一般性诊疗器械（如听诊器、叩诊锤、手电筒、软尺等）宜专床专用；一般性诊疗器械（如听诊器、叩诊锤、手电筒、软尺等）如交叉使用应一用一消毒；普通患者持续使用的医疗设备（如监护仪、输液泵、氧气流量表等）表面，应每天清洁消毒1~2次。 ⑤普通患者交叉使用的医疗设备（如超声诊断仪、除颤仪、心电图机等）表面，直接接触患者的部分应每名患者使用后立即清洁消毒，不直接接触患者的部分应每周清洁消毒1~2次。 ⑥多重耐药菌感染或定植患者使用的医疗器械、设备应专人专用，或一用一消毒。 ⑦地面应每天清洁消毒1~2次。 ⑧安装空气净化系统的ICU，空气净化系统出、回风口应每周清洁消毒1~2次。
床单元的清洁消毒	①床栏、床旁桌、床头柜等应每天清洁消毒1~2次，达到中水平消毒。 ②床单、被罩、枕套、床间隔帘应保持清洁，定期更换，如有血液、体液或排泄物等污染，应随时更换。 ③枕芯、被褥等使用时应保持清洁，防止体液浸湿污染，定期更换，如有血液、体液或排泄物等污染，应随时更换。 ④便盆及尿壶应专人专用，每天清洗、消毒。 ⑤腹泻患者的便盆应一用一消毒。 ⑥有条件的医院宜使用专用便盆清洗消毒机处理，一用一消毒。
空气消毒方法与要求	①ICU空气应达到GB 15982的要求。 ②医疗区域定时开窗通风。 ③安装具备空气净化消毒装置的集中空调通风系统。 ④做好空气洁净设备的维护与监测，保持洁净设备的有效性。 ⑤气消毒器应按照产品说明书正确使用并定期维护，保证空气消毒器的消毒效果。

九、新生儿病区医院感染管理要点

项目	内容
基本条件	①新生儿病区应当具备与其功能和任务相适应的场所、设施、设备和技术力量。 ②新生儿病区的建筑布局应当符合医院感染预防与控制的有关规定，做到洁污区域分开，功能流程合理。 ③新生儿病区应当设置在相对独立的区域，接近新生儿重症监护病房。 ④新生儿病区床位数应当满足患儿医疗救治的需要，无陪护病室每床净使用面积不少于$3m^2$，床间距不小于1m。有陪护病室应当一患一房，净使用面积不低于$12m^2$。

项目	内容
基本条件	⑤新生儿病区应当配备负压吸引装置、新生儿监护仪、吸氧装置、氧浓度监护仪、暖箱、辐射抢救台、蓝光治疗仪、输液泵、静脉推注泵、微量血糖仪、新生儿专用复苏囊与面罩、喉镜和气管插管等基本设备。有条件的可配备吸氧浓度监护仪和供新生儿使用的无创呼吸机。 ⑥新生儿病室应当配备必要的清洁和消毒设施，每个房间内至少设置一套洗手设施、干手设施或干手物品，洗手设施应当为非手触式。
工作人员配置要求	①新生儿病室应当根据床位设置配备足够数量的医师和护士，人员梯队结构合理。其中医师人数与床位数之比应当为0.3∶1以上，护士人数与床位数之比应当为0.6∶1以上。 ②新生儿病室医师应当有1年以上儿科工作经验，并经过新生儿专业培训6个月以上，熟练掌握新生儿窒息复苏等基本技能和新生儿病室医院感染控制技术，具备独立处置新生儿常见疾病的基本能力。 ③三级医院和妇幼保健院新生儿病室负责人应当由具有3年以上新生儿专业工作经验并具备儿科副高以上专业技术职务任职资格的医师担任；二级医院和妇幼保健院新生儿病室负责人应当由具有3年以上新生儿专业工作经验并具备儿科中级以上专业技术职务任职资格的医生担任。 ④新生儿病室护士要相对固定，经过新生儿专业培训并考核合格，掌握新生儿常见疾病的护理技能、新生儿急救操作技术和新生儿病室医院感染控制技术。 ⑤三级医院和妇幼保健院新生儿病室护理组负责人应当由具备主管护师以上专业技术职务任职资格且有2年以上新生儿护理工作经验的护士担任；二级医院和妇幼保健院新生儿病室护理组负责人应当由具备护师以上专业技术职务任职资格且有2年以上新生儿护理工作经验的护士担任。 ⑥新生儿病室可根据实际需要配置其他辅助人员，经过培训并考核合格。
病区管理	①新生儿病室应当建立健全并严格执行各项规章制度、岗位职责和相关诊疗技术规范、操作流程，保证医疗质量及医疗安全。 ②新生儿如出现病情变化需要重症监护者，应当在进行必要的抢救后，及时转入重症监护病房，在转运过程中应当给予患儿基础生命支持。 ③新生儿病室应当对有感染高危因素的新生儿进行相关病原学检测，采取针对性措施，避免造成医院感染。 ④对患有传播可能的感染性疾病、有多重耐药菌感染的新生儿应当采取隔离措施并作标识。 ⑤新生儿病室医护人员在进行诊疗、护理过程中应当严格执行查对制度，实施预防和控制感染的措施，确保医疗安全。 ⑥新生儿病室应当严格限制非工作人员进入，患感染性疾病者严禁入室。 ⑦配奶间环境设施应当符合国家相关规定。配奶间工作人员应当经过消毒技术培训且符合国家相关规定。 ⑧新生儿病室设施、设备应当定期检查、保养，保持性能良好。 ⑨新生儿病室应当制订并完善各类突发事件应急预案和处置流程，提高防范风险的能力，快速有效应对意外事件，确保医疗安全。 ⑩医院应当建立新生儿病室质量管理追溯制度，完善质量过程和关键环节的管理，加强对新生儿诊疗不良事件的报告、调查和分析，提高医疗质量。

项目		内容
感染预防与控制	环境管理	①新生儿病室应当加强医院感染管理，建立并落实医院感染预防与控制相关规章制度和工作规范，并按照医院感染控制原则设置工作流程，降低医院感染危险。 ②新生儿病室应当通过有效的环境卫生学监测和医疗设备消毒灭菌等措施，减少发生感染的危险。 ③新生儿病室应当保持空气清新与流通，每日通风不少于 2 次，每次 15~30min。有条件者可使用空气净化设施、设备。 ④新生儿病室工作人员进入工作区要换（室内）工作服、工作鞋。 ⑤新生儿病室应当根据相关规定建立消毒清洁制度，并按照制度对地面和物体表面进行清洁或消毒。 ⑥新生儿医务人员在诊疗过程中应当实施标准预防，并严格执行手卫生规范和无菌操作技术。 ⑦新生儿分类安置，感染新生儿与非感染新生儿分开安置，接触传播的感染新生儿与呼吸道传播的感染新生儿分开安置等。
	监测要求	①新生儿病室按照规定建立新生儿病室医院感染监控和报告制度，开展必要的环境卫生学监测和新生儿医院感染目标性监测。 ②针对监测结果，应当进行分析并进行整改。 ③存在严重医院感染隐患时，应当立即停止接收新患儿，并将在院患儿转出。
	隔离	①发现特殊或不明原因感染患儿，要按照传染病管理有关规定实施单间隔离、专人护理，并采取相应消毒措施。 ②所用物品优先选择一次性物品，非一次性物品必须一人一用一消毒，不得交叉使用。 ③隔离标识醒目。
	手卫生	①医务人员在接触患儿前后均应当认真实施手卫生。 ②诊疗和护理操作应当以先早产儿后足月儿、先非感染性患儿后感染性患儿的原则进行。 ③接触血液、体液、分泌物、排泄物等操作时应当戴手套，操作结束后应当立即脱掉手套并洗手。
	器械器具及物品管理	①手术使用的医疗器械、器具及物品必须达到灭菌标准。 ②一次性使用的医疗器械、器具应当符合国家有关规定，不得重复使用。 ③呼吸机湿化瓶、氧气湿化瓶、吸痰瓶应当每日更换清洗消毒，呼吸机管路消毒按照有关规定执行。 ④普通患儿的蓝光箱和暖箱应当每日清水清洁并更换湿化液，一人一用一消毒。同一患儿长期连续使用暖箱和蓝光箱时，应当每周消毒一次，用后终末消毒。 ⑤接触患儿皮肤、黏膜的器械、器具及物品应当一人一用一消毒。如雾化吸入器、面罩、氧气管、体温表、吸痰管、浴巾、浴垫等。 ⑥患儿使用后的奶嘴用清水清洗干净，高温或微波消毒；奶瓶由配奶室统一回收清洗、高温或高压消毒；盛放奶瓶的容器每日必须清洁消毒；保存奶制品的冰箱要定期清洁与消毒。 ⑦新生儿使用的被服、衣物等应当保持清洁，每日至少更换一次，污染后及时更换。患儿出院后床单元要进行终末消毒。
医疗废物管理		新生儿病区的医疗废弃物管理应当按照《医疗废物管理条例》及有关规定进行分类、处理。

十、手术室医院感染管理要点

项目		内容
手术室感染管理小组		应建立职责明确的医院感染管理小组，负责病区医院感染管理工作，小组人员职责明确，并落实。科室负责人为本病区医院感染管理第一责任人（主任、护士长）。 医院感染管理小组职责： ①医院感染管理小组负责本病区医院感染管理的各项工作，结合本病区医院感染防控工作特点，制定相应的医院感染管理制度，并组织实施。 ②根据本病区主要医院感染特点，制定相应的医院感染预防与控制措施及流程，并组织落实（如主要侵袭性操作）。 ③配合医院感染管理部门进行本病区的医院感染监测，并应定期对医院感染监测、防控工作的落实情况进行自查、分析，发现问题及时改进，并做好相应记录（质控）。 ④负责对本病区工作人员医院感染管理知识和技能的培训。 ⑤接受医院对本病区医院感染管理工作的监督、检查与指导，落实医院感染管理相关改进措施，评价改进效果，做好相应记录。
手术室的建筑布局	位置要求	手术部（室）应当设在医院内便于接送手术患者的区域，避开污染源，不宜设在首层和高层建筑的顶层。应独立成区，宜靠近重症医学科、临床手术科室、病理科、输血科（血库）、消毒供应中心等部门，周围环境安静、清洁。 医院应当设立急诊手术患者绿色通道。
	建筑布局	手术部（室）的建筑布局应当遵循医院感染预防与控制的原则，做到布局合理、分区明确、标识清楚，符合功能流程合理和洁污区域分开的基本原则。
	通道设置	手术部（室）应设有工作人员出入通道、患者出入通道，物流做到洁污分开，流向合理。
	防控布局	①洁净手术部（室）平面必须分为洁净区和非洁净区。 ②洁净区与非洁净区之间的联络必须设缓冲室或传递窗。 ③负压手术室和感染手术室在出入口处都应设准备室作为缓冲室。 ④负压手术室应有独立出入口。 ⑤当人、物用电梯设在洁净区，电梯井与非洁净区相通时，电梯出口处必须设缓冲室。
手术室空气管理	空气净化要求	①手术部（室）和其他洁净场所的设计应遵循GB50333的要求。 ②《医院洁净手术部建筑技术规范》（GB50333-2002）（GB50333-2013）新要求：温、湿度不达标的每年不应超过5d，连续2d不达标每年不应超过2次。 ③各级手术室温度为温度21℃~25℃；相对湿度30%~60%。
	空气洁净技术维护与保养要求	①新风机组粗效滤网宜每2d清洁一次；粗效过滤器宜1~2个月更换一次；中效过滤器宜每周检查，3个月更换一次；亚高效过滤器宜每年更换。发现污染和堵塞及时更换。末端高效过滤器宜每年检查一次，当阻力超过设计初阻力160Pa或已经使用3年以上时宜更换。 ②排风机组中的中效过滤器宜每年更换，发现污染和堵塞及时更换。 ③定期检查回风口过滤网，宜每周清洁一次，每年更换一次。如遇特殊污染，及时更换，并用消毒剂擦拭回风口内表面。 ④设专门维护管理人员，遵循设备的使用说明进行保养与维护；并制定运行手册，有检查和记录。

项目		内容
手术室人员管理	医务人员	①医务人员应严格执行手卫生规范，并严格执行无菌技术操作规程。 ②医务人员应在非洁净区换鞋、更衣后，进入洁净区，医护人员应在手卫生后进入手术室，术前穿手术衣和戴手套，术毕应原路退出手术室。 ③医务人员在实施手术过程中，必须遵守无菌技术原则，严格执行手卫生规范，实施标准预防。 ④手术部（室）应当加强医务人员的职业卫生安全防护工作，制订具体措施，提供必要的防护用品，保障医务人员的职业安全。
	患者	①手术部（室）应当严格限制非手术人员的进入。 ②患者从非洁净区进入后，应在洁净区换洁车或清洁车辆，并应在洁净区进入麻醉、手术和恢复，术后退出手术至病房或ICU。
手术室器械的清洗消毒与灭菌		①医疗机构消毒工作中使用的消毒产品应经卫生行政部门批准或符合相应标准技术规范，并应遵循批准使用的范围、方法和注意事项。 ②重复使用的诊疗器械、器具和物品等，使用后应先清洁，再进行消毒或灭菌。 ③污染的器械消毒或灭菌前应充分清洗干净、干燥，处理时打开轴节，使其充分暴露于消毒剂中。 ④注意消毒灭菌方法的选择： a.耐热、耐湿的手术器械：首选压力蒸汽灭菌，不应采取化学消毒剂浸泡灭菌。 b.带管腔和（或）带阀门的器材：采用经灭菌过程验证装置（PCD）确认的灭菌程序或外来器械供应商提供的灭菌方法。不应采用戊二醛熏蒸方法消毒、灭菌管腔类医疗器械。 c.玻璃器材、油剂和干粉类物品等首选干热灭菌。 d.不耐热不耐湿的医疗器材：选择经国家卫生行政主管部门批准的低温灭菌方法，无条件的医疗机构可采用灭菌剂浸泡灭菌。 ⑤朊病毒、气性坏疽及突发不明原因的传染病患者宜选择选用一次性诊疗器械、器具和物品，使用后应进行双层密闭封装焚烧处理，可重复使用的被该患者高度危险组织污染的中度和高度危险性物品，可选以下方法之一进行消毒灭菌，且灭菌的严格程度逐步递增。 a.将使用后的物品浸泡于1mol/L氢氧化钠溶液内作用60min，然后按《医院消毒供应中心第2部分：清洗消毒及灭菌技术操作规范》中的方法进行清洗、消毒与灭菌，压力蒸汽灭菌应采用134℃~138℃，18min，或132℃，30min，或121℃，60min。 b.将使用后的物品采用清洗消毒机（宜选用具有杀灭朊病毒活性的清洗剂）或其他安全的方法去除可见污染物，然后浸泡于1mol/L氢氧化钠溶液内作用60min，并置于压力蒸汽灭菌121℃，30min；然后清洗，并按照一般程序灭菌。 c.将使用后的物品浸泡于1mol/L氢氧化钠溶液内作用60min，去除可见污染物，清水漂洗，置于开口盘内，下排气压力蒸汽灭菌器内121℃灭菌60min或预排气压力蒸汽灭菌器134℃灭菌60min。然后清洗，并按照一般程序灭菌。 ⑥手术器械消毒/灭菌水平： a.进入人体组织、无菌器官的医疗器械、器具和物品：灭菌水平。 b.接触皮肤、黏膜的医疗器械、器具和物品：消毒水平。 c.各种用于注射、穿刺、采血等有创操作的医疗器具：一用一灭菌。

项目		内容
		⑦手术室医疗器械消毒卫生要求： a.检测频率：消毒后直接使用物品应每季度进行监测，监测方法及监测结果应符合 GB15982《医院消毒卫生标准》的要求。每次检测 3~5 件有代表性的物品。 b.检测标准： 高度危险：进入正常无菌组织、脉管系统或有无菌体液（血液）流过，一旦被微生物污染将导致极高感染危险的器材。生物检测标准：无菌。 中度危险：直接或间接接触黏膜的器材。生物检测标准：菌落总数 ≤ 20cfu/件（cfu/g 或 cfu/cm^2），不得检出致病性微生物。 低度危险：仅与完整皮肤接触而不与黏膜接触的器材。生物检测标准：菌落总数 ≤ 200cfu/件（cfu/g 或 cfu/100cm^2），不得检出致病性微生物。
手术部位感染预防与控制	手术前	①术前预防性应用抗菌药物：循证医学证实术前 0.5~2h 一次性应用抗菌药物即可有效预防外科手术切口感染。 ②择期手术或延期手术前应及早发现、及时治疗远离手术部位的感染，直至感染痊愈。 ③手术前原则上不要去除毛发，除非毛发生长在切口部位或周围而影响手术实施。如需去除毛发，最好用电剪在术前去除。 ④对所有糖尿病手术应尽量控制血糖水平，以免出现围手术期高血糖症。 ⑤至少在手术前 30d 停止吸烟。 ⑥手术前一晚应进行沐浴。在进行皮肤抗菌准备前，应彻底清洗切口周围部位去除污垢。 ⑦选择合适的消毒剂准备皮肤。术前皮肤的消毒应从中心向周围扩展，准备区要大于切口范围，应事先考虑到延长切口，增加新的切口可能。 ⑧不主张为了防止外科手术切口感染的发生而限制使用必需的血液制品。 ⑨应尽可能缩短住院前天数。 ⑩不推荐采取加强外科患者营养支持治疗、创口供氧等预防外科手术切口感染。 ⑪对有适应证的患者，术前可以预防性应用抗菌药物。抗菌药物的选用应根据某种手术引起外科手术切口感染最常见的致病菌而定。同时要注意给药时间、途径、剂量等。 ⑫选择性结肠、直肠手术前要进行灌肠及口服泻药。术前 1d 分次给予不吸收性抗菌药物。 ⑬勿以万古霉素作为常规的预防抗菌药物。 ⑭手术人员准备 a.遵守《医务人员手卫生规范》的要求，严格做好手卫生。 b.按照要求佩戴帽子、口罩，盖住头、口及鼻部，将头发全部包住。 c.不采用穿鞋套预防外科手术切口感染。 d.手术服及覆盖布料能阻止液体通过。 e.手术服有明显污斑、污染、血液或其他感染物渗透时，需及时更换。 f.术中手套一经刺破需立即更换。 g.患有传播性感染疾病的工作人员，未治愈前不应进入手术室。
	手术中	①手术室保持正压通风，使走廊、通道内未经过滤的空气不易进入手术室内。 ②除必要的工作人员外，严格限制进入手术室的人数，避免不必要的交谈。 ③手术过程中，环境表面（如桌面、地面、墙面、天花板、灯等）或设备被体液、血液污染，在下一台手术前应用消毒剂进行局部清理。当日或当夜最后一台手术后，应常规用消毒剂对地面进行清洗，并进行空气消毒。

项目		内容
	手术中	④手术器械和用品的灭菌，应符合国家有关要求。 ⑤尽可能缩短手术时间。 ⑥手术过程中接触组织时要轻柔，以保持有效的血液供应，减少组织的失活，异物（如缝线、烧焦组织、坏死物）及消除手术部位无效腔。 ⑦如需引流可采用闭合式引流。 ⑧认真收集污染物品置于不漏水的塑料袋内，按双袋法运出后处理。
	手术后	①切口缝合后24~48h内盖上敷料。 ②更换敷料及接触手术部位前应清洁洗手。 ③切口处敷料需要更换时，应严格按照无菌操作规范进行。 ④教育患者及家属了解保护切口方法及外科手术切口感染的症状，如有症状出现时及时报告医护人员。 ⑤医院应建立对手术部位感染的监测并应有向外科医生反馈信息的制度，以便于手术医生及时采取相应的措施，防止和减少术后切口感染的发生。
	监测与管理	①预防外科伤口感染的有关规章制度。 ②针对感染危险性高的手术重点监测。 ③住院患者外科手术切口感染监测。 ④出院患者外科手术切口感染监测。

十一、介入手术室（含心导管室）医院感染管理要点

项目	内容
建筑布局	①位置便捷：介入手术室应尽可能靠近心内科、神经科、急诊室，以减少患者转运和急救的时间。 ②布局合理：介入手术室应尽可能将工作区和辅助区设置在不同楼层，按照洁污分区的原则，设限制区、半限制区和非限制区，分区明确，标识清楚。限制区与非限制区应设缓冲区，面积20~30m²。 ③介入手术室可分为普通介入手术室和复合手术室，普通介入手术室应符合GB 15982-2012中的Ⅰ类环境标准，有条件者可以设净化手术室。复合手术室应达到百级层流标准。 ④手术室内设备应尽可能简单，以悬吊装置为宜。 ⑤手术室内的墙壁和地面应光滑、无裂隙，便于清洁和消毒。
环境和物体表面的清洁消毒	①常规物体表面的清洁和消毒由保洁人员按相关要求完成，医疗设备表面的清洁和消毒由该室护士按要求完成。 ②每天对环境进行2次清洁、消毒，不同区域的清洁工具应分开使用，不同手术室清洁时均需更换清洁工具。 ③两台手术之间应对手术间进行清洁、消毒，未经清洁消毒的手术室不得连续使用，当日手术结束后，应用2000mg/L含氯消毒剂对介入手术室的操作台、治疗台、急救车等室内设备进行擦拭消毒。特殊仪器设备按照说明书进行清洁消毒。 ④术中使用的仪器设备应使用无菌保护套。术中地面被血液污染时应及时擦拭处理。 ⑤接送患者的推车应每日清洁消毒。接送隔离患者的推车用后应及时清洁消毒，并更换车上所有用品。

项目	内容
环境和物体表面的清洁消毒	⑥手术室应保持良好的通风和新风输入，通风系统应至少每小时15次换气，每天进行空气消毒，每天2次，每次2h。 ⑦每季度做一次空气微生物监测，监测结果及消毒登记存档备查，所有资料至少保存3年。
物品管理	①手术台床单应一人一用一更换。 ②手术室员工工作鞋、洗手衣应一人一用一更换。 ③各类重复使用的医疗器械、器具、物品应送消毒供应中心处理。一次性使用的物品、器材严禁重复使用。 ④无菌罐及无菌持物钳应每4h更换一次。皮肤消毒液应注明开瓶时间，在有效期内使用。
医疗废物处置	医疗废物的管理应遵循《医疗废物管理条例》和相关配套文件的要求进行分类、收集、交接与转运，规范医疗废物的管理。
人员管理	①工作人员着装应符合要求，进入手术室应更衣，戴好口罩、帽子，换鞋或穿鞋套。 ②医务人员应严格遵守无菌技术操作规程，按要求做好自我防护。严格执行手卫生制度，按要求配备手卫生用品（包括洗手液、手消毒液及干手设施）。手术者按外科洗手及手消毒要求进行手卫生。 ③严格控制室内人员数量，参观人数不得超过3人。

十二、消毒供应中心（CSSD）医院感染管理要点

项目	内容
制度	应建立健全岗位职责、操作规程、消毒隔离、质量管理、监测、设备管理、器械管理及职业安全防护等管理制度。
管理模式	①应采用集中管理的模式，对所有需要消毒或灭菌后重复使用的诊疗器械、器具和物品，CSSD负责回收、清洗、消毒、灭菌和供应。 ②内镜、口腔器械的清洗消毒，可以依据国家相关标准进行处理，也可集中由CSSD统一清洗、消毒和（或）灭菌。
人员	人员数量与工作量相匹配，掌握医院感染防控知识，加强人员培训并记录。
建筑布局	①宜接近手术室、产房和临床科室，或与手术室之间有物品直接传递专用通道，不宜建在地下室或半地下室。 ②周围环境应清洁、无污染源，区域相对独立；内部通风、采光良好。 ③工作区域包括去污区、检查包装及灭菌区（含独立的敷料制备或包装间）和无菌物品存放区。 ④空气流向由洁到污。 ⑤物品由污到洁，不交叉、不逆流。 ⑥去污区、检查包装及灭菌区和无菌物品存放区之间应设实际屏障。 ⑦去污区与检查包装及灭菌区之间应设物品传递窗，并分别设人员出人缓冲间（带）。 ⑧缓冲间（带）应设洗手设施，采用非手触式水龙头开关。无菌物品存放区内不应设洗手池。 ⑨检查包装及灭菌区设置的专用洁具间应采用封闭式设计。

项目			内容
设备设施与耗材			①配备足够的清洗、消毒、干燥、检查包装、灭菌、储存发放设备。 ②配备水处理设备。 ③配备符合要求的医用清洗剂、消毒剂、医用润滑剂、包装材料、监测材料。
流程	回收		①使用者应在使用后及时去除诊疗器械、器具和物品上的明显污物，根据需要做保湿处理。 ②不应在诊疗场所对污染的诊疗器械、器具和物品进行清点，应采用封闭方式回收，避免反复装卸。 ③被朊病毒、气性坏疽及突发原因不明的传染病病原体污染的诊疗器械、器具和物品，使用者应双层封闭包装并标明感染性疾病名称，由 CSSD 单独回收处理。 ④回收工具每次使用后应清洗、消毒，干燥备用。
	清点		应在 CSSD 的去污区进行诊疗器械、器具和物品的清点、核查。
	清洗	手工清洗	①手工清洗按冲洗、洗涤、漂洗、终末漂洗的操作程序。 ②终末漂洗应采用电导率≤ 15μS/cm（25℃）的水进行漂洗。 ③刷洗操作应在水面下进行，防止产生气溶胶。 ④器械可拆卸的部分应拆开后清洗，应拆卸至最小单位。 ⑤管腔器械宜先选用合适的清洗刷清洗内腔，再用压力水枪冲洗。
		机械清洗	①清洗物品应充分接触水流，器械轴节应充分打开，可拆卸的部分应拆卸后清洗。 ②冲洗、洗涤、漂洗时应使用软水。冲洗阶段水温应＜45℃。 ③终末漂洗、消毒用水电导率应≤ 15μS/cm（25℃）。
	消毒		湿热消毒方法所采用的温度、时间应符合要求。
	干燥		根据器械的材质选择适宜的干燥方法进行充分干燥，不应使用自然干燥方法进行干燥。
	检查与保养		①应采用目测或使用带光源的放大镜对干燥后的每件器械、器具和物品进行检查。 ②器械表面及其关节、齿牙处应光洁、无血渍、污渍、水垢等残留物质和锈斑。功能完好，无损毁。
	包装		①包装重量（器械包重量不宜超过 7kg，敷料包重量不宜超过 5kg）、体积（下排气压力蒸汽灭菌器不宜超过 30cm×30cm×25cm，预真空压力蒸汽灭菌器不宜超过 30cm×30cm×50cm）符合要求。 ②手术器械若采用闭合式包装方法，应由 2 层包装材料分 2 次包装。 ③包外应设有灭菌化学指示物。高度危险性物品灭菌包内还应放置包内灭菌化学指示物，如果透过包装材料可直接观察包内灭菌化学指示物的颜色变化，则不必放置包外灭菌化学指示物。 ④闭合式包装应使用专用胶带，胶带长度应与灭菌包体积、重量相适宜，松紧适度。封包应严密，保持闭合完好性。 ⑤纸塑袋、纸袋等密封包装的密封宽度应≥ 6mm，包内器械距包装袋封口处应≥ 2.5cm。 ⑥硬质容器应设置安全闭锁装置，无菌屏障完整性破坏后应可识别。 ⑦灭菌物品包装的标识上应包括物品名称、包装者等内容。灭菌前注明灭菌器编号、灭菌批次、灭菌日期和失效日期等相关信息。标识应具有可追溯性。

项目		内容
流程	灭菌	按规定进行灭菌质量监测。
	储存	①一次性使用的无菌物品应去除外包装后，进入无菌物品存放区。 ②物品存放架或柜应距地面≥20cm，距墙≥5cm，距天花板≥50cm。 ③消毒后直接使用的物品应干燥、包装后专架存放。 ④接触无菌物品前应洗手或手消毒。
	发放	①无菌物品发放时，应遵循先进先出的原则。 ②发放时应确认无菌物品的有效性和包装完好性。 ③应记录无菌物品发放日期、名称、数量、物品领用科室、灭菌日期等。 ④运送无菌物品的器具使用后，应清洁处理，干燥存放。
外来器械与植入物		①植入物与外来医疗器械的管理实行专岗负责制，人员应相对固定。 ②使用前应由本院CSSD或与本院签约的消毒服务机构遵照WS310.2-2016和WS310.3-2016的规定清洗、消毒、灭菌与监测。 ③使用后的外来医疗器械，经CSSD清洗消毒后方可交器械供应商。 ④应保证足够的处置时间，择期手术最晚应于术前1日15时前将器械送达CSSD，急诊手术应及时送达。 ⑤应加强对CSSD人员关于植入物与外来医疗器械处置的培训。
职业防护		①根据工作岗位的不同需要，应配备相应的个人防护用品，包括圆帽、口罩、隔离衣或防水围裙、手套、专用鞋、护目镜、面罩等。 ②去污区应配置洗眼装置。 ③工作人员操作前应进行暴露的风险评估，再根据暴露情况正确穿戴防护用品。

十三、层流病房医院感染管理要点

项目	内容
环境监测	每季度进行一次空气检测，空气平均菌落数每皿≤4cfu/30min。
人员管理	①非本病房工作人员不得入内，不宜有参访人员。 ②进入层流病房需戴医用口罩、帽子，穿隔离衣，换鞋或穿鞋套。
层流系统维护	①空气处理机、新风机应定期检查，保持清洁。 ②新风机粗效滤网每2d清洁一次。1~2个月更换一次，中效过滤器每3个月更换一次，亚高效过滤器每年更换一次，发现污染和堵塞及时更换。 ③末端高效过滤器每3年更换一次。 ④排风机中的中效过滤器每年更换一次，发现污染和堵塞及时更换。 ⑤定期检查回风口的过滤网，每周清洗一次，每年更换一次。如遇特殊污染，及时更换，并使用消毒机擦拭回风口内表面。

注：手卫生、职业防护、医疗废物管理等同普通病区。

十四、产房医院感染管理要点

项目	内容
管理要求	①应在医院感染管理部门的指导下，建立由科主任、护士长与兼职感控人员等组成的产房医院感染管理小组，科主任为第一责任人，全面负责产房医院感染管理工作。应制定并不断完善产房医院感染管理相关规章制度，并落实于诊疗、护理工作实践中。 ②应制定产房传染病（尤其是呼吸道传染病）疑似或确诊患者接诊的应急预案，有相应的处置流程，储备相应的防护用品、隔离标识等，留有相应的腾挪空间，有相关人员知晓并能定期演练和不断完善流程。 ③应至少每季度对产房医院感染防控措施落实情况进行自查，对自查结果及时总结、分析与反馈，持续质量改进。 ④医务管理部门、护理管理部门及医院感染管理部门应对产房医院感染防控措施落实情况至少每季度进行指导和督查，做好相关记录，对督查结果及时总结、分析与反馈，持续质量改进。 ⑤应根据产房感染特点建立人员岗位培训和继续教育制度，至少每季度开展一次培训。产房内所有工作人员应接受感染防控相关知识和技能的培训与考核。 ⑥抗菌药物的管理和使用应遵循《抗菌药物临床应用管理办法》《抗菌药物临床应用指导原则》。 ⑦应制定并完善医院感染和传染病的报告与监测制度，配合医院感染管理部门和新生儿科，开展孕产妇及新生儿医院感染监测与流行病学调查工作。 ⑧家庭式产房的医院感染预防与控制规范除符合产房的基本要求外，还应符合家庭式产房医院感染预防与控制要求。 ⑨产房内设的手术室医院感染管理要求应符合国家相关规定。
布局与设施	①产房宜位于邻近产科病房、新生儿科和产科手术室的区域。 ②产房从功能上分为工作区域和辅助区域。工作区域包括孕产妇接收区、待产室、分娩室、办公室、治疗室、无菌物品存放室等。辅助区域包括更衣室、值班室等。 ③待产室、分娩室和办公室等工作区域宜采用自然通风，采光良好。还可选用安装空气净化消毒装置的集中空调通风系统、空气洁净技术、空气消毒器、紫外线灯等净化空气。 ④分娩室设空调系统时，宜采用可全新风运行的空调系统。 ⑤用于空气隔离的房间应采用独立的新风空调系统。 ⑥每间分娩室宜放置单张产床。 ⑦单间分娩室面积至少 $25m^2$；分娩室放置多张产床时，每张产床使用面积至少 $20m^2$，两张产床之间应至少相距1m，并设置可擦拭隔挡，隔挡高度 $\geqslant 1.8m$。 ⑧分娩室温度宜保持 24℃~26℃，相对湿度 30%~60%；无菌物品存放室温湿度符合 WS 310.2 要求。 ⑨用于隔离的房间应配备独立的卫生间。用于空气隔离的待产室、分娩室应满足洁污分明的要求，并在污染区和清洁区之间设置缓冲区。 ⑩设备、设施应符合医疗机构感控防控要求，具体要求如下： a. 医疗设备的配置应满足基本医疗需求，如胎心监护仪、治疗车、婴幼儿电子秤、婴儿复苏设备、婴儿辐射保暖台和心电监护仪等，一人一用一清洁消毒后备用。 b. 助产设施一人一用一清洁消毒。 c. 床单元保持清洁，定期消毒。 d. 手卫生设施应符合 WS/T 313 的要求。产房区域应配置工作人员流动水洗手装置。外科手消毒区域应邻近分娩室，并应配置非手触式水龙头开关。 ⑪待产室和分娩室宜采用自动门。 ⑫墙壁、天花板、地面表面光滑无缝隙，便于清洁和消毒；分娩室内不设地漏。

项目	内容
人员管理	①产房工作人员应掌握与自己岗位相适应的感染防控知识和技能，根据操作风险正确选择并使用个人防护用品，落实感染防控措施。 ②产房应做好工作人员和陪产人员的健康监测属地化管理。工作人员应及时报告自己的异常健康状况，患有呼吸道感染、腹泻等感染性疾病的工作人员应暂停临床工作，避免直接接触孕产妇和新生儿，症状缓解并排除传染性疾病或传染病治愈后方可恢复临床工作。 ③多重耐药菌管理参照国家相关规定执行，护理多重耐药菌感染或定植等接触隔离的孕产妇，人员相对固定。 ④医务人员应严格执行陪产管理制度，向孕产妇和陪产人员宣讲感染防控的相关规定。患有呼吸道感染、腹泻等感染性疾病的人员不应陪产孕产妇。患有甲类传染病或按甲类管理传染病的孕产妇不应安排陪产人员。 ⑤对孕产妇开展传染病症状监测和传染病（艾滋病、梅毒、乙肝等）的筛查，对筛查出的孕产妇采取的感染防控措施，执行隔离产妇和隔离的要求。 ⑥在标准预防的基础上，根据孕产妇感染性疾病的特点和操作风险进行规范防护。一旦发生职业暴露，立即按规定处理、上报。
物品管理	①应配置数量充足、方便取用的医疗、卫生用品。物品的使用应符合 WS/T 367 和 WS 310.2 的要求。 ②一次性使用的医疗、卫生用品应在有效期内一次性使用。 ③重复使用的诊疗器械、器具和物品应遵循 WS 310.1-3 进行清洗、消毒或灭菌。 ④应配置专门的储物柜或储物架放置清洗消毒或灭菌后的诊疗器械、器具和物品。清洁的物品、消毒后的物品与灭菌后的物品应分柜、分架或分层放置。 ⑤消毒产品的选择和使用应遵循产品使用说明书，并符合国家相关规定。 ⑥孕产妇、新生儿的个人生活用品应个人专用，重复使用的治疗和护理用品应一人一用一消毒或一人一用一灭菌。
医院感染监测与报告	①应遵循 WS/T 312 的要求开展孕产妇及新生儿医院感染监测。 ②应每季度对物体表面、工作人员手和空气进行清洁消毒效果监测，当怀疑医院感染暴发、产房新建或改建以及环境的消毒方法改变时，应随时进行监测，采样方法及判断标准应遵循 GB 15982。 ③疑似或确认的医院感染暴发的报告和调查应遵循 WS/T 524。
医院感染预防与控制措施	①空气净化应符合 WS/T 368 的要求。 ②环境物体表面应保持清洁、干燥，遇污染应及时清洁与消毒。清洁与消毒方法遵循 WS/T 512 和 WS/T 367 要求执行，并定期监测。产床应一人一用一清洁消毒，直接接触母婴的用品（瑜伽球等）均应一人一用一清洁消毒。隔挡定期清洁消毒，遇可见污染时应及时清洁消毒。 ③工作人员手卫生应符合 WS/T 313 的要求，并应定期进行工作人员手卫生依从性的监测与反馈。 ④工作人员刷手服应集中清洗消毒，一人一天一换，遇污染时及时更换。 ⑤产房专用鞋应能遮盖足面，保持清洁干燥；每日清洁或消毒，遇污染及时更换。 ⑥阴道检查与宫腔操作应符合以下要求： a.阴道检查应洗手或执行卫生手消毒，戴无菌手套；摘手套后进行手卫生。 b.人工破膜及宫腔填塞、接产、手取胎盘、产后刮宫等宫腔操作前应严格执行外科手消毒，穿无菌手术衣，戴无菌手套；摘手套后进行手卫生。 c.宜使用防渗透无菌手术衣，手术衣不能防渗透的宜在外科手消毒前穿防渗透围裙。 d.无菌手术衣和防渗透围裙应一人一用一换。

项目	内容
感染预防与控制措施	⑦对来院疑似或确诊的传染性疾病以及多重耐药菌感染或定植的孕产妇，应根据其传播途径，在标准预防的基础上，做好隔离待产和隔离分娩，要求如下： a.隔离标识应明显清晰。 b.用于隔离待产的房间，应配置医用外科口罩、医用防护口罩、清洁手套、无菌手套、隔离衣等。 c.用于隔离分娩的房间，应配置医用外科口罩、医用防护口罩、无菌手套、隔离衣、一次性防水围裙、护目镜/防护面屏、防水鞋套、防护服等。 d.用于隔离房间内的设备设施应专用。 e.孕产妇的隔离及医护人员的防护措施应符合 WS/T 311 和（或）WS/T 511 的要求。 f.孕产妇离开房间后，应对房间进行终末消毒。 ⑧新生儿在产房内的医院感染预防与控制应符合以下要求： a.评估新生儿医院感染的高风险因素，针对高风险因素（如体重极低或超低、胎龄小于 37 周等）制定相应措施。 b.新生儿使用的被服、衣物等应清洁，污染后及时更换。 c.断脐器械应专用。 d.接触新生儿皮肤、黏膜的器械、器具或物品应一人一用一清洁消毒或一人一用一清洁消毒与灭菌。用于新生儿的吸球、吸痰管、气管插管导管等应一次性使用。婴儿辐射保暖台、吸引器、吸引瓶及吸引管等可重复使用的设备，每次使用后均应清洁后消毒或灭菌。 e.脐静脉插管等血管导管相关操作应符合《血管导管相关感染预防与控制指南（2021版）》的要求。 f.疑似或确诊多重耐药菌感染的产妇，母乳喂养前应严格进行手卫生和相应的隔离措施。产房工作人员应告知新生儿接收单位。 g.可疑宫内感染时，应进行病原学检测。
家庭式产房医院感染预防与控制要求	①宜设于产房的一侧。 ②产房内分区相对独立，宜划分为临床诊疗区、临床辅助区和家庭区。临床诊疗区应放置多功能产床。便捷的非手触式洗手装置宜设置在临床诊疗区或临床辅助区。 ③产房内面积宜不小于 28m²，内设独立的卫生间（含浴室）。多功能产床床尾距墙应不小于 1.2m，床两侧空间应不少于 1.5m。 ④产房内温度宜 24℃~26℃，相对湿度 30%~60%。 ⑤应配备方便取用的速干手消毒剂。 ⑥生活设施、装饰装修应便于清洁消毒。 ⑦新生儿沐浴用品应个人专用。重复使用的被服和衣物应清洁消毒后使用，处置应符合 WS/T 508 的要求。 ⑧孕产妇离开后，应对家庭式产房进行终末消毒。
医疗废物的管理与处置	①医疗废物的管理应遵循《医疗废物管理条例》和相关配套文件的要求。 ②隔离管理的孕产妇产生的医疗废物应当使用双层包装袋，采用鹅颈结式封口，分层封扎并及时密封。甲类或按甲类管理传染病孕产妇产生的所有废物均属于医疗废物。包装袋外做好标识并做好交接登记。 ③16 周胎龄以下或重量不足 500g 的胚胎组织等按病理性医疗废物管理。 ④产妇分娩后胎盘应归产妇所有。确诊、疑似传染产妇或携带传染病病原体产妇的胎盘应按照病理性医疗废物管理，使用双层包装袋盛装，并记录。

十五、经空气传播疾病医院感染管理要点

项目	内容
概念	由悬浮于空气中、能在空气中远距离传播（>1m），并长时间保持感染性的飞沫核传播的一类疾病。包括专性经空气传播疾病（如开放性肺结核）和优先经空气传播疾病（如麻疹和水痘）。
管理要求	①应根据国家有关法规，结合本医疗机构的实际情况，制定经空气传播疾病医院感染预防与控制的制度和流程，建筑布局合理、区域划分明确、标识清楚，并定期检查与督导，发现问题及时改进。 ②应遵循早发现、早报告、早隔离、早治疗的原则，按照《医疗机构传染病预检分诊管理办法》的要求，落实门诊、急诊就诊患者的预检分诊和首诊负责制。 ③应执行疑似和确诊呼吸道传染病患者的安置和转运的管理要求，呼吸道传染病及新发或不明原因传染病流行期间，应制定并落实特定的预检分诊制度。 ④应遵循WS/T311的要求，做好疑似或确诊呼吸道传染病患者的隔离工作；应遵循WS/T367的要求，做好接诊和收治疑似或确诊呼吸道传染病区域的消毒工作。 ⑤工作人员应掌握经空气传播疾病医院感染的防控知识，遵循标准预防，遇有经空气传播疾病疑似或确诊患者时，应遵守经空气传播疾病医院感染预防与控制的规章制度与流程，做好个人防护。 ⑥应为工作人员提供符合要求的防护用品。
患者识别要求	①应制定明确的经空气传播疾病预检分诊制度与流程并落实。 ②预检分诊应重点询问患者有无发热、呼吸道感染症状、流行病学史等情况，必要时应对疑似患者测量体温。对疑似经空气传播疾病患者发放医用外科口罩，并指导患者正确佩戴，指导患者适时正确实施手卫生。 ③工作人员应正确引导疑似经空气传播疾病患者到指定的感染疾病科门诊就诊。
患者转运要求	①患者转运包括从就诊地到临时安置地，从临时安置地到集中安置地。应制定经空气传播疾病患者院内转运与院外转运的制度与流程。 ②疑似或确诊呼吸道传染病患者和不明原因肺炎的患者应及时转运至有条件收治的定点医疗机构救治。 ③转运时，工作人员应做好经空气传播疾病的个人防护，转运中避免进行产生气溶胶的操作。 ④疑似或确诊经空气传播疾病患者在转运途中，病情容许时应戴医用外科口罩。 ⑤转运过程中若使用转运车辆，应通风良好，有条件的医疗机构可采用负压转运车。转运完成后，应及时对转运车辆进行终末消毒，终末消毒应遵循WS/T367的要求。 ⑥患者确定转运时，应告知接诊医疗机构或医疗机构相关部门的工作人员。
患者安置要求	①临时安置地应确保相对独立，通风良好或安装了带有空气净化消毒装置的集中空调通风系统，有手卫生设施，并符合WS/T313的要求。 ②集中安置地应相对独立，布局合理，分为清洁区、潜在污染区和污染区，三区之间应设置缓冲间，缓冲间两侧的门不应同时开启，无逆流，不交叉。病室内应设置卫生间。 ③疑似或确诊经空气传播疾病患者宜安置在负压病区（房）中。应制定探视制度，并限制探视人数和时间。 ④疑似患者应单人间安置，确诊的同种病原体感染的患者可安置于同一病室，床间距不小于1.2m。 ⑤患者在病情容许时宜戴医用外科口罩，其活动宜限制在隔离病室内。

项目	内容
患者安置要求	⑥无条件收治呼吸道传染病患者的医疗机构，对暂不能转出的患者，应安置在通风良好的临时留观病室或空气隔离病室。 ⑦经空气传播疾病患者在医疗机构中的诊疗应遵循医疗机构相关规定。
培训与健康教育	①医疗机构应定期开展经空气传播疾病医院感染预防与控制知识的培训，内容可包括常见经空气传播疾病的种类、传播方式与隔离预防措施，防护用品的正确选择及佩戴，呼吸道卫生、手卫生、通风等。 ②医疗机构应在经空气传播疾病防控的重点区域、部门和高风险人群中开展经空气传播疾病防控知识培训，对就诊患者和工作人员进行经空气传播疾病防控的健康教育。 ③在发生经空气传播疾病及新发或不明原因传染病流行时，医疗机构应采取多种形式针对该传染病防控进行宣传和教育。
清洁消毒与灭菌	①空气净化与消毒应遵循 WS/T368 的相关要求。 ②物体表面清洁与消毒应遵循 WS/T367 的相关要求。 ③经空气传播疾病及不明原因的呼吸道传染病病原体污染的诊疗器械、器具和物品的清洗、消毒或灭菌应遵循 WS310.1、WS310.2、WS310.3 及相关标准的要求。 ④患者转出、出院或死亡后，应按照 WS/T367 的要求进行终末消毒。 ⑤清洗、消毒产品应合法、有效。 ⑥患者死亡后，应使用防渗漏的尸体袋双层装放，必要时应消毒尸袋表面，并尽快火化。 ⑦医疗废物处理应遵循医疗废物管理的有关规定。
医疗机构工作人员预防与控制要求	①诊治疑似或确诊经空气传播疾病患者时，应在标准预防的基础上，根据疾病的传播途径采取空气隔离的防护措施。 ②医疗机构工作人员防护用品选用应按照分级防护的原则。进入确诊或疑似空气传播疾病患者房间时，应佩戴医用防护口罩或呼吸器；根据暴露级别选戴帽子、手套、护目镜或防护面罩，穿隔离衣。 ③工作人员个人防护用品使用的具体要求和穿脱个人防护用品的流程与操作应遵循 WS/T311 的要求，确保医用防护口罩在安全区域最后脱卸。使用后的一次性个人防护用品应遵循《医疗废物管理条例》的要求处置；可重复使用的个人防护用品应清洗、消毒或灭菌后再用。 ④应根据疫情防控需要，开展工作人员的症状监测，必要时应为高风险人群接种经空气传播疾病疫苗。 ⑤医疗机构工作人员发生经空气传播疾病职业暴露时，应采用相应的免疫接种和（或）预防用药等措施。 ⑥标本的采集与处理应遵循 WS/T442 的相关要求。

十六、医疗废物管理要点

1. 医疗废物管理原则

项目	内容
分类管理	根据《中华人民共和国传染病防治法》《中华人民共和国固体废物污染环境防治法》《医疗废物管理条例》《医疗卫生机构医疗废物管理办法》《国家危险废物名录》等法律法规、部门规章的规定，制定了《医疗废物分类目录》。对医疗废物实施分类管理。

项目	内容
分类 管理	①医疗废物的分类收集应当根据其特性和处置方式进行，并与当地医疗废物处置的方式相衔接。在保证医疗安全的情况下，鼓励医疗卫生机构逐步减少使用含汞血压计和体温计，鼓励使用可复用的医疗器械、器具和用品替代一次性医疗器械、器具和用品，以实现源头减量。医疗废物分为感染性废物、损伤性废物、病理性废物、药物性废物和化学性废物。 ②根据医疗废物的类别，将医疗废物分置于符合《医疗废物专用包装物、容器的标准和警示标识的规定》的包装物或者容器内。 ③在盛装医疗废物前，应当对医疗废物包装物或者容器进行认真检查，确保无破损、渗漏和其他缺陷。 ④感染性废物、病理性废物、损伤性废物、药物性废物及化学性废物不能混合收集。少量的药物性废物可以混入感染性废物，但应当在标签上注明。 ⑤废弃的麻醉、精神、放射性、毒性等药品及其相关废物的分类与处置，按照国家相关法律、法规、标准和规定执行。 ⑥患者截肢的肢体以及引产的死亡胎儿，纳入殡葬管理。 ⑦药物性废物和化学性废物可分别按照《国家危险废物名录》中 HW03 类和 HW49 类进行处置。 ⑧批量的含有汞的体温计、血压计等医疗器具报废时，应当交由专门机构处置。 ⑨医疗废物中病原体的培养基、标本和菌种、毒种保存液等高危险废物，应当首先在产生地点进行压力蒸汽灭菌或者化学消毒处理，然后按感染性废物收集处理。 ⑩隔离的传染病患者或者疑似传染病患者产生的医疗废物应当使用双层包装物，并及时密封。 ⑪放入包装物或者容器内的感染性废物、病理性废物、损伤性废物不得取出。 ⑫医疗废物豁免管理清单中的医疗废物，在满足相应的条件时，可以在其所列的环节按照豁免内容规定实行豁免管理。 ⑬重大传染病疫情等突发事件产生的医疗废物，可按照县级以上人民政府确定的工作方案进行收集、贮存、运输和处置等。
产生地点管理	①医疗卫生机构内医疗废物产生地点应当有医疗废物分类收集方法的示意图或者文字说明。 ②盛装的医疗废物达到包装物或者容器的 3/4 时，应当使用有效的封口方式，使包装物或容器的封口紧实、严密。 ③包装物或者容器的外表面被污染性废物污染时，应对被污染处进行消毒处理或者增加一层包装。 ④医疗废物的每个包装物、容器外表面应当有警示标识，在每个包装物、容器上应当系中文标签，中文标签的内容应当包括：医疗废物产生单位、产生日期、类别及需要的特别说明等。
运送 管理	①运送人员每天从医疗废物产生地点将分类包装的医疗废物按照规定的时间和路线运送至内部指定的暂时贮存地点。 ②运送人员在运送医疗废物前，应当检查包装物或者容器的标识、标签及封口是否符合要求，不得将不符合要求的医疗废物运送至暂时贮存地点。 ③运送人员在运送医疗废物时，应当防止造成包装物或容器破损和医疗废物的流失、泄漏和扩散，并防止医疗废物直接接触身体。 ④运送医疗废物应当使用防渗漏、防遗撒、无锐利边角、易于装卸和清洁的专用运送工具。每天运送工作结束后，应当对运送工具及时进行清洁和消毒。

项目	内容
暂时贮存管理	①医疗卫生机构应当建立医疗废物暂时贮存设施、设备，不得露天存放医疗废物，医疗废物暂时贮存的时间不得超过2d。 ②医疗卫生机构建立的医疗废物暂时贮存设施、设备应当达到以下八大原则： a. 远离医疗区、食品加工区、人员活动区和生活垃圾存放场所。 b. 有严密的封闭措施，设专（兼）职人员管理，防止非工作人员接触医疗废物。 c. 有防鼠、防蚊蝇、防蟑螂的安全措施。 d. 防止渗漏和雨水冲刷。 e. 易于清洁和消毒。 f. 避免阳光直射。 g. 设有明显的医疗废物警示标识和"禁止吸烟、饮食"的警示标识。 h. 暂时贮存病理性废物，应当具备低温贮存或者防腐条件。 ③医疗卫生机构应当将医疗废物交由取得县级以上人民政府环境保护行政主管部门许可的医疗废物集中处置单位处置，依照危险废物转移联单制度填写和保存转移联单。 ④医疗卫生机构应当对医疗废物进行登记，登记内容应当包括医疗废物的来源、种类、重量或者数量、交接时间、最终去向以及经办人签名等项目。登记资料至少保存3年。 ⑤医疗废物转交出去后，应当对暂时贮存地点、设施及时进行清洁和消毒处理。 ⑥禁止医疗卫生机构及其工作人员转让、买卖医疗废物。禁止在非收集、非暂时贮存地点倾倒、堆放医疗废物，禁止将医疗废物混入其他废物和生活垃圾。 ⑦不具备集中处置医疗废物条件的农村地区，医疗卫生机构应当按照当地卫生行政主管部门和环境保护行政主管部门的要求，自行就地处置其产生的医疗废物。
自行处置医疗废物管理	自行处置医疗废物的，应当符合以下基本要求： ①使用后的一次性医疗器具和容易致人损伤的医疗废物应当消毒并作毁形处理。 ②能够焚烧的应当及时焚烧。 ③不能焚烧的应当消毒后集中填埋。
意外情况管理	医疗卫生机构发生医疗废物流失、泄漏、扩散和意外事故时，应当按照以下要求及时采取紧急处理措施： ①确定流失、泄漏、扩散的医疗废物的类别、数量、发生时间、影响范围及严重程度。 ②组织有关人员尽快按照应急方案，对发生医疗废物泄漏、扩散的现场进行处理。 ③对被医疗废物污染的区域进行处理时，应当尽可能减少对患者、医务人员、其他现场人员及环境的影响。 ④采取适当的安全处置措施，对漏物和受污染的区域、物品进行消毒或者其他无害化处置，及时封锁污染区域，以防扩大污染。 ⑤对感染性废物污染区域进行消毒时，消毒工作从污染最轻区域向污染最严重区域进行，对可被污染的所有使用过的工具也应当进行消毒。 ⑥工作人员应当做好卫生安全防护后进行工作。 ⑦处理工作结束后，医疗卫生机构应当对事件的起因进行调查，并采取有效的防范措施预防类似事件发生。

2. 医疗废物分类目录

类别	特征	常见组分或废物名称	收集方式
感染性废物	携带病原微生物具有引发感染性疾病传播危险的医疗废物	①被患者血液、体液、排泄物等污染的除锐器以外的废物。 ②使用后废弃的一次性使用医疗器械，如注射器、输液器、透析器等。 ③病原微生物实验室废弃的病原体培养基、标本、菌种和毒种保存液及其容器；其他实验室及科室废弃的血液、血清、分泌物等标本和容器。 ④隔离传染病患者或者疑似传染病患者产生的废弃物。	①收集于符合《医疗废物专用包装袋、容器和警示标志标准》（HJ421）的医疗废物包装袋中。 ②病原微生物实验室废弃的病原体培养基、标本、菌种和毒种保存液及其容器，应在产生地点进行压力蒸汽灭菌或者使用其他方式消毒，然后按感染性废物收集处理。 ③隔离传染病患者或者疑似传染病患者产生的医疗废物应当使用双层医疗废物包装袋盛装。
损伤性废物	能够刺伤或者割伤人体的废弃的医用锐器	①废弃的金属类锐器，如针头、缝合针、针灸针、探针、穿刺针、解剖刀、手术刀、手术锯、备皮刀、钢钉和导丝等。 ②废弃的玻璃类锐器，如盖玻片、载玻片、玻璃安瓿等。 ③废弃的其他材质类锐器。	①收集于符合《医疗废物专用包装袋、容器和警示标志标准》（HJ421）的利器盒中。 ②利器盒达到3/4满时，应当封闭严密，按流程运送、贮存。
病理性废物	诊疗过程中产生的人体废弃物和医学实验动物尸体等	①手术及其他医学服务过程中产生的废弃的人体组织、器官。 ②病理切片后废弃的人体组织、病理蜡块。 ③废弃的医学实验动物的组织和尸体。 ④16周胎龄以下或重量不足500g的胚胎组织等。 ⑤确诊、疑似传染病或携带传染病病原体的产妇的胎盘。	①收集于符合《医疗废物专用包装袋、容器和警示标志标准》（HJ421）的医疗废物包装袋中。 ②确诊、疑似传染病产妇或携带传染病病原体的产妇的胎盘应使用双层医疗废物包装袋盛装。 ③可进行防腐或者低温保存。
药物性废物	过期、淘汰、变质或者被污染的废弃的药物	①废弃的一般性药物。 ②废弃的细胞毒性药物和遗传毒性药物。 ③废弃的疫苗及血液制品。	①少量的药物性废物可以并入感染性废物中，但应在标签中注明。 ②批量废弃的药物性废物，收集后应交由具备相应资质的医疗废物处置单位或者危险废物处置单位等进行处置。
化学性废物	具有毒性、腐蚀性、易燃性、反应性的废弃的化学物品	列入《国家危险废物名录》中的废弃危险化学品，如甲醛、二甲苯等；非特定行业来源的危险废物，如含汞血压计、含汞体温计、废弃的牙科汞合金材料及其残余物等。	①收集于容器中，粘贴标签并注明主要成分。 ②收集后应交由具备相应资质的医疗废物处置单位或者危险废物处置单位等进行处置。

说明：因医疗废物豁免管理清单内废弃物不属于医疗废物，故未列入此表中。如非传染病区使用或者未用于传染病患者、疑似传染病患者以及采取隔离措施的其他患者的输液瓶（袋），盛装消毒剂、透析液的空容器，一次性医用外包装物，废弃的中草药与中草药煎制后的残渣，盛装药物的药杯或尿杯，以及纸巾、湿巾、尿不湿、卫生巾、护理垫等一次性卫生用品，医用织物以及使用后的大、小便器等。居民日常生活中废弃的一次性口罩不属于医疗废物。

3.医疗废物豁免管理清单

名称	豁免环节	豁免条件	豁免内容
密封药瓶、安瓿瓶等玻璃药瓶	收集	盛装容器应满足防渗漏、防刺破要求，并有医疗废物标识或者外加一层医疗废物包装袋。标签为损伤性废物，并注明"密封药瓶或者安瓿瓶"。	可不使用利器盒收集
导丝	收集	盛装容器应满足防渗漏、防刺破要求，并有医疗废物标识或者外加一层医疗废物包装袋。标签为损伤性废物，并注明"导丝"。	可不使用利器盒收集
棉签、棉球、输液贴	全部环节	患者自行用于按压止血而未收集于医疗废物容器中的棉签、棉球、输液贴。	全过程不按照医疗废物管理
感染性废物、损伤性废物以及相关技术可处理的病理性废物	运输、贮存、处置	按照相关处理标准规范，采用高温蒸汽、微波、化学消毒、高温干热或者其他方式消毒处理后，在满足相关入厂（场）要求的前提下，运输至生活垃圾焚烧厂或生活垃圾填埋场等处置。	运输、贮存、处置过程不按照医疗废物管理

说明：本附表收录的豁免清单为符合医疗废物定义、但无风险或者风险较低，在满足相关条件时，在部分环节或全部环节可不按医疗废物进行管理的废弃物。

参考文献

1. 中华人民共和国国家卫生和计划生育委员会.病区医院感染管理规范：WS/T 510-2016[S].医院感染管理文件汇编（2015—2021）[G].北京：中国质量标准出版传媒有限公司，2021：1491-1498.

2. 中华人民共和国国家卫生和计划生育委员会.软式内镜清洗消毒技术规范：WS 507-2016[S].医院感染管理文件汇编（2015—2021）[G].北京：中国质量标准出版传媒有限公司，2021：1321-1332.

3. 中华人民共和国国家质量监督检验检疫总局.内镜清洗消毒器：GB/T 35267-2017[S].医院感染管理文件汇编（2015-2021）[G].北京：中国质量标准出版传媒有限公司，2021：1094-1106.

4. 国家卫生健康委办公厅.关于印发内镜诊疗技术临床应用管理规定及呼吸内镜诊疗技术等13个内镜诊疗技术临床应用管理规范的通知（国卫办医函[2019]870号）.（2019-12-02）.医院感染管理文件汇编（2015—2021）[G].北京：中国质量标准出版传媒有限公司，2021：501-579.

5. 卫生部.关于印发《医疗机构血液透析室管理规范》的通知（卫医政发[2010]35号）.（2010-03-23）.医院感染管理文件汇编（1986—2015）[G].北京：人民卫生出版社，2015：590-593.

6. 国家食品药品监督管理总局.血液透析及相关治疗用水：YY 0572-2015[S].（2015-03-02）（2017-01-01）.医院感染管理文件汇编（2015-2021）[G].北京：中国质量标准出版传媒有限公司，2021：1734-1746.

7. 中华人民共和国国家卫生和计划生育委员会.重症监护病房医院感染预防与控制规范：WS/T 509-2016[S].（2016-12-27）[2017-06-01].医院感染管理文件汇编（2015—2021）[G].北京：中国质量标准出版传媒有限公司，2021：1483-1490.

8. 中华人民共和国国家卫生和计划生育委员会 . 医院消毒供应中心第 1 部分 – 管理规范：WS 310.1–2016[S]. 医院感染管理文件汇编（2015—2021）[G]. 北京：中国质量标准出版传媒有限公司，2021：1265–1274.

9. 中华人民共和国国家卫生和计划生育委员会 . 医院消毒供应中心第 2 部分 – 清洗消毒及灭菌技术操作规范：WS 310.2–2016[S]. 国家卫生健康委医院管理研究所 . 医院感染管理文件汇编（2015—2021）[G]. 北京：中国质量标准出版传媒有限公司，2021：1275–1290.

10. 中华人民共和国国家卫生健康委员会 . 医务人员手卫生规范：WS/T 313—2019[S]. 医院感染管理文件汇编（2015—2021）[G]. 北京：中国质量标准出版传媒有限公司，2021：1688 –1699.

11. 国家卫生健康委办公厅 . 关于印发血管导管相关感染预防与控制指南（2021 年版）的通知（国卫办医函 [2021]136 号）（2021–03–17）. 医院感染管理文件汇编（2015—2021）[G]. 北京：中国质量标准出版传媒有限公司，2021：727–730.

12. 国家卫生健康委法规司 . 关于发布推荐性卫生行业标准《产房医院感染预防与控制标准》的通告（国卫通 [2023]4 号）[S/OL].（2023–06–25）[2023–07–05]. http：//www.nhc.gov.cn/ fzs/s7852d/202307/be 1b69b85ce0458da03b343b95a7c735.shtml.

13. 国家卫生健康委医政司 . 关于印发医疗废物分类目录（2021 年版）的通知（国卫医函 [2021]238 号）[EB/OL].（2021–11–25）[2021–12–01]. http：//www.nhc.gov.cn/yzygj/s7659 /2021 11/a41b01037b1245 d8bacf9acf2cd01c13.shtml.

14. Lotfinejad N，Peters A，Tartari E，et al. Hand hygiene in health care：20 years of ongoing advances and perspectives [published correction appears in Lancet Infect Dis. 2021，21（10）：e302]. Lancet Infect Dis，2021，21（8）：e209–e221.

15. Glowicz JB，Landon E，Sickbert-Bennett EE，et al. SHEA/IDSA/APIC Practice Recommendation：Strategies to prevent healthcare-associated infections through hand hygiene: 2022 Update.Infect Control Hosp Epidemiol，2023，44（3）：355–376.

16. 中华人民共和国国家卫生和计划生育委员会 . 医院消毒供应中心第 3 部分 – 清洗消毒及灭菌效果监测标准：WS 310.3–2016[S]. 医院感染管理文件汇编（2015—2021）[G]. 北京：中国质量标准出版传媒有限公司，2021：1291–1303.

17. 中华人民共和国住房和城乡建设部 . 关于发布国家标准《医院洁净手术部建筑技术规范》[EB/OL].（2013–11–29）[2023–06–11].https：//www.mohurd.gov.cn/gongkai/zhengce/zhengcefilel ib/201312/20131211_224896.html.

18. 中华人民共和国卫生部 . 医疗机构消毒技术规范：WS/T 367–2012[S]. 医院感染管理文件汇编（1986—2015）[G]. 北京：人民卫生出版社，2015：262–293.

19. 中华人民共和国卫生部 .医院空气净化管理规范：WS/T368–2012[S]. 医院感染管理文件汇编（1986—2015）[G]. 北京：人民卫生出版社，2015：294–301.

20. 卫生部办公厅关于印发《外科手术部位感染预防与控制技术指南（试行）》等三个技术文件的通知（卫办医政发 [2010]187 号）.（2010–11–29）. 医院感染管理文件汇编（1986—2015）[G]. 北京：人民卫生出版社，2015：437–442.

21. 李六亿 . 医院感染管理学 [M]. 北京：北京大学医学出版社，2010.

22. 中华人民共和国卫生部 . 呼吸机临床应用：WS 392–2012[S]. 医院感染管理文件汇编（1986—2015）[G]. 北京：人民卫生出版社，2015：302–316.

23. 卫生部 . 关于印发《新生儿病室建设与管理指南（试行）》的通知（卫医政发 [2009]123 号）[S].（2009–12–25）[2010–01–13].http：//www.nhc.gov.cn/bgt/s10695/201001/56307c3f4ad14bb494c01410c44f8adc.shtml.

24. 宗志勇，尹维佳，乔甫 . 医院感染防控手册 [M]. 成都：四川大学出版社，2021.

第九部分

中医医院感染预防与控制管理

　　中医是中国的传统医学，它在人类的医学史上有着不可动摇的地位，在历史的长河中为解决中国人民的病痛做出了不可磨灭的贡献。现如今，针灸、拔罐、推拿、熏蒸、微创等中医治疗手段以其创伤小、起效快、操作简便等优点，在众多综合医院、中医医院及基层医疗机构被广泛应用。

　　随着党中央、国务院"十三五"规划发展中医药的方针政策推行，我国的中医药事业有了长足发展，人民群众获得中医药健康服务的可及性获得了显著增强。在此背景下，中医诊疗中的感染防控也变得越来越重要。为减少中医诊疗过程中的感染风险，使患者在享受疗效的同时免于感染的痛苦，提高中医医院医务人员感染防控意识和水平，规范从业人员的操作尤为重要。

一、中医诊疗物品的分类

　　根据斯伯尔丁分类法，可将中医诊疗物品按照污染后使用所致感染的危险性大小及在患者使用之间的消毒或灭菌要求分为三类，即高度危险性中医诊疗物品、中度危险性中医诊疗物品和低度危险性中医诊疗物品。

1.高度危险性中医诊疗物品

项目	内容
高度危险性物品的概念	指进入人体无菌组织、器官、脉管系统，或有无菌体液从中流过的物品或接触破损皮肤、破损黏膜的物品，一旦被微生物污染，具有极高感染风险。
常见的高度危险性物品	接触破损皮肤、黏膜的纱布，微创类、针刺类各种操作使用的器具，拔罐类针罐、刺络拔罐使用的针具等。
消毒处理方法	应采用灭菌方法处理，如压力蒸汽灭菌、低温灭菌、干热灭菌方法、灭菌剂浸泡灭菌等方法。应根据被灭菌物品的材质，采用适宜的灭菌方法。

2.中度危险性中医诊疗物品

项目	内容
中度危险性物品的概念	指与完整黏膜相接触，而不进入人体无菌组织、器官和血流，也不接触破损皮肤、破损黏膜的物品。
常见的中度危险性物品	有刮痧类操作使用的刮痧板、砭石，拔罐类操作使用的罐具等。
消毒处理方法	应采用达到中水平消毒以上效果的消毒方法，如湿热消毒，中效或高效消毒剂（含氯消毒剂、醇类消毒剂、戊二醛等）浸泡消毒，清洗消毒机消毒等。

3. 低度危险性中医诊疗物品

项目	内容
低度危险性物品的概念	指与完整皮肤接触而不与黏膜接触的器材。
常见的低度危险性物品	诊疗室中的诊桌、诊椅、诊床、治疗床、脉枕、被褥等。
消毒处理方法	宜采用低水平消毒方法，或做清洁处理；遇有病原微生物污染时，针对所污染病原微生物的种类选择有效的消毒方法。

二、中医诊疗物品的清洗

可重复使用的中医诊疗物品应首先进行清洗处理，去除污物。清洗方法包括机械清洗和手工清洗。

1. 手工清洗

项目		内容
概念		手工清洗适用于复杂器械、有特殊要求的医疗器械、有机物污染较重器械的初步处理以及无机械清洗设备的情况等。
操作程序	冲洗	将器械、器具和物品置于流动水下冲洗，初步去除污染物。
	洗涤	冲洗后，应使用医用清洗剂浸泡后刷洗、擦洗。
	漂洗	洗涤后，再用流动水冲洗或刷洗。
	终末漂洗	应采用电导率≤15μS/cm（25℃）的水进行漂洗。
注意事项		①手工清洗时水温宜为15℃~30℃。 ②去除干涸的污渍应先用医用清洗剂浸泡，再刷洗或擦洗。有锈迹，应除锈。 ③刷洗操作应在水面下进行，防止产生气溶胶。 ④可拆卸的部分应拆开后清洗。 ⑤管腔器械宜先选用合适的清洗刷清洗内腔，再用压力水枪冲洗。 ⑥不应使用研磨型清洗材料和用具用于器械处理，应选用与器械材质相匹配的刷洗用具和用品。 ⑦中医特色的医疗技术相关器具的清洗见相关各论内容。

2. 机械清洗

项目		内容
概念		机械清洗适用于大部分常规器械的清洗。以超声波清洗器为例。
操作程序	准备	清洗器内注入清洗用水，并添加医用清洗剂。水温应<45℃。
	冲洗	于流动水下冲洗器械，初步去除污染物。
	洗涤	应将器械放入篮筐中，浸没在水面下，管腔内注满水。
	超声清洗操作	应遵循器械和设备生产厂家的使用说明或指导手册。

项目	内容
注意事项	①超声清洗可作为手工清洗或机械清洗的预清洗手段。 ②清洗时应盖好超声清洗机盖子，防止产生气溶胶。 ③应根据器械的不同材质选择相匹配的超声频率。 ④清洗时间不宜超过 10min。 ⑤中医特色的医疗技术相关器具的清洗见相关各论内容。

三、中医诊疗物品的消毒

中度危险性物品中耐热、耐湿物品，应首选压力蒸汽灭菌，不耐热的物品应采用高水平消毒或中水平消毒。

低度危险性物品，宜采用低水平消毒方法，或做清洁处理；遇有病原微生物污染时，针对所污染病原微生物的种类选择有效的消毒方法。

下面介绍几种中医诊疗中常用的消毒方法。

1. 含氯消毒剂

项目	内容
应用范围	适用于物品、物体表面、分泌物、排泄物等的消毒。在中医诊疗操作中可用于一般诊疗物品的消毒，敷熨熏浴类操作中毛巾、水桶等的消毒，拔罐类操作中罐具的消毒，刮痧类操作中刮痧器具的消毒等。常见的含氯消毒剂有 84 消毒液、次氯酸钙、三氯异氰尿酸、次氯酸钠等。
消毒方法	包括浸泡法、擦拭法、喷洒法、干粉消毒法等，根据待消毒物品的危险程度及污染情况，按照各个消毒剂的要求配置使用。
注意事项	①使用液应现配现用，使用时限＜24h。 ②配制漂白粉等粉剂溶液时，应戴口罩、手套。 ③粉剂应于阴凉处避光防潮、密封保存；水剂应于阴凉处避光密闭保存。 ④未加防锈剂的含氯消毒剂对金属有腐蚀性，不应用于金属器械的消毒。加防锈剂的含氯消毒剂对金属器械消毒后，应用无菌蒸馏水冲洗干净，干燥后使用。 ⑤对织物有腐蚀和漂白作用，不应用于有色织物的消毒。

2. 醇类消毒剂

项目	内容
应用范围	适用于手、皮肤、物体表面及诊疗器具的消毒。在中医诊疗操作中可用于操作部位皮肤的消毒，医务人员手的消毒，一般诊疗物品的消毒，拔罐类操作中罐具的消毒，刮痧类操作中刮痧器具的消毒等。醇类消毒剂包括乙醇、异丙醇、正丙醇，或两种成分的复方制剂。
消毒方法	①手消毒使用符合国家有关规定的含醇类手消毒剂，手消毒方法遵循《医务人员手卫生规范》的要求。 ②皮肤消毒使用 70%~80%（体积比）乙醇溶液擦拭皮肤 2 遍，作用 3min。 ③物体表面的消毒使用 70%~80%（体积比）醇溶液擦拭物体表面两遍，作用 3min。

项目	内容
消毒方法	④诊疗器具的消毒将待消毒的物品浸没于装有70%~80%（体积比）的乙醇溶液中消毒＞30min，加盖；或进行表面擦拭消毒。
注意事项	①醇类易燃，不应有明火。 ②不应用于被血、脓、粪便等有机物严重污染表面的消毒。 ③用后应盖紧，密闭，置于阴凉处保存。 ④醇类过敏者慎用。

3. 含碘类消毒剂

项目	内容
应用范围	适用于手、皮肤、黏膜及伤口的消毒。在中医诊疗操作中可用于操作部位皮肤、黏膜的消毒，医务人员手的消毒等。常见的含碘类消毒剂有碘伏、碘酊、复方碘伏消毒液等。
消毒方法	包括擦拭法、冲洗法等。含碘类消毒剂在中医特色医疗技术中的使用方法见相关各论内容。
注意事项	①应置于阴凉处避光、防潮、密封保存 ②碘酊及含乙醇的碘制剂消毒液不应用于黏膜和伤口的消毒。 ③碘伏对二价金属制品有腐蚀性，不应做相应金属制品的消毒。 ④碘过敏者慎用。

4. 季铵盐类

项目	内容
应用范围	适用于环境、物体表面、皮肤与黏膜的消毒。在中医诊疗操作中可用于操作部位皮肤、黏膜的消毒，一般诊疗物品的消毒等。
消毒方法	①环境物体表面消毒：一般用1000~2000mg/L消毒液浸泡或擦拭消毒，作用时间15~30min。 ②皮肤消毒：复方季铵盐消毒剂原液皮肤擦拭消毒，作用时间3~5min。 ③黏膜消毒：采用1000~2000mg/L季铵盐消毒液作用到产品使用说明的规定黏膜消毒时间。
注意事项	不宜与阴离子表面活性剂如肥皂、洗衣粉等合用。

5. 煮沸消毒

项目	内容
应用范围	适用于金属、玻璃制品、餐饮具、织物或其他耐热耐湿物品的消毒。在中医诊疗操作中可用于拔罐类操作中玻璃罐的消毒，刮痧类操作中刮痧板、砭石的消毒等。
消毒方法	将待消毒物品完全浸没水中，加热水沸腾后维持＞15min。
注意事项	①从水沸腾时开始计消毒时间，中途加入物品应重新计时。 ②消毒物品应保持清洁，所消毒的物品应全部浸没于水中，可拆卸物品应拆开。 ③高海拔地区，应适当延长煮沸时间。 ④煮沸消毒用水宜使用软水。

四、中医诊疗物品的灭菌

针刺类、微创类器具等所有进入人体无菌组织、器官、脉管系统，或有无菌体液从中流过的物品或接触破损皮肤、破损黏膜的中医诊疗物品，均需进行灭菌。

下面介绍几种中医诊疗物品常用的灭菌方法。

1. 压力蒸汽灭菌

项目	内容
应用范围	耐湿、耐热的器械、器具和物品应首选压力蒸汽灭菌。应根据待灭菌物品选择适宜的压力蒸汽灭菌器和灭菌程序。
灭菌方法	①下排气压力蒸汽灭菌器包括手提式压力蒸汽灭菌器和卧式蒸汽灭菌器等，灭菌程序一般包括前排气、灭菌、后排气和干燥等过程，具体操作方法遵循生产厂家的使用说明或指导手册，灭菌器的灭菌参数一般为温度121℃，压力102.9kPa，器械灭菌时间20min，敷料灭菌时间30min。 ②预排气压力蒸汽灭菌的灭菌程序一般包括3次以上的预真空和充气等脉动排气、灭菌、后排气和干燥等过程，具体操作方法遵循生产厂家的使用说明或指导手册。灭菌器的灭菌参数一般为温度132℃~134℃，压力205.8kPa，灭菌时间4min。
注意事项	①灭菌包重量要求器械包重量不宜超过7kg，敷料包重量不宜超过5kg。 ②灭菌包体积要求下排气压力蒸汽灭菌器不宜超过30cm×30cm×25cm；预排气压力蒸汽灭菌器不宜超过30cm×30cm×50cm。 ③快速灭菌程序不应作为物品的常规灭菌程序。

2. 干热灭菌

项目	内容
应用范围	适用于耐热、不耐湿，蒸汽或气体不能穿透物品的灭菌。
灭菌方法	采用干热灭菌器进行灭菌，灭菌参数一般为：150℃，150 min；160℃，120min；170℃，60min；180℃，30min。
注意事项	①灭菌物品包体积不应超过10cm×10cm×20cm。 ②油剂、粉剂的厚度不应超过0.6cm。 ③凡士林纱布条厚度不应超过1.3cm。 ④装载高度不应超过灭菌器内腔高度的2/3，物品间应留有空隙。

3. 低温灭菌

项目	内容
应用范围	适用于不耐热、不耐湿的器械、器具和物品的灭菌。常用低温灭菌方法主要包括环氧乙烷灭菌、过氧化氢低温等离子体灭菌、低温甲醛蒸气灭菌。以过氧化氢低温等离子体灭菌为例，过氧化氢低温等离子体灭菌器，适用于不耐热、不耐湿的诊疗器械的灭菌。不适用于布类、纸类、水、油类、粉剂等材质的灭菌。
灭菌方法	①应在专用的过氧化氢低温等离子体灭菌器内进行，一次灭菌过程包含若干个循环周期，每个循环周期包括抽真空、过氧化氢注入、扩散、等离子化、通风五个步骤。 ②应遵循过氧化氢低温等离子体灭菌生产厂家的操作使用说明书，根据灭菌物品种类包装装载量与方式不同，选择合适的灭菌程序，每种程序应满足相对应的温度、过氧化氢浓度和用量、灭菌时间等灭菌参数。

项目	内容
注意事项	①灭菌物品应清洗干净、干燥。 ②灭菌物品的包装材料应符合国家规范要求。 ③灭菌包不应叠放，不应接触灭菌腔内壁。

4.灭菌剂浸泡

项目	内容
应用范围	灭菌剂浸泡灭菌适用于不耐热诊疗器械、器具与物品的浸泡灭菌。以戊二醛浸泡灭菌为例。
灭菌方法	①将洗净、干燥的诊疗器械、器具与物品放入 2% 的碱性戊二醛溶液中完全浸没，并应去除器械表面的气泡，容器加盖，温度 20℃ ~25℃，灭菌作用 10h。 ②无菌方式取出后用无菌水反复冲洗干净再用无菌纱布等擦干后使用。 ③其他戊二醛制剂的用法遵循卫生行政部门或国家相关规定进行。
注意事项	①诊疗器械器具与物品在消毒前应彻底清洗、干燥。 ②新启用的诊疗器械、器具与物品先除去油污及保护膜，再用清洁剂清洗去除油脂，干燥后及时消毒或灭菌。 ③用于浸泡灭菌的容器，应洁净、密闭，使用前应先经灭菌处理。 ④在 20℃ ~25℃温度条件下，加 pH 调节剂和亚硝酸后的戊二醛溶液连续使用时间应 ≤ 14d。 ⑤应确保使用中戊二醛浓度符合产品使用说明的要求。 ⑥戊二醛应密封，避光，置于阴凉、干燥、通风的环境中保存。 ⑦戊二醛不应用于物体表面的擦拭或喷雾消毒、室内空气消毒手和皮肤黏膜的消毒。 ⑧戊二醛对人有毒性，应在通风良好的环境中使用。 ⑨对皮肤和黏膜有刺激性，使用时应注意个人防护。不慎接触，应立即用清水连续冲洗干净，必要时就医。

五、中医针刺类技术相关性感染预防与控制

1.适用技术范围

本节内容适用于毫针技术、耳针技术、三棱针技术、芒针技术、皮内针技术、火针技术、皮肤针技术、鍉针技术及浮针技术等的感染预防与控制。

2.管理要求

2.1　医疗机构管理

·医疗机构必须按照《医院感染管理办法》要求，健全医院感染管理体系及相关规章制度，制定并落实预防与控制中医针刺类技术相关性感染的工作规范和操作规程，明确相关部门与人员的职责。

·医院感染管理专（兼）职人员，必须对医务人员开展预防与控制中医针刺类技术相关性感染的知识及技能培训，并承担相关业务技术咨询、指导工作。

·医疗机构必须督查中医针刺类技术相关性感染防控措施的落实情况，持续改

进，有效降低感染。

2.2 医务人员管理要求

·医务人员必须熟练掌握中医针刺类技术诊疗操作规程，掌握中医针刺类技术相关性感染的预防要点，落实中医针刺类技术相关性感染的防控措施。有明显皮肤感染或者患感冒、流感等呼吸道疾病的医务人员，不应参与诊疗工作。

·针刺操作前应先遵照六步洗手法洗手，再用75%乙醇或快速手消毒剂消毒双手。为不同患者操作时应洗手或手消毒。接触患者血液、体液、分泌物或有感染性的物质时，应戴手套；接触患者黏膜、破损皮肤时，应戴无菌手套。

2.3 患者管理

·应教育患者注意个人卫生，建议其针刺治疗前洗头、沐浴，患呼吸道感染时建议其佩戴口罩。

·皮肤有感染、溃疡部位，除特殊治疗需要外，均不应在患部直接针刺。

3. 操作感染防控要点

项目		内容
操作前	空气通风与消毒	①诊室应具备良好的通风、采光条件。应根据季节、室内外风力和气温，适时进行自然通风和（或）机械通风保证诊疗场所的空气流通和换气次数。 ②接诊呼吸道传染病患者后应进行空气消毒，消毒可采用空气消毒器、紫外线灯照射及其他合法达标的空气消毒产品。不宜常规采用化学喷雾进行空气消毒。
	物体表面清洁与消毒	①依据《医疗机构环境表面清洁与消毒管理规范》WS/T 512-2016的要求，遵循先清洁、再消毒的原则，采取湿式卫生的方法，抹布等清洁工具使用后应及时清洁与消毒，干燥保存。或采用清洁、消毒"一步法"完成的产品，如消毒湿巾。要求达到干净、干燥、无尘、无污垢、无碎屑、无异味。 ②诊桌、诊椅、诊床、地面等无明显污染时采用清水清洁为主，每天2次。发生血液、体液、排泄物、分泌物等污染时，应先采用可吸附的材料将其清除，再采用有效氯500~1000mg/L的含氯消毒液擦拭，作用30min。
	织物的清洗与消毒	①床单（罩）、被套、枕套等直接接触患者的用品应每人次更换，亦可选择使用一次性床单。被血液、体液、分泌物、排泄物等污染时立即更换。 ②被芯、枕芯、褥子、床垫等间接接触患者的床上用品，应定期清洗与消毒。被污染时应及时更换、清洗与消毒。
	手卫生	①每间诊室应配备至少一套洗手设施、充足的手卫生及干手物品，包括流动水、非手触式水龙头、洗手液、免洗手消毒剂等，宜使用一次性包装的洗手液，重复灌装的洗手液容器，应每周清洁与消毒。 ②应配备洗手流程图及说明图，干手用品宜使用一次性干手纸巾。 ③医务人员洗手与卫生手消毒，以及手卫生用品应符合《医务人员手卫生规范》WS/T 313-2019的要求。 ④治疗车配备快速手消毒剂。
	针刺类器具管理	①针刺器具包括毫针，耳针，三棱针，皮内针（揿钉式、颗粒式），火针，皮肤针（梅花针、七星针、罗汉针、丛针），芒针，鍉针（电鍉针），浮针等。 ②针具进入皮下无菌组织，属于侵入性操作必须达到灭菌水平。

项目	内容
操作中	①严格执行无菌操作规程。 ②检查针具的包装，确保完整无破损，有效限期内使用。包装不应过早打开以防污染，无菌针具包装打开超过4h不应继续使用。 ③针刺操作前应先遵照六步洗手法洗手，再用75%乙醇或快速手消毒剂消毒双手。为不同患者操作时应洗手或手消毒。接触患者血液、体液、分泌物或有感染性的物质时，应戴手套；接触患者黏膜、破损皮肤时，应戴无菌手套。 ④进行规范的皮肤消毒，可选取下列消毒方法之一： a.浸有碘伏消毒液原液的无菌棉球擦拭2遍。 b.碘酊原液擦拭2遍，作用1~3min稍干后75%乙醇脱碘。 c.用75%乙醇溶液擦拭2遍，作用3~5min。 d.有效含量≥2g/L氯己定-乙醇70%溶液擦拭2遍。 e.其他合法、有效的皮肤消毒产品，遵循说明书使用。 ⑤皮肤消毒范围：以针刺部位为中心，以涂擦为主，由内向外缓慢旋转，逐步涂擦，共2次，消毒皮肤面积应≥5cm×5cm，消毒棉球应一穴一换，不得使用同一个消毒棉球擦拭两个以上部位。 ⑥操作中遵守针刺诊疗操作规范，尽量减少损伤及出血。
操作后	①针刺完毕，应用无菌棉球起针，按压止血。 ②火针、三棱针、皮肤针等治疗后，嘱患者24h内局部皮肤避免沾水。 ③使用后的一次性物品遵照《医疗废物管理条例》进行分类处置，严禁重复使用。

4.针具处理原则

4.1　一次性针具的处理

一次性针具应使用符合相关标准要求的产品，必须一人一用一废弃，遵照《医疗废物管理条例》规定，按损伤性医疗废物处理，直接放入耐刺、防渗漏的专用利器盒中，集中处置，严禁重复使用。

4.2　可重复使用针具的处理

可重复使用的针具，遵照《医疗机构消毒技术规范》WS/T 367-2012要求，严格一人一用一灭菌，并应放在防刺的容器内密闭运输，遵照"清洗—修针—整理—灭菌—无菌保存"程序处理。具体处理流程如下：

（1）清　洗

清洗流程	超声波清洗器清洗	手工清洗
冲洗	将针具放置篮筐内，于流动水下冲洗，初步去除污染物。	将针具放置篮筐内，于流动水下冲洗，初步去除污染物。
洗涤	清洗器内注入洗涤用水，根据污染程度使用医用清洁剂（或含酶洗液），水温应<45℃，将针具篮筐放置清洗器内浸没在水面上。超声清洗时间宜3~5min，可根据污染情况适当延长清洗时间，不宜超过10min。	将针具篮筐完全浸没于医用清洁剂中，水温宜为15℃~30℃，浸泡时间和医用清洁剂使用液浓度参考生产厂家使用说明书，浸泡后再用长把毛刷反复刷洗或擦洗针体，达到洗涤目的。

清洗流程	超声波清洗器清洗	手工清洗
漂洗	将针具篮筐整体端出用流动水冲洗，滤干水分。	用流动水冲洗干净，滤干水分。
注意事项	超声清洗操作应遵循生产厂家的使用说明或指导手册。	

（2）修　针

·用75%的乙醇棉球包裹针具沿针柄至针尖方向单向反复擦拭，去除残存的污渍，将轻微弯曲的针具捋直。

·严重弯曲变形、针尖有倒钩或毛刺的针具应废弃不再使用，作为损伤性医疗废物直接放入利器盒。

（3）整　理

将修针后的针具按照规格大小分类，整齐插入置于硬质容器中的纱布棉垫上，或塑封包装，或有封口的玻璃针管中，玻璃针管内置棉垫保护针尖。

（4）灭　菌

·将整理包装后的针具遵照《医院消毒供应中心：清洗消毒及灭菌技术操作规范》WS310.2进行压力蒸汽灭菌后无菌保存备用。

·针具盛放容器不得使用普通不锈钢或铝制饭盒替代。有侧孔的不锈钢盒可以作为针具容器，但应外层布巾包装并符合《医院消毒供应中心：清洗消毒及灭菌技术操作规范》WS310.2灭菌包装要求。

·包装容器及内衬纱布棉垫一用一清洗，衬垫发黄变硬有色斑等及时更换不得再用。

·灭菌后的针具有效期为：塑封包装180d；封口玻璃管、有侧孔的不锈钢容器外层布巾包装7d；开包使用后4h内有效；开包后未用完或未开包过期者应重新灭菌后使用。

5.职业暴露的预防与处理

5.1　医务人员应遵循标准预防的原则，诊疗中正确使用防护用品。熟知利器伤害事件处理报告流程等。

5.2　针具清洗消毒时的防护要点

·针具清洗、修针、整理过程易于发生液体喷溅、针刺伤害等，应注意防范职业暴露风险，穿戴防水围裙、护目镜、手套等防护用品。

·清洗过程中应持器械操作，整筐拿取，严禁徒手抓取针具。

·修针应先持镊物钳将针尖方向整理一致，并使针具充分散开，避免拿取时刺伤。

·整理针具插入衬垫时，应整齐排列，方向一致。

5.3　针刺伤的处理及报告

·在诊疗或针具清洗消毒过程中一旦发生针刺伤害，立即使用皂液和流动清水反复冲洗伤口，尽可能挤出伤口处的血液，用75%的乙醇或0.5%的碘伏对伤口进行消毒处理。

·按照本机构内医务人员针刺伤处理流程报告有关部门。

六、中医微创类技术相关性感染预防与控制

1. 适用技术范围

本节内容适用于针刀技术、带刃针技术、铍针技术、水针刀技术、刃针技术、钩针技术、长圆针技术、拨针技术、银质针技术及穴位埋线技术等的感染预防与控制。

2. 管理要求

2.1　医疗机构管理

·医疗机构必须按照《医院感染管理办法》要求，健全医院感染管理体系及相关规章制度，制定并落实预防与控制中医微创技术相关性感染的工作规范和操作规程，明确相关部门与人员的职责。

·医院感染管理专（兼）职人员，必须对医务人员开展预防与控制中医微创技术相关性感染的知识及技能培训，并承担相关业务技术咨询、指导工作。

·医疗机构必须督查中医微创技术相关性感染防控措施的落实情况，持续改进，有效降低感染。

2.2　医务人员管理

·医务人员必须熟练掌握中医微创技术诊疗操作规程，掌握中医微创技术相关性感染的预防要点，落实中医微创技术相关性感染的防控措施。

·有明显皮肤感染或者患感冒、流感等呼吸道疾病，以及携带或感染多重耐药菌的医务人员，在未治愈前不应当参加微创治疗。

·微创手术参观人员应戴帽子、口罩，人数不应超过5人。

2.3　患者管理

·应教育患者注意个人清洁卫生，建议其在微创治疗前沐浴。

·微创施治部位存在皮肤感染及出血倾向等，不应进行微创治疗。

3. 操作感染防控要点

项目		内容
操作前	微创治疗室环境要求	①微创治疗应参照门诊手术管理，有条件的医疗机构应在门诊手术室进行并符合门诊手术室的管理要求。 ②没有门诊手术室的医疗机构应设置独立的微创治疗室，不应与换药室等其他治疗室共用，面积应与诊疗活动相适宜，应划分无菌准备区、治疗区，区域之间要有实际隔断，非医务人员不得进入或穿行无菌准备区。

项目		内容
操作前		③无菌准备区应配置手卫生设施及用品、更衣柜、帽子、口罩、无菌手术衣、无菌手套、外科手消毒剂等。治疗区有诊疗床、治疗车、无菌物品存放柜等。
	空气通风与消毒	①微创治疗室应具备良好的通风、采光条件。采用自然通风和（或）机械通风保证诊疗场所的空气流通和换气次数。 ②每日诊疗活动前后或接诊呼吸道传染病患者后应进行空气消毒，遵循《医院空气净化管理规范》的要求，可采用空气消毒器、紫外线灯或其他合法达标的空气消毒产品进行消毒。不宜常规采用化学喷雾进行空气消毒。
	物体表面清洁与消毒	①依据《医疗机构环境表面清洁与消毒管理规范》WS/T 512–2016 的要求，遵循先清洁、再消毒的原则，采取湿式卫生的方法，抹布等清洁工具使用后应及时清洁与消毒，干燥保存。或采用清洁、消毒"一步法"完成的产品，如消毒湿巾。环境要求达到干净、干燥、无尘、无污垢、无碎屑、无异味。 ②微创治疗室的桌、椅、床、地面等无明显污染时采用清水清洁为主，每天≥2次。全天诊疗活动结束后，在清洁的基础上实施消毒。发生血液、体液、排泄物、分泌物等污染时应先采用可吸附的材料将其清除，再采用有效氯 500~1000mg/L 的含氯消毒液擦拭，作用 30min。
	织物的清洗与消毒	①床单（罩）、被套、枕套等直接接触患者的用品应每人次更换，亦可选择使用一次性床单。被血液、体液、分泌物、排泄物等污染时立即更换。 ②被芯、枕芯、褥子、床垫等间接接触患者的床上用品，应定期清洗与消毒，被污染时应及时更换、清洗与消毒。
	手卫生	①应配备洗手设施、手卫生及干手物品，包括流动水、非手触式水龙头、洗手皂液、免洗手消毒剂等，宜使用一次性包装的洗手液，重复灌装的洗手液容器，应每周清洁与消毒。 ②应配备洗手流程图及说明图，干手用品宜使用一次性干手纸巾。 ③医务人员洗手与手消毒，以及手卫生用品应符合《医务人员手卫生规范》WS/T 313 的要求。
	微创类器具管理要求	①微创器具包括特殊针具如针刀、带刃针、铍针、水针刀、刃针、钩针、长圆针、拨针、松解针、银质针、一次性埋线针等（以下统称微创针具）；以及羊肠线、生物蛋白线等埋线器具。 ②微创针具以及羊肠线、生物蛋白线等进入皮下组织，或筋膜、肌腱等无菌部位，进行切割、剥离、松解等有创操作，或有异物的植入，均伴有不同程度的出血、损伤，属于感染高风险操作。 ③微创治疗中使用的医疗器械、微创器具、敷料等医疗用品必须达到灭菌水平。
操作中		①检查诊疗器械、微创针具、埋线器具包装等物品的包装，确保完整无破损，在有效限期内。无菌包装不应过早打开以防污染，开包超过 4h 不应继续使用。 ②实施手卫生，实施洗手及手消毒。 ③医务人员应当戴帽子、外科口罩、无菌手套，穿无菌手术衣。施治部位应铺大小适宜的无菌单。 ④进行规范的皮肤消毒，可选取下列消毒方法之一： a. 浸有碘伏消毒液原液的无菌棉球擦拭 2 遍。 b. 碘酊原液擦拭 2 遍，作用 1~3min 稍干后 70%~80% 乙醇脱碘。 c. 有效含量 ≥ 2g/L 氯己定 – 乙醇 70% 溶液擦拭 2 遍。 d. 其他合法、有效的皮肤消毒产品，遵循说明书使用。

项目	内容
操作中	⑤皮肤消毒范围：以穿刺部位为中心，由内向外缓慢旋转，逐步涂擦，共 2 次，消毒皮肤范围直径应≥ 15cm。 ⑥遵循微创诊疗操作规范，尽量减少创伤及出血。
操作后	①微创治疗结束后清理创口的血渍，按压数分钟止血，应使用无菌敷料覆盖。 ②叮嘱患者避免沾水等预防感染措施。 ③使用后的一次性物品遵照《医疗废物管理条例》进行分类处置，严禁重复使用。

4. 微创针具处理原则

4.1 一次性微创针具的处理

一次性微创针具、羊肠线、生物蛋白线等应使用符合相关标准要求的产品。必须一人一用一废弃，遵照《医疗废物管理条例》规定，按损伤性医疗废物处理，直接放入利器盒，集中处置，严禁重复使用。

4.2 可重复使用微创针具的处理

可重复使用的微创针具，应遵照《医疗机构消毒技术规范》WS/T 367 要求，严格一人一用一灭菌，并遵循"清洗—修针—整理—灭菌—无菌保存"程序处理。

（1）清　洗

清洗流程	超声波清洗器清洗	手工清洗
冲洗	将微创针具放置篮筐内，于流动水下冲洗，初步去除污染物。	将微创针具放置篮筐内，于流动水下冲洗，初步去除污染物。
洗涤	清洗器内注入洗涤用水，根据污染程度使用医用清洁剂（或含酶洗液），水温应＜45℃，将微创针具篮筐放置清洗器内浸没在水面下。超声清洗时间宜3~5min，可根据污染情况适当延长清洗时间，不宜超过 10min。	将微创针具篮筐完全浸没于医用清洁剂中，水温宜为15℃~30℃，浸泡时间和医用清洁剂使用液浓度参考生产厂家使用说明书，浸泡后再用长把毛刷反复刷洗或擦洗针体，达到洗涤目的。
漂洗	将微创针具篮筐整体端出用流动水冲洗，滤干水分。	用流动水冲洗干净，滤干水分。
注意事项	超声清洗操作应遵循生产厂家的使用说明或指导手册。	

（2）修　针

· 用 75% 的乙醇棉球包裹针具沿针柄至针尖方向单向反复擦拭，去除残存的污渍，将轻微弯曲的针具捋直。

· 严重弯曲变形、针尖有倒钩或毛刺的针具应废弃不再使用，作为损伤性医疗废物直接放入利器盒。

（3）整　理

将修针后的针具按照规格大小分类，整齐插入置于硬质容器中的纱布棉垫上，或塑封包装，或有封口的玻璃针管中，玻璃针管内置棉垫保护针尖。

（4）压力蒸汽灭菌法

·将整理包装后的微创针具遵照《医院消毒供应中心：清洗消毒及灭菌技术操作规范》WS 310.2 进行压力蒸汽灭菌后无菌保存备用。

·微创针具盛放容器不得使用普通不锈钢或铝制饭盒替代。有侧孔的不锈钢盒可以作为针具容器，但应外层布巾包装并符合《医院消毒供应中心：清洗消毒及灭菌技术操作规范》WS 310.2 灭菌包装要求。

·包装容器及内衬纱布棉垫一用一清洗，衬垫发黄变硬有色斑等及时更换不得再用。

·灭菌后的微创针具有效期为：塑封包装 180d；封口玻璃管、有侧孔的不锈钢容器外层布巾包装 7d；开包使用后 4h 内有效；开包后未用完或未开包过期者应重新灭菌后使用。

5. 职业暴露的预防与处理

5.1　医务人员应遵循标准预防的原则，微创诊疗中正确使用防护用品，熟知利器伤害事件处理报告流程等。

5.2　微创针具清洗消毒防护要点

·微创针具清洗、修针、整理过程易于发生液体喷溅、针刺伤害等，应注意防范职业暴露风险，穿戴防水围裙、护目镜、手套等防护用品。

·清洗过程中应持器械操作，整筐拿取，严禁徒手抓取针具。

·修针应先持镊物钳将针尖方向整理一致，并使针具充分散开，避免拿取时刺伤。

·整理针具插入衬垫时，应整齐排列，方向一致。

5.3　针刺伤处理及报告

·在微创诊疗或针具清洗消毒过程中一旦发生针刺伤害，立即使用皂液和流动清水反复冲洗伤口，尽可能挤出伤口处的血液，用 75% 的乙醇或 0.5% 的碘伏对伤口进行消毒处理。

·按照本机构内医务人员针刺伤处理流程报告有关部门。

七、中医刮痧类技术相关性感染预防与控制

1. 适用技术范围

适用于刮痧技术、撮痧技术及砭石技术等的感染预防与控制

2. 管理要求

2.1　医疗机构管理

·医疗机构必须按照《医院感染管理办法》要求，健全医院感染管理体系及相关规章制度，制定并落实预防与控制中医刮痧类技术相关性感染的工作规范和操作

规程，明确相关部门与人员的职责。

· 医院感染管理专（兼）职人员，必须对医务人员开展预防与控制中医刮痧类技术相关性感染的知识及技能培训，并承担相关业务技术咨询、指导工作。

· 医疗机构必须督查中医刮痧类技术相关性感染防控措施的落实情况，持续改进，有效降低感染风险。

2.2　医务人员管理

· 医务人员必须熟练掌握中医刮痧类技术诊疗操作规程，掌握中医刮痧类技术相关性感染的预防要点，落实中医刮痧类技术相关性感染的防控措施。

· 有明显皮肤感染或者患感冒、流感等呼吸道疾病的医务人员，不应参与诊疗工作

2.3　患者管理

· 应教育患者注意个人卫生，做到皮肤清洁，建议其刮痧治疗前沐浴，患呼吸道感染时建议其佩戴口罩。

· 治疗部位存在皮肤感染、破损及出血倾向等，不宜进行刮痧治疗。

3. 操作感染防控要点

项目		内容
操作前	空气通风与消毒	①诊室应具备良好的通风、采光条件。应根据季节、室内外风力和气温，适时进行自然通风和（或）机械通风保证诊疗场所的空气流通和换气次数。参照《医院空气净化管理规范》WS/T 368-2012 的要求执行。 ②接诊呼吸道传染病患者后应进行空气消毒，遵循《医院空气净化管理规范》的要求，可采用空气消毒器、紫外线灯或其他合法达标的空气消毒产品进行消毒。不宜常规采用化学喷雾进行空气消毒。
	物体表面清洁与消毒	①遵循先清洁、再消毒的原则，采取湿式卫生的方法，抹布等清洁工具使用后应及时清洁与消毒，干燥保存。或采用清洁、消毒"一步法"完成的产品，如消毒湿巾。要求达到干净、干燥、无尘、无污垢、无碎屑、无异味。 ②诊桌、诊椅、诊床、地面等应保持清洁。如果发生血液、体液、排泄物、分泌物等污染时应先用可吸附的材料将其清除，再采用有效氯 500~1000mg/L 的含氯消毒液擦拭，作用 30min。
	织物的清洗与消毒	①床单、枕巾、椅垫（罩）等直接接触患者的用品应每人次更换，亦可选择使用一次性用品。被血液、体液、分泌物、排泄物等污染时应立即更换。 ②被芯、枕芯、褥子、床垫等间接接触患者的床上用品，应定期清洗与消毒，被污染时应及时更换、清洗与消毒。
	手卫生	①每间诊室应配备至少一套洗手设施及充足的手卫生用品，包括流动水、非手触式水龙头、洗手液、肥皂、免洗手消毒剂等，宜使用一次性包装的洗手液，如果使用肥皂，应保持肥皂干燥。 ②应张贴洗手流程图及说明图，干手用品宜使用一次性干手纸巾。 ③医务人员洗手与卫生手消毒，以及手卫生用品应符合《医务人员手卫生规范》WS/T 313-2019 的要求。 ④治疗车配备快速手消毒剂。

项目		内容
刮痧类器具管理要求		①刮痧类器具有刮痧板（砭石、水牛角、玉石、陶瓷等材质），应圆润、光滑、清洁，不得有粗糙、毛刺等。刮痧介质有刮痧油、刮痧乳、精油等。 ②刮痧类诊疗操作中使用的医疗器械、器具、介质等应保持清洁，重复使用的刮痧器具应一人一用一清洁一消毒，宜专人专用。遇到污染应及时先清洁，后消毒。消毒方法和消毒剂选用应符合国家标准。 ③刮痧润滑油应专人专用，保持清洁干净，按照使用说明书使用。
操作中		①医务人员应当按标准预防原则，穿工作服、必要时戴帽子、口罩、手套等。 ②医务人员应规范实施手卫生，操作前、后应分别按照六步洗手法洗手或手消毒。接触患者血液、体液、分泌物或有感染性的物质时，应戴手套；接触患者黏膜、破损皮肤时，应戴无菌手套。 ③患者的施治部位皮肤应完整没有破溃，刮痧部位可使用热毛巾或一次性纸巾或生理盐水棉球或75%乙醇棉球，进行清洁或消毒。 ④操作时注意手法，力度均匀，合理润滑，避免造成皮肤破损。
操作后		刮痧后应用清洁的纸巾、毛巾或棉球将刮拭部位的刮痧介质擦拭干净。

4. 刮痧器具的处理

依据刮痧器具不同的材质，选择适宜的方式进行清洗消毒处理，达到高水平消毒。砭石等圆钝用于按压操作的器具，达到中水平消毒即可。

4.1 清 洗

重复使用的刮痧器具，使用以后应先用流动水刷洗，必要时使用清洁剂去除油渍等附着物，做到清洁。

4.2 消 毒

·消毒方法和消毒剂选用要符合国家标准。可采用含有效氯 500~1000 mg/L 的溶液浸泡，大于 30min；也可用热力消毒，应符合 A0 值 3000（温度 90℃ /5min，或 93℃ /2.5min）。

·砭石等圆钝用于按压操作的器具，应达到中水平消毒，可使用 75% 乙醇、碘类消毒剂、氯己定、季铵盐类等擦拭消毒。

·遇有污染应及时去除污染物，再清洁消毒。刮痧器具如被血液、体液污染时应及时去除污染物，再用含有效氯 2000~5000mg/L 消毒液浸泡消毒大于 30min，清水冲洗，干燥保存。

·有条件的机构可交由消毒供应中心清洗消毒灭菌。

·当日诊疗结束后，应将清洁消毒后的刮痧器具，放于清洁容器内干燥保存，容器每周清洁消毒一次，遇有污染随时清洁消毒。

5. 职业暴露的预防与处理

·医务人员应遵循标准预防的原则，在工作中执行标准预防的具体措施。

·存在职业暴露风险者，如无免疫史并有相关疫苗可供使用，宜接种相关疫苗。

·清洗消毒刮痧类器具的过程中，防止消毒剂等对人体的损伤，环境应通风，必要时戴口罩、手套。

·一旦发生锐器刺伤情况，应立即用皂液和流动的清水清洗被污染的局部。尽可能挤出损伤处的血液。用75%乙醇或0.5%碘伏对伤口局部进行消毒、包扎处理。及时上报相关部门，留存档案并追踪结果。

八、中医拔罐类技术相关性感染预防与控制

1. 适用技术范围

本节内容适用于留罐技术、闪罐技术、走罐技术、药罐技术、针罐技术及刺络拔罐技术的感染预防与控制。

2. 管理要求

2.1　医疗机构管理

·医疗机构必须按照《医院感染管理办法》要求，健全医院感染管理体系及相关规章制度，制定并落实预防与控制中医拔罐类技术相关性感染的工作规范和操作规程，明确相关部门与人员的职责。

·医院感染管理专（兼）职人员必须对医务人员开展预防与控制中医拔罐类技术相关性感染的知识及技能培训，并承担相关业务技术咨询、指导工作。

·医疗机构必须督查中医拔罐类技术相关性感染防控措施的落实情况，持续改进，有效降低感染率。

2.2　医务人员管理要求

·医务人员必须熟练掌握中医拔罐类技术诊疗操作规程，掌握中医拔罐类技术相关性感染的预防要点，落实中医拔罐类技术相关性感染的防控措施。

·有明显皮肤感染或者患呼吸道传染病时不应参加诊疗工作。

2.3　患者管理

应教育患者注意个人卫生，保持皮肤清洁，建议其治疗前沐浴。患有呼吸道感染时建议其佩戴口罩。

3. 操作感染防控要点

项目		内容
操作前	空气通风与消毒	①诊室应具备良好的通风、采光条件。采用自然通风和（或）机械通风以保证诊疗场所的空气流通和换气次数。 ②接诊呼吸道传染病患者后应进行空气消毒，消毒可采用空气消毒器、紫外线灯照射及其他合法达标的空气消毒产品。不宜常规采用化学喷雾进行空气消毒。
	物体表面清洁与消毒	①遵循先清洁、再消毒的原则，采取湿式卫生的方法，抹布、地巾等清洁工具使用后应及时清洁与消毒，干燥保存。或采用清洁—消毒"一步法"完成的产品，如消毒湿巾。要求达到干净、干燥、无尘、无污垢、无碎屑、无异味。

项目		内容
操作前		②诊桌、诊椅、诊床、地面等无明显污染时清洁为主，每天2次。发生血液、体液、排泄物、分泌物等污染时应先用可吸附的材料将其清除，再采用有效氯500~1000mg/L的含氯消毒液擦拭，作用30min。
	织物的清洗与消毒	①床单、枕巾、椅垫（罩）等直接接触患者的用品应每人次更换，亦可选择使用一次性床单。被血液、体液、分泌物、排泄物等污染时立即更换。更换后的用品应及时清洗与消毒。 ②被芯、枕芯、褥子、床垫等间接接触患者的床上用品，应定期清洗与消毒。被污染时应及时更换、清洗与消毒。
	手卫生	①每间诊室应配备至少一套洗手设施及充足的手卫生用品，包括流动水、洗手池、皂液、速干手消毒剂及干手用品等。盛放皂液的容器宜为一次性使用，重复使用的容器应每周清洁与消毒。干手用品宜使用一次性干手纸巾。 ②应配备洗手流程及说明图。 ③医务人员洗手与卫生手消毒，以及手卫生用品应符合《医务人员手卫生规范》WS/T 313-2019的要求。 ④治疗车配备快速手消毒剂。
	拔罐类器具管理要求	①拔罐常用器具包括玻璃罐、竹罐、陶罐和抽气罐等。 ②罐具直接接触患者皮肤，应一人一用一清洗一消毒。 ③刺络拔罐、针罐所用针具进入皮下无菌组织，属于侵入性操作必须达到灭菌水平。
操作中		①操作人员应遵循标准预防原则，穿工作服，必要时佩戴帽子、口罩及手套等。 ②遵循《医务人员手卫生规范》WS/T 313-2019，操作前后均应洗手或手消毒，针刺操作者持针前应再用75%乙醇擦拭双手。操作人员手部皮肤破损、接触或可能接触患者血液、体液、分泌物及其他感染性物质时应戴手套。 ③检查清洁、无菌物品，确保包装完整，无污迹，且在有效限期内使用。包装不应过早打开以防污染，无菌物品包装打开超过4h不应继续使用。检查罐口是否平整、光滑。走罐所使用的润滑剂应保持清洁。 ④针罐或刺络拔罐时，皮肤消毒可选用下列方法之一： a.浸有碘伏消毒液原液的无菌棉球擦拭2遍。 b.碘酊原液擦拭2遍，作用1~3min稍干后用75%乙醇脱碘。 c.用75%乙醇溶液擦拭2遍，作用3min。 d.有效含量≥2g/L氯己定-乙醇70%溶液擦拭2遍。 e.其他合法、有效的皮肤消毒产品，遵循说明书使用。 ⑤针罐或刺络拔罐时皮肤消毒范围：以针刺部位为中心，由内向外缓慢旋转，逐步涂擦，共2次，消毒皮肤面积应≥5cm×5cm，消毒棉球应一穴一换，不得使用同一个消毒棉球擦拭两个以上部位。 ⑥操作中遵守拔罐类技术诊疗操作规程，尽量减少皮肤损伤及出血。
操作后		①起罐后保持治疗部位清洁、干燥，如有皮肤破损应用无菌敷料覆盖。 ②针罐或刺络拔罐针刺完毕，应用无菌棉球起针，按压止血。 ③使用后的一次性物品遵照《医疗废物管理条例》进行分类处置，严禁重复使用。

4. 拔罐类器具的处理原则

罐具直接接触患者皮肤，应一人一用一清洗一消毒，鼓励有条件的医疗机构由消毒供应中心集中处置。方法首选机械清洗、湿热消毒。

4.1　机械清洗湿热消毒，应符合 A0 值 3000（相当于 90℃ /5min，或 93℃ /2.5min）的要求。干燥后保存备用。

4.2　手工清洗

（1）手工清洗的基本条件及防护用品

·罐具清洗应使用专用水池，不得与洗手池共用。有条件应与诊疗区域分开，在独立的区域清洗。

·应配备洗罐工具，如刷子、医用酶洗液、滤水篮筐、浸泡桶等。

·应配备防水围裙、手套、护目镜等防护用品。

（2）手工清洗流程

·应先去除污染。罐内如存有血液、体液、分泌物等，有污水处理设施并排放达标的医疗机构可直接倒入污水处理系统；无污水处理设施的医疗机构，应先用吸湿材料吸附去除可见的污染。再将罐具置于流动水下冲洗后，用医用酶洗液浸泡刷洗、清水冲洗。手工清洗时水温宜为 15℃ ~30℃。

·将清洗后的罐具完全浸泡于有效氯 500mg/L 的含氯消毒液（血罐的消毒液浓度应为有效氯 2000mg/L）或其他同等作用且合法有效的消毒剂中，加盖，浸泡时间 >30min，再用清水冲洗干净，干燥保存备用。或采用湿热消毒，应符合 A0 值 3000（相当于 90℃ /5min，或 93℃ /2.5min）的要求。干燥后保存备用。

5. 刺络拔罐、针罐所用针具的使用与处理

·一次性针具应使用符合相关标准要求的产品，一人一用一废弃，遵照《医疗废物管理条例》规定，按损伤性医疗废物处理，直接放入耐刺、防渗漏的专用利器盒，集中处置，严禁重复使用。

·可重复使用的针具，应放在防刺的容器内密闭运输，遵照"清洗—修针—整理—灭菌—无菌保存"程序处理，严格一人一用一灭菌。具体要求遵照"中医针刺类技术相关性感染预防与控制"一节中"可重复使用针具的处理"相关内容。

6. 职业暴露的预防与处理

6.1　处理原则

医务人员应遵循标准预防原则，在诊疗及可复用器具的清洗消毒工作中，使用适宜的防护用品。针具清洗消毒防护要点参见"中医针刺类技术相关性感染预防与控制"一节中"操作感染防控要点"相关内容。

6.2　职业暴露的处理与报告

·皮肤黏膜发生职业暴露的应急处理：用皂液和流动水反复冲洗被污染的皮肤，用生理盐水反复冲洗被污染的黏膜。

·利器伤的应急处理：立即用皂液和流动水反复冲洗伤口，同时由近心端向远心端轻轻挤压，避免挤压伤口局部，尽可能挤出损伤处的血液，再用 75% 乙醇或 0.5%

聚维酮碘溶液等进行消毒，并包扎伤口。

· 报告相关部门，并接受评估随访指导。

九、中医敷熨熏浴类技术相关性感染预防与控制

1. 适用技术范围

本节内容适用于穴位敷贴技术、中药热熨敷技术、中药冷敷技术、中药湿热敷技术、中药熏蒸技术、中药泡洗技术及中药淋洗技术的感染预防与控制。

2. 管理要求

2.1　医疗机构管理

· 医疗机构必须按照《医院感染管理办法》要求，健全医院感染管理体系及相关规章制度，制定并落实预防与控制中医敷熨熏浴类技术相关性感染的工作规范和操作规程，明确相关部门与人员的职责。

· 医院感染管理专（兼）职人员，必须对医务人员开展预防与控制中医敷熨熏浴类技术相关性感染的知识及技能培训，并承担相关业务技术咨询、指导工作。

· 医疗机构必须督查中医敷熨熏浴类技术相关性感染防控措施的落实情况，持续改进，有效降低感染。

2.2　医务人员管理要求

· 医务人员必须熟练掌握中医敷熨熏浴类技术诊疗操作规程，掌握中医敷熨熏浴类技术相关性感染的预防要点，落实中医敷熨熏浴类技术相关性感染的防控措施。

· 患有呼吸道传染病、感染性腹泻、皮肤破损感染等疾病时不应参加诊疗工作。

2.3　患者管理

· 应教育患者注意个人卫生，患呼吸道感染时建议其佩戴口罩。

· 部分敷熨熏浴技术可治疗皮肤病外，敷熨熏浴诊疗规范中明确禁忌的皮肤创伤、溃疡、感染及出血倾向等，不宜进行相关诊疗。

3. 操作感染防控要点

项目		内容
操作前	空气通风与消毒	①治疗室应具备良好的通风、采光条件。采用自然通风和（或）机械通风保证诊疗场所的空气流通和换气次数。 ②每日诊疗活动结束后，或接诊呼吸道传染病患者后应进行空气消毒，消毒可采用空气消毒器、紫外线灯照射及其他合法达标的空气消毒产品。不宜常规采用化学喷雾进行空气消毒。
	物体表面清洁与消毒	①遵循先清洁、再消毒的原则，采取湿式卫生的方法，抹布等清洁工具使用后应及时清洁与消毒，干燥保存。或采用清洁、消毒"一步法"完成的产品，如消毒湿巾。要求达到干净、干燥、无尘、无污垢、无碎屑、无异味。

项目		内容
操作前	物体表面清洁与消毒	②诊桌、诊椅、诊床等以采用清水清洁为主，必要时可采用清洁剂辅助清洁，清洁卫生频度 >1 次 / 日，必要时可以提高清洁频度。被患者体液、排泄物、分泌物等污染时，应先用可吸附的材料将其清除，再采用有效氯 500~1000mg/L 的含氯消毒液擦拭，作用 30min。
	织物的清洗与消毒	①床单、枕巾、椅垫（罩）等直接接触患者的用品应每人次更换，亦可选择使用一次性床单。被血液、体液、分泌物、排泄物等污染时立即更换。更换后的用品应及时清洗与消毒。 ②被芯、枕芯、褥子、床垫等间接接触患者的床上用品，应定期清洗与消毒；被污染时应及时更换、清洗与消毒。
	手卫生	①应配备洗手设施及手卫生用品，包括流动水、非手触式水龙头、洗手液、免洗手消毒剂等，宜使用一次性包装的洗手液，重复灌装的洗手液容器，应每周清洁与消毒。 ②应配备洗手流程图及说明图，干手用品宜使用一次性干手纸巾。 ③医务人员洗手与卫生手消毒，以及手卫生用品应符合《医务人员手卫生规范》WS/T 313-2019 的要求。 ④治疗车配备快速手消毒剂。
操作中		①医务人员应当按标准预防原则，穿工作服、必要时戴帽子、口罩、手套等。 ②实施手卫生，遵循六步洗手法洗手。 ③进行穴位敷贴时，贴敷部位皮肤应完整，洁净，如有污渍等皮肤不清洁状况，可用 75% 乙醇棉球擦拭干净后再敷药。
操作后		①操作后保持治疗部位清洁、干燥，如有皮肤破损应用无菌敷料覆盖。 ②使用后的一次性物品遵照《医疗废物管理条例》进行分类处置，严禁重复使用。

4. 熨熏浴类器具的使用及处理原则

·器具：纱布、胶布、毛巾、木桶或水桶、塑料袋等。

·敷熨熏浴类诊疗操作中使用的医疗器械、器具等应保持清洁，遇到污染应及时先清洁，后采用中、低效的消毒剂进行消毒。消毒方法和消毒剂选用应符合国家标准。

4.1　穴位敷贴技术

穴位敷贴使用的胶布、纱布应一人一用一丢弃，一次性使用。

4.2　中药热熨敷技术

·干热熨法使用的布套或毛巾应一人一用一更换，使用后清洗和消毒。

·湿热熨法使用的毛巾、纱布应一人一用一更换，使用后清洗和消毒，若患处皮肤有破损，上述用品应一人一用一丢弃，如复用应达到灭菌水平；盛装药液的容器一人一用一清洁一消毒（参照下文"中药泡洗技术"有关药浴容器的清洁消毒方法）。

4.3　中药冷敷技术

直接接触皮肤的纱布、毛巾应一人一用一更换，使用后清洗和消毒，若患处皮肤有破损，上述用品应一人一用一丢弃，如复用应达到灭菌水平。

4.4　中药湿热敷技术

湿敷垫应一人一用一更换，使用后清洗和消毒，可采用湿热消毒，A0值至少达到600，相当于80℃/10min，90℃/1min，或93℃/30s。盛装药液的容器一人一用一清洁一消毒（参照下文"中药泡洗技术"有关药浴容器的清洁消毒方法）。

4.5　中药熏蒸技术

患者每次使用过的熏蒸床以500mg/L含氯消毒溶液擦拭，与患者直接接触的熏蒸锅定时用0.5%过氧乙酸溶液喷洒消毒，熏蒸室每晚紫外线照射1h，紫外线灯应按国家相关规范安装和使用，定期进行辐照强度监测。

4.6　中药泡洗技术

·药浴容器内应套一次性清洁塑料套，盛装药浴液供患者浸泡药浴。

·药浴液及内置一次性塑料袋应一人一用一更换，不可重复使用。

·药浴容器一人一用一清洁，使用后清洗和消毒。

a. 使用后将一次性清洁塑料套连同药浴液一并去除，避免药浴液遗撒容器内。

b. 清水冲刷容器，去除残留的液体污渍。

c. 药浴容器污染后用含有效氯500mg/L的消毒剂，消毒刷洗药浴容器。

d. 消毒后的药浴容器应清洗后干燥保存。

4.7　中药淋洗技术

中药淋洗所使用容器的清洁与消毒参照上文"中药泡洗技术"有关药浴容器的清洁消毒方法。

4.8　注意事项

在明确病原体污染时，可参考《医疗机构消毒技术规范》WS/T 367-2012提供的方法进行消毒。

5. 职业暴露的预防与处理

·医务人员应遵循标准预防的原则，在工作中执行标准预防的具体措施。

·存在职业暴露风险者，如无免疫史并有相关疫苗可供使用，宜接种相关疫苗。

·一旦发生锐器刺伤情况，应立即用皂液和流动的清水清洗被污染的局部。尽可能挤出损伤处的血液。用75%乙醇或0.5%碘伏对伤口局部进行消毒、包扎处理。及时上报相关部门，留存档案并追踪结果。

十、中医灌肠类技术相关性感染预防与控制

1. 适用技术范围

本节内容适用于中医灌肠技术的感染预防与控制。

2. 管理要求

2.1　医疗机构管理

·医疗机构必须按照《医院感染管理办法》要求，健全医院感染管理体系及相关规章制度，制定并落实预防与控制中医灌肠技术相关性感染的工作规范和操作规程，明确相关部门与人员的职责。

·科室医院感染管理小组负责人，必须对本科室医务人员开展预防与控制中医灌肠技术相关性感染的知识及技能培训，并承担相关业务技术咨询、指导工作。

·医疗机构应督查中医灌肠技术相关性感染防控措施的落实情况，持续改进，有效降低感染风险。

2.2　医务人员管理要求

·医务人员必须熟练掌握中医灌肠技术诊疗操作规程，掌握中医灌肠技术相关性感染的预防要点，落实中医灌肠技术相关性感染的防控措施。

·有明显皮肤感染或者患感冒、流感等呼吸道疾病，以及携带或感染多重耐药菌的医务人员，在未治愈前不应当参加灌肠治疗。

2.3　患者管理

·应教育患者注意个人卫生，建议其灌肠治疗前、治疗结束排便后沐浴或进行肛周局部清洁。

·患呼吸道感染时建议其佩戴口罩。

3. 操作感染防控要点

项目		内容
操作前	空气通风与消毒	①治疗室应具备良好的通风、采光条件。应根据季节、室内外风力和气温，适时进行自然通风和（或）机械通风保证诊疗场所的空气流通和换气次数。②每日诊疗活动结束后，或接诊呼吸道传染病患者后，应进行空气消毒，消毒可采用空气消毒器、紫外线灯照射及其他合法达标的空气消毒产品。不宜常规采用化学喷雾进行空气消毒。
	物体表面清洁与消毒	①灌肠治疗室应独立设置，不应与换药室等共用，面积应与诊疗活动相适宜，应有地面排水口，方便地面清洁卫生工作。应划分准备区及操作区。应配备卫生间或设置于临近卫生间方便患者。②准备区应配置手卫生设施及用品、更衣柜、帽子、口罩、医用一次性手套、隔离衣和防水隔离衣、水靴、橡胶手套等。治疗区有诊疗床，治疗车，无菌物品存放柜等。
	织物的清洗与消毒	①床单、枕巾、椅垫（罩）等直接接触患者的用品应每人次更换，亦可选择使用一次性床单。被血液、体液、分泌物、排泄物等污染时立即更换。床褥与床单之间应有防水垫，以防排泄物污染床褥。②被芯、枕芯、褥子、床垫等间接接触患者的床上用品，应定期清洗与消毒，被污染时应及时更换、清洗与消毒。

项目		内容
操作前	手卫生	①每间治疗室应配备至少一套洗手设施及充足的手卫生用品，包括流动水、非手触式水龙头、洗手液、免洗手消毒剂、干手设施等。宜使用一次性包装的洗手液，重复灌装的洗手液容器，应每周清洁与消毒。 ②应配备洗手流程图及说明图，干手用品宜使用一次性干手纸巾。 ③医务人员洗手与卫生手消毒，以及手卫生用品应符合《医务人员手卫生规范》WS/T 313-2019 的要求。 ④治疗车配备快速手消毒剂。
	中医灌肠类器具管理要求	①一次性器具应使用符合相关标准要求的产品，一人一用一废弃，按医疗废物处理，直接放入黄色垃圾袋，严禁重复使用。肛门、直肠、结肠局部有感染病灶者，必须使用一次性灌肠器具，按感染性医疗废物处置，严禁重复使用。 ②可重复使用的器具，遵照"清洗—高水平消毒—清洁保存"程序处理，严格一人一用一消毒。
操作中		①不保留灌肠治疗应在灌肠治疗室进行。保留灌肠可根据需要在病房病床进行。 ②操作前严格执行无菌操作规程。医护人员应按标准预防原则进行标准预防。戴帽子、口罩、一次性医用手套、穿隔离服进行操作，如进行大量不保留灌肠应着防水隔离服，必要时戴防护面罩、穿着水靴。 ③检查器具的包装，确保完整无破损，有效限期内使用。包装不应过早打开以防污染，无菌器具包装打开后应即时使用。 ④实施手卫生，遵照六步洗手法洗手，为不同患者操作时应洗手或手卫生。操作过程中应戴一次性医用手套。 ⑤操作中遵守灌肠诊疗操作规范，避免损伤肠道黏膜及出血。
操作后		①治疗结束排便后，患者须清洁肛周，使用流动水及皂液冲洗肛周，使用干手纸擦干。 ②使用后的一次性物品遵照《医疗废物管理条例》进行分类处置，严禁重复使用。

4.职业暴露的预防与处理

4.1　医务人员应遵循标准预防的原则进行标准预防。灌肠诊疗中正确使用防护用品，熟知职业暴露事件处理报告流程等。

4.2　体液飞溅伤处理及报告

·发生灌肠液飞溅皮肤职业暴露后应立即使用清水和皂液进行清洗，必要时可用皮肤消毒剂碘伏、碘酊、75%乙醇等进行暴露皮肤消毒。黏膜职业暴露应当使用清水或生理盐水反复冲洗。在灌肠器具清洗消毒过程中一旦发生锐器伤害，立即使用皂液和流动清水反复冲洗伤口，尽可能挤出伤口处的血液，用75%的乙醇或0.5%的碘伏对伤口进行消毒处理。

·按照本机构内医务人员职业暴露处理流程报告有关部门。

十一、中医灸类技术与推拿类技术相关性感染预防与控制

1.适用技术范围

本节内容适用灸类技术包括麦粒灸技术、隔物灸技术、悬灸技术、热敏灸技术、

雷火灸技术及推拿类技术等的感染预防与控制。

2. 管理要求

2.1　医疗机构管理

·医疗机构必须按照《医院感染管理办法》要求，健全医院感染管理体系及相关规章制度，制定并落实预防与控制中医灸类技术、推拿类技术相关性感染的工作规范和操作规程，明确相关部门与人员的职责。

·医院感染管理专（兼）职人员必须对医务人员开展预防与控制中医灸类技术、推拿类技术相关性感染的知识及技能培训，并承担相关业务技术咨询、指导工作。

·医疗机构必须督查中医灸类技术、推拿类技术相关性感染防控措施的落实情况，持续改进，有效降低感染率。

2.2　医务人员管理要求

·医务人员必须熟练掌握中医灸类技术、推拿类技术诊疗操作规程，掌握中医灸类技术、推拿类技术相关性感染的预防要点，落实相关性感染的防控措施。

·有明显皮肤感染或者患呼吸道传染病时不应参加诊疗工作。

2.3　患者管理

·应教育患者注意个人卫生，保持皮肤清洁，建议其治疗前沐浴。

·采用化脓麦粒灸，应与患者签署知情同意书。颜面、五官和有大血管的部位以及关节活动部位，不宜采用化脓麦粒灸。

·患有呼吸道感染时建议其佩戴口罩。

3. 操作感染防控要点

项目		内容
操作前	空气通风与消毒	①治疗室应具备良好的通风、采光条件。应根据季节、室内外风力和气温，适时进行自然通风和（或）机械通风保证诊疗场所的空气流通和换气次数。 ②每日诊疗活动结束后，或接诊呼吸道传染病患者后，应进行空气消毒，消毒可采用空气消毒器、紫外线灯照射及其他合法达标的空气消毒产品。不宜常规采用化学喷雾进行空气消毒。
	物体表面清洁与消毒	①遵循先清洁、再消毒的原则，采取湿式卫生的方法，抹布、地巾等清洁工具使用后应及时清洁与消毒，干燥保存。或采用清洁—消毒"一步法"完成的产品，如消毒湿巾。要求达到干净、干燥、无尘、无污垢、无碎屑、无异味。 ②诊桌、诊椅、诊床、地面等无明显污染时清洁为主，每天 2 次。发生血液、体液、排泄物、分泌物等污染时应先用可吸附的材料将其清除，再采用有效氯 500~1000mg/L 的含氯消毒液擦拭，作用 30min。
	织物的清洗与消毒	①床单、枕巾、椅垫（罩）等直接接触患者的用品应每人次更换，亦可选择使用一次性床单。被血液、体液、分泌物、排泄物等污染时立即更换。更换后的用品应及时清洗与消毒。 ②被芯、枕芯、褥子、床垫等间接接触患者的床上用品，应定期清洗与消毒；被污染时应及时更换、清洗与消毒。

项目		内容
操作前	手卫生	①每间诊室应配备至少一套洗手设施及充足的手卫生用品，包括流动水、洗手池、皂液、速干手消毒剂及干手用品等。盛放皂液的容器宜为一次性使用，重复使用的容器应每周清洁与消毒。干手用品宜使用一次性干手纸巾。 ②应配备洗手流程及说明图。 ③医务人员洗手与卫生手消毒，以及手卫生用品应符合《医务人员手卫生规范》WS/T 313 的要求。 ④治疗车配备快速手消毒剂。
操作中		①医务人员应穿工作服、必要时戴帽子、口罩，操作前后做好手卫生。 ②推拿使用的治疗巾应一人一用一更换，头面部、下肢及足部应区分使用。每次推拿治疗前后，医生须按手卫生相关要求做好手卫生。
操作后		①因施灸不慎灼伤皮肤，局部出现小水疱，可嘱患者衣着宽松避免摩擦，防止破损，任其吸收，一般 2~5d 即可愈合。如水泡较大，可用消毒毫针刺破水疱，放出水液，再适当外涂烫伤油或覆盖无菌纱布等，保持疮面清洁。 ②使用后的一次性物品遵照《医疗废物管理条例》进行分类处置，严禁重复使用。

4. 职业暴露的预防与处理

（1）医务人员应遵循标准预防原则。

（2）施灸物品燃烧易产生烟雾，尤其雷火灸，有条件者应安装排烟系统。

参考文献

1. 国家中医药管理办公室，国家卫生计生委办公厅 . 关于印发中医医疗技术相关性感染预防与控制指南（试行）的通知（国中医药办医政发 [2017]22 号）（2017-07-03）. 医院感染管理文件汇编（2015—2021）[G]. 北京：中国质量标准出版传媒有限公司，2021：338-362.

2. 中华人民共和国国家卫生和计划生育委员会 . 医院消毒供应中心第 2 部分 - 清洗消毒及灭菌技术操作规范：WS 310.2-2016[S]. 医院感染管理文件汇编（2015—2021）[G]. 北京：中国质量标准出版传媒有限公司，2021：1275-1290.

3. 中华人民共和国国家卫生健康委员会 . 医务人员手卫生规范：WS/T 313-2019[S]. 医院感染管理文件汇编（2015—2021）[G]. 北京：中国质量标准出版传媒有限公司，2021：1688-1699.

4. 中华人民共和国卫生部 . 医疗机构消毒技术规范：WS/T 367-2012[S]. 医院感染管理文件汇编（1986—2015）[G]. 北京：人民卫生出版社，2015：262-293.

第十部分

常见传染病的防控指南

一、传染病分类

分类	疾病名称	疫情控制
甲类	鼠疫、霍乱	医疗机构发现甲类传染病时，应当及时采取下列措施： ①对患者、病原携带者，予以隔离治疗，隔离期限根据医学检查结果确定。 ②对疑似患者，确诊前在指定场所单独隔离治疗。 ③对医疗机构内的患者、病原携带者、疑似患者的密切接触者，在指定场所进行医学观察和采取其他必要的预防措施。 ④拒绝隔离治疗或者隔离期未满擅自脱离隔离治疗的，可以由公安机关协助医疗机构采取强制隔离治疗措施。 ⑤医疗机构发现乙类或者丙类传染病患者，应当根据病情采取必要的治疗和控制传播措施。 ⑥医疗机构对本单位内被传染病病原体污染的场所、物品以及医疗废物，必须依照法律、法规的规定实施消毒和无害化处置。
乙类	传染性非典型肺炎、艾滋病、病毒性肝炎、脊髓灰质炎、人感染高致病性禽流感、麻疹、流行性出血热、狂犬病、流行性乙型脑炎、登革热、炭疽、细菌性和阿米巴痢疾、肺结核、伤寒和副伤寒、流行性脑脊髓膜炎、百日咳、白喉、新生儿破伤风、猩红热、布鲁菌病、淋病、梅毒、钩端螺旋体病、血吸虫病、疟疾。	
丙类	流行性感冒、流行性腮腺炎、风疹、急性出血性结膜炎、麻风病、流行性和地方性斑疹伤寒、黑热病、包虫病、丝虫病，除霍乱、细菌性和阿米巴痢疾、伤寒和副伤寒以外的感染性腹泻病。	
备注	①国务院卫生行政部门根据传染病暴发、流行情况和危害程度，可以决定增加、减少或者调整乙类、丙类传染病病种并予以公布。 ②炭疽中的肺炭疽和人感染高致病性禽流感，采取甲类传染病的预防、控制措施。其他乙类传染病和突发原因不明的传染病需要采取本法所称甲类传染病的预防、控制措施的，由国务院卫生行政部门及时报经国务院批准后予以公布、实施。 ③需要解除依照前款规定采取的甲类传染病预防、控制措施的，由国务院卫生行政部门报经国务院批准后予以公布。	

二、常见传染病的预防与控制要点

1. 新型冠状病毒感染预防与控制要点

项目	内容
病原学	新型冠状病毒（SARS-CoV-2，以下简称新冠病毒）属于 β 属冠状病毒，对紫外线和热敏感，乙醚、75% 乙醇、含氯消毒剂、过氧乙酸和氯仿等脂溶剂均可有效灭活病毒。目前，奥密克戎变异株已成为国内外流行优势毒株，其

项目		内容
病原学		潜伏期缩短，多为2~4d，传播能力更强，传播速度更快，致病力减弱，具有更强的免疫逃逸能力，现有疫苗对预防该变异株所致的重症和死亡仍有效。
流行病学	传染源	传染源主要是新冠病毒感染者，在潜伏期即有传染性，发病后3d内传染性最强。
	传播途径	①经呼吸道飞沫和密切接触传播是主要的传播途径。 ②在相对封闭的环境中经气溶胶传播。 ③接触被病毒污染的物品后也可造成感染。
	易感人群	人群普遍易感。感染后或接种新冠病毒疫苗后可获得一定的免疫力。老年人及伴有严重基础疾病患者感染后重症率、病死率高于一般人群。
临床表现		潜伏期多为2~4d。 ①主要表现为咽干、咽痛、咳嗽、发热等，发热多为中低热，部分病例亦可表现为高热，热程多不超过3d；部分患者可伴有肌肉酸痛、嗅觉味觉减退或丧失、鼻塞、流涕、腹泻、结膜炎等。少数患者病情继续发展，发热持续，并出现肺炎相关表现。 ②儿童感染后临床表现与成人相似，高热相对多见；部分病例症状可不典型，表现为呕吐、腹泻等消化道症状或仅表现为反应差、呼吸急促；少数可出现声音嘶哑等急性喉炎或喉气管炎表现或喘息、肺部哮鸣音，但极少出现严重呼吸窘迫。
诊断标准		①具有新冠病毒感染的相关临床表现。 ②具有以下一种或以上病原学、血清学检查结果： a. 新冠病毒核酸检测阳性。 b. 新冠病毒抗原检测阳性。 c. 新冠病毒分离、培养阳性。 d. 恢复期新冠病毒特异性IgG抗体水平为急性期4倍或以上升高。
预防与控制要点	疫苗接种	接种新冠病毒疫苗可以减少新冠病毒感染和发病，是降低重症和病死率的有效手段，符合接种条件者均应接种。符合加强免疫条件的接种对象，应及时进行加强免疫接种。
	一般预防	保持良好的个人及环境卫生，均衡营养、适量运动、充足休息，避免过度疲劳。提高健康素养，养成"一米线"、勤洗手、戴口罩、公筷制等卫生习惯和生活方式，打喷嚏或咳嗽时应掩住口鼻。保持室内通风良好，做好个人防护。多途径多方位进行防控知识宣教，发动群众推动政策执行。
	重点环节防控	①重点人群：摸清辖区65岁及以上老年人合并基础疾病及其新冠病毒疫苗接种情况，根据患者基础疾病情况、新冠病毒疫苗接种情况、感染后风险程度等进行分级，发挥基层医疗卫生机构"网底"作用，提供疫苗接种、健康教育、健康咨询、用药指导、协助转诊等分类分级健康服务等。 ②重点机构和行业大型场所：医疗机构应加强医务人员和就诊患者个人防护指导，强化场所内日常消毒和通风。学校、大型企业等人员聚集的重点机构，应做好人员健康监测，发生疫情后及时采取减少人际接触措施。 ③大型场所：对大型场所，要增强员工自我防护意识，开展自我健康监测，做好工作环境清洁消毒和通风换气。疫情严重期间，可采取延缓大型活动举办、缩短营业时间、减少人群聚集和降低人员流动等措施。 ④重点地区：农村地区医疗卫生基础相对薄弱，是疫情防控的重点地区。

项目		内容
预防与控制要点	医疗机构内感染预防与控制	①落实门急诊预检分诊制度，做好患者分流。 ②加强病房通风，并做好诊室、病房、办公室和值班室等区域物体表面的清洁和消毒。 ③医务人员按照标准预防原则，根据暴露风险进行适当的个人防护。在工作期间佩戴医用外科口罩或医用防护口罩，并严格执行手卫生。 ④按照要求处理医疗废物，患者转出或离院后进行终末消毒。
	传染源管理	①新型冠状病毒感染者不再实行隔离措施，实施分级分类收治；不再判定密切接触者，不再划定高低风险区。 ②未合并严重基础疾病的无症状感染者、轻型病例可采取居家自我照护，其他病例应及时到医疗机构就诊。 ③感染者居家期间，尽可能待在通风较好、相对独立的房间，减少与同住人员近距离接触。感染者非必要不外出，避免前往人群密集的公共场所，不参加聚集性活动；如需外出，应全程佩戴 N95 或 KN95 口罩。 ④感染者要对所居住生活环境清洁和消毒；针对感染者产生的生活垃圾科学管理。
	流行期间紧急防控措施	①暂缓非必要的大型活动（会展、赛事、演出、大型会议等）。 ②暂停大型娱乐场所营业活动。 ③博物馆、艺术馆等室内公共场所采取限流措施。 ④严格管理养老机构、社会福利机构、精神病院等脆弱人群集中场所。 ⑤企事业单位、工厂等实行错时上下班，弹性工作制或采取居家办公措施。 ⑥幼儿园、中小学和高等教育机构采取临时性线上教学。 ⑦其他紧急防控措施。

2. 流行性感冒预防与控制要点

项目		内容
病原学		流感病毒属于正粘病毒科，分为甲、乙、丙、丁四型。目前感染人的主要是甲型流感病毒中的 H1N1、H3N2 亚型及乙型流感病毒中的 Victoria 和 Yamagata 系。流感病毒对乙醇、碘伏、碘酊等常用消毒剂敏感；对紫外线和热敏感，56℃条件下 30min 可灭活。
流行病学	传染源	患者和隐性感染者是主要传染源。从潜伏期末到急性期都有传染性，病毒在人呼吸道分泌物中一般持续排毒 3~7d。儿童、免疫功能受损及危重患者病毒排毒时间可超过 1 周。
	传播途径	流感病毒主要通过打喷嚏和咳嗽等飞沫传播，经口腔、鼻腔、眼睛等黏膜直接或间接接触感染。接触被病毒污染的物品也可通过上述途径感染。在特定场所，如人群密集且密闭或通风不良的房间内，也可能通过气溶胶的形式传播，需警惕。
	易感人群	人群普遍易感。接种流感疫苗可有效预防相应亚型 / 系的流感病毒感染。
临床表现		潜伏期一般为 1~7d，多为 2~4d。 ①主要以发热、头痛、肌痛和全身不适起病，体温可达 39℃ ~40℃，可有畏寒、寒战，多伴全身肌肉关节酸痛、乏力、食欲减退等全身症状，常有咽喉痛、干咳，可有鼻塞、流涕、胸骨后不适、颜面潮红、眼结膜充血等。部分患者症状轻微或无症状。

项目		内容
临床表现		②儿童的发热程度通常高于成人，患乙型流感时恶心、呕吐、腹泻等消化道症状也较成人多见。新生儿可仅表现为嗜睡、拒奶、呼吸暂停等。无并发症者病程呈自限性，多于发病 3~5d 后发热逐渐消退，全身症状好转，但咳嗽、体力恢复常需较长时间。
临床诊断		①临床诊断病例：有流行病学史（发病前 7d 内在无有效个人防护的情况下与疑似或确诊流感患者有密切接触，或属于流感样病例聚集发病者之一，或有明确传染他人的证据）和上述流感临床表现，且排除其他引起流感样症状的疾病。 ②确定诊断病例：有上述流感临床表现，具有以下 1 种或以上病原学检测结果阳性： a.流感病毒核酸检测阳性。 b.流感抗原检测阳性。 c.流感病毒培养分离阳性。 d.急性期和恢复期双份血清的流感病毒特异性 IgG 抗体水平呈 4 倍或以上升高。
预防与控制管理要点	疫苗接种	接种流感疫苗是预防流感最有效的手段，可降低接种者罹患流感和发生严重并发症的风险。推荐 60 岁及以上老年人、6 月龄至 5 岁儿童、孕妇、6 月龄以下儿童家庭成员和看护人员、慢性病患者和医务人员等重点人群，每年优先接种流感疫苗。
	药物预防	药物预防不能代替疫苗接种。建议对有重症流感高危因素的密切接触者（且未接种疫苗或接种疫苗后尚未获得免疫力）进行暴露后药物预防，建议不要迟于暴露后 48h 用药。
	一般预防措施	保持良好的个人卫生习惯是预防流感等呼吸道传染病的重要手段： ①勤洗手、保持环境清洁和通风、在流感流行季节尽量减少到人群密集场所活动、避免接触呼吸道感染患者。 ②保持良好的呼吸道卫生习惯，咳嗽或打喷嚏时，用上臂或纸巾、毛巾等遮住口鼻，咳嗽或打喷嚏后洗手，尽量避免触摸眼睛、鼻或口。 ③出现流感样症状应当注意休息及自我隔离，前往公共场所或就医过程中需戴口罩。
	医疗机构内感染预防与控制	①落实门急诊预检分诊制度，做好患者分流。提供手卫生、呼吸道卫生和咳嗽礼仪指导，有呼吸道症状的患者及陪同人员应当佩戴医用外科口罩。 ②医疗机构应当分开安置流感疑似和确诊患者，患者外出检查、转科或转院途中应当佩戴医用外科口罩。限制疑似或确诊患者探视或陪护，防止住院患者感染。 ③加强病房通风，并做好诊室、病房、办公室和值班室等区域物体表面的清洁和消毒。 ④按照要求处理医疗废物，患者转出或离院后进行终末消毒。 ⑤医务人员按照标准预防原则，根据暴露风险进行适当的个人防护。在工作期间佩戴医用外科口罩，并严格执行手卫生。出现发热或流感样症状时，及时进行流感筛查。疑似或确诊流感的医务人员，应当隔离治疗，不可带病工作。

3. 诺如病毒感染的预防与控制要点

项目		内容
病原学		诺如病毒在 0℃~60℃ 的温度范围内可存活，且能耐受 pH 2.7 的环境室温 3h、20% 乙醚 4℃ 18h，10mg/L 的高浓度氯离子可灭活诺如病毒。乙醇和免冲洗洗手液没有灭活效果。诺如病毒的免疫保护力可持续 6~24 个月；诺如病毒主要通过患者的粪便排出，也可通过呕吐物排出。患者在潜伏期即可排出诺如病毒，排毒高峰在发病后 2~5d，持续 2~3 周，最长排毒期有报道超过 56d。
流行病学	传染源	诺如病毒是急性胃肠炎暴发疫情的主要病原体。
	传播途径	包括人传人、经食物和经水传播，一起暴发中可能存在多种传播途径。 ①人传人可通过粪－口途径（包括摄入粪便或呕吐物产生的气溶胶）或间接接触被排泄物污染的环境而传播。 ②食源性传播是通过食用或接触被诺如病毒污染的食物等进行传播，牡蛎等贝类海产品和生食的蔬果类是引起暴发的常见食品。 ③经水传播可由桶装水、市政供水、井水等其他饮用水源被污染所致。
	易感人群	人群普遍易感。
临床表现		诺如病毒的潜伏期相对较短，通常 12~48h。 ①发病以腹泻和呕吐为主，其次为恶心、腹痛、头痛、发热、畏寒和肌肉酸痛等。成人中腹泻更常见，儿童多见呕吐。 ②诺如病毒感染病例的病程通常较短，症状持续时间平均为 2~3d。 ③尽管诺如病毒感染主要表现为自限性疾病，但少数病例仍会发展成重症甚至死亡。
病例定义		①疑似病例：即急性胃肠炎病例，定义为 24h 内出现排便 ≥ 3 次且有性状改变（呈稀水样便），和（或）24h 内出现呕吐 ≥ 2 次者。 ②临床诊断病例：在诺如病毒感染引起的聚集性或暴发疫情中，满足疑似病例定义，且与实验室诊断病例有流行病学关联的病例。 ③实验室诊断病例：疑似病例或临床诊断病例中，粪便、肛拭子或呕吐物标本经诺如病毒核酸检测阳性，或 ELISA 抗原检测阳性者。
预防与控制管理要点	病例管理	①在其急性期至症状完全消失后 72h 应进行隔离。 ②隐性感染者建议自核酸检测阳性后 72h 内进行居家隔离。 ③诺如病毒排毒时间较长，特殊岗位（如食品）操作的病例需严格管理，连续 2d 粪便或肛拭子核酸检测阴性后方可上岗。
	手卫生	①保持良好的手卫生是预防诺如病毒感染和控制传播最重要最有效的措施。 ②用洗手液和流动水规范洗手，消毒纸巾和免冲洗的手消毒液不能代替标准洗手程序。 ③配置足够数量的洗手设施。
	患者呕吐物、粪便消毒	①一次性吸水材料（如纱布、抹布等）蘸取 5000~10 000mg/L 的含氯消毒液完全覆盖污染物或浸泡消毒 30min 后处理。 ②清除过程中避免接触污染物，清理的污染物按医疗废物集中处置。 ③厕所马桶或容器内的污染物，可小心倒入足量的 5000~10 000mg/L 的含氯消毒液，作用 30min 以上，排入有消毒装置的污水处理系统。 ④清洁中使用的拖把、抹布等工具，盛放污染物的容器都必须用含有效氯 5000mg/L 消毒剂溶液浸泡消毒 30min 后彻底冲洗，才可再次使用。 ⑤厕所、卫生间的拖把应专用。

项目		内容
预防与控制管理要点	地面墙壁及物体表面	①使用含有效氯 1000mg/L 消毒液进行消毒。 ②有肉眼可见污染物时应先清除污染物再消毒。无肉眼可见污染物时，家具和生活设施消毒液进行浸泡、喷洒或擦拭消毒，作用 30min 后用清水擦拭干净。 ③墙壁可直接用消毒剂按 100~300mL/m² 用量擦拭或喷洒消毒。消毒作用时间应不少于 15min。 ④地面消毒先由外向内喷洒一次，喷药量为 100~300mL/m²，待室内消毒完毕后，再由内向外重复喷洒一次。消毒作用时间应不少于 15min。
	衣物被褥等织物及生活用具	①收拾被污染的衣物、被褥等织物时应避免产生气溶胶。 ②先将固体污秽物移除后浸在有效氯为 500mg/L 的含氯消毒剂溶液内 30min，然后清洗。 ③也可用流通蒸汽或煮沸消毒 30min。 ④若不能即时消毒，应把它们放置在密封的袋内，并尽快处理。 ⑤生活用具清除食物残渣后，煮沸消毒 30min，也可用有效氯为 500mg/L 含氯消毒液浸泡或擦拭，作用 30min 后，再清水洗净。
	皮肤黏膜	①皮肤被污染物污染时，应立即清除污染物，然后用一次性吸水材料蘸取 0.5% 碘伏消毒液擦拭消毒 3min 以上，使用清水清洗干净。 ②黏膜应用大量生理盐水冲洗或 0.05% 碘伏冲洗消毒。
	水源消毒	①导致暴发的水及水源，应立即停止使用。 ②对污染的供水管网、水箱、桶装水机、直饮水机进行消毒处理，应进行彻底清洗消毒，可用有效氯 100mg/L 消毒液浸泡 1h，或 50mg/L 消毒液浸泡 24h，然后冲洗管网后使用。
	医疗废物	患者产生的生活垃圾、一次性诊疗用品采用双层医疗废物袋，按医疗废物集中收集处置。
	室内空气	保持室内空气流通。自然通风或空气消毒机进行空气消毒，无人的空间可用紫外线消毒，不可采用喷洒消毒剂的方法对室内空气进行消毒。

4. 手足口病预防与控制要点

项目		内容
病原学		肠道病毒属于小 RNA 病毒科肠道病毒属。手足口病由肠道病毒引起，主要致病血清型包括柯萨奇病毒、埃可病毒等，其中以 CV-A16 和 EV-A71 最为常见，重症及死亡病例多由 EV-A71 所致。肠道病毒各型之间无交叉免疫力。
流行病学	传染源	①患儿和隐性感染者为主要传染源，手足口病隐性感染率高。 ②肠道病毒适合在湿、热的环境下生存，可通过感染者的粪便、咽喉分泌物、唾液和疱疹液等广泛传播。
	传播途径	密切接触是手足口病重要的传播方式。 ①通过接触被病毒污染的手、毛巾、手绢、牙杯、玩具、食具、奶具以及床上用品、内衣等引起感染。 ②还可通过呼吸道飞沫传播。 ③饮用或食入被病毒污染的水和食物后亦可感染。
	易感人群	婴幼儿和儿童普遍易感，以 5 岁以下儿童为主。

项目		内容
临床表现		潜伏期一般为 2~10d，平均 3~5d。 ①急性起病，发热，手、足和臀部出现斑丘疹、疱疹，口腔黏膜或咽峡部出现散在疱疹。可伴有咳嗽、流涕、食欲缺乏、腹泻等症状。 ②部分病例仅表现为手、足和臀部皮疹和（或）咽峡部疱疹。少数病例皮疹不典型，表现为细小沙粒状皮疹、单部位皮疹或无皮疹。 ③少数病例可累及中枢神经系统，表现为脑膜炎、脑炎、脑脊髓炎，甚至出现肺水肿、肺出血和（或）循环功能障碍等，病情进展迅速，可致死亡。
诊断标准		①临床诊断病例 a. 流行病学史：常见于学龄前儿童，婴幼儿多见。流行季节，当地托幼机构及周围人群有手足口病流行，发病前与手足口病患儿有直接或间接接触史。 b. 临床表现：符合上述临床表现。极少数病例皮疹不典型，部分病例仅表现为脑炎或脑膜炎等，诊断需结合病原学或血清学检查结果。 ②确诊病例 在临床诊断病例基础上，具有下列之一者即可确诊。 a. 肠道病毒（CV-A16、EV-A71 等）特异性核酸检测阳性。 b. 分离出肠道病毒，并鉴定为 CV-A16、EV-A71 或其他可引起手足口病的肠道病毒。 c. 急性期血清相关病毒 IgM 抗体阳性。 d. 恢复期血清相关肠道病毒的中和抗体比急性期有 4 倍及以上升高。
预防与控制管理要点	一般预防措施	保持良好的个人卫生习惯是预防手足口病的关键。 ①勤洗手，不要让儿童喝生水，吃生冷食物；看护人接触儿童前、替幼童更换尿布、处理粪便后均要洗手，并妥善处理污物。 ②儿童玩具和常接触到的物品应定期进行清洁消毒。健康儿童与患手足口病儿童应避免密切接触。 ③婴幼儿使用的奶瓶、奶嘴使用前后应充分清洗。 ④疾病流行期间不聚集，注意保持家庭环境卫生，居室常通风，勤晒衣被。 ⑤发现症状要及时就诊。轻症患儿不必住院，宜居家治疗、休息，以减少交叉感染。
	接种疫苗	EV-A71 型灭活疫苗可用于 6 月龄至 5 岁儿童预防 EV-A71 感染所致的手足口病，基础免疫程序为两剂次，间隔 1 个月，鼓励在 12 月龄前完成接种。
	室内空气	①应注意开窗通风，保持室内空气流通。每天通风 2~3 次，每次 ≥ 30min。 ②医疗机构应加强通风，可采取通风（包括自然通风和机械通风），也可采用循环风式空气消毒机进行空气消毒，无人条件下还可用紫外线对空气消毒，不必常规采用喷洒消毒剂的方法对室内空气进行消毒。
	地面墙壁	①先清洁再消毒，每日环境物表清洁消毒 2 次，患者出院后对病室进行终末消毒。 ②对污染地面、墙壁用含有效氯 1000mg/L 消毒剂溶液喷洒消毒，作用 15min。泥土墙吸液量为 150~300mL/m²，水泥墙、木板墙、石灰墙为 100mL/m²。对上述各种墙壁的喷洒消毒剂溶液不宜超过其吸液量。 ③地面消毒先由外向内喷雾一次，喷药量为 200~300mL/m²，待室内消毒完毕后，再由内向外重复喷雾一次，作用时间应 ≥ 15min。 ④对门把手、楼梯扶手、床围栏、桌椅台面、水龙头等物体表面使用含有效氯 500mg/L 消毒液擦拭消毒，作用 15min，必要时用清水擦拭干净以免腐蚀损坏。

项目		内容
预防与控制管理要点	污染物	①患者的排泄物、呕吐物等最好用固定容器盛放，稀薄的排泄物、呕吐物，每1000mL可加漂白粉50g或含有效氯20000mg/L消毒剂溶液2000mL，搅匀放置2h。成形粪便不能用干漂白粉消毒，可用20%漂白粉乳剂（含有效氯5%），或含有效氯50000mg/L含氯消毒剂溶液2份加于1份粪便中，混匀后，作用2h。②盛排泄物或呕吐物的容器可用含有效氯5000mg/L消毒剂溶液浸泡15min，浸泡时，消毒液要漫过容器。③被排泄物、呕吐物等污染的地面，用漂白粉或生石灰覆盖，作用60min后清理。
	织物	①患儿的衣服、被褥需要单独清洗，用>70℃热水浸泡30min，患儿所用毛巾、擦手巾、尿布等清洗后每次煮沸5min。②医用被服放置在密封的袋内，并尽快送消毒。
	奶瓶和食饮具	①患儿的奶瓶、奶嘴应充分清洗并煮沸消毒20min后使用。②食饮具煮沸消毒每次20min或用二星级消毒碗柜消毒，也可用含有效氯250mg/L的消毒液浸泡30min后再用清水冲洗干净。
	用品	患儿接触过的玩具、学习用品用含有效氯500mg/L的消毒液擦拭或浸泡，作用15min后用清水擦拭、冲洗干净。
	手卫生	手的消毒用0.5%碘伏溶液作用2~3min后清水冲洗干净。看护人在给患儿换尿片、处理粪便，或直接接触患儿分泌物、皮肤疱疹前后要按正确方法洗手，或进行手消毒。特别需要注意常规的免洗手消毒液对肠道病毒无效。
	卫生间	①患儿使用后的便盆、便池、坐便器先投入50g漂白粉，作用60min后再冲水。②坐便器表面用含有效氯500mg/L的消毒液喷雾、擦拭消毒，作用15min。③厕所、卫生间使用的拖把采用1000mg/L含氯消毒液浸泡15min后再用清水清洗，厕所、卫生间的拖把应专用。
	垃圾	垃圾喷洒含有效氯10000mg/L消毒剂溶液，作用60min后收集并进行无害化处理。
	污水	污水按每升加4g漂白粉或2片消毒泡腾片搅匀，作用60min。

5. 人感染 H7N9 禽流感预防与控制要点

项目		内容
	病原学	①禽流感病毒属甲型流感病毒属，除感染禽类外，还可感染人、猪、马、水貂和海洋哺乳动物。②近些年主要为H7N9禽流感病毒。H7N9禽流感病毒对禽类的致病力很弱，在禽类间易于传播且难以发现，增加了人感染的机会。③禽流感病毒普遍对热敏感，加热至65℃30min或100℃2min以上可灭活。对低温抵抗力较强，在4℃水中或有甘油存在的情况下可保持活力1年以上。
流行病学	传染源	为携带H7N9禽流感病毒的禽类。目前，大部分为散发病例，有数起家庭聚集性发病，尚无持续人际间传播的证据，应警惕医院感染的发生。
	传播途径	①呼吸道传播或密切接触感染禽类的分泌物或排泄物而获得感染。②或通过接触病毒污染的环境感染。
	高危人群	在发病前10d内接触过禽类或到过活禽市场者，特别是中老年人。

项目		内容
临床表现		潜伏期多为 7d 以内，也可长达 10d。 肺炎为主要临床表现，患者常出现发热、咳嗽、咳痰，可伴有头痛、肌肉酸痛、腹泻或呕吐等症状。重症患者病情发展迅速，多在发病 3~7d 出现重症肺炎，体温大多持续在 39℃ 以上，出现呼吸困难，可伴有咯血痰。常快速进展为成人呼吸窘迫综合征（ARDS）、脓毒症休克和多器官功能障碍（MODS）。 少数患者可为轻症，仅表现为发热伴上呼吸道感染症状。
预防与控制管理要点	发热门诊	①应当建立疑似、确诊患者隔离、转出和救治的工作流程，其建筑布局和工作流程应当符合《医院隔离技术规范》等有关要求。发热门诊出入口应设有手卫生设施。 ②医务人员在诊疗工作中应当遵循标准预防原则，接触所有患者时均应当戴外科口罩，严格执行手卫生等措施。接触疑似患者或确诊患者时应当戴医用防护口罩。 ③医务人员应当掌握人感染 H7N9 禽流感感染的流行病学特点与临床特征，对疑似或确诊患者立即采取隔离措施并及时报告。患者转出后按《医疗机构消毒技术规范》进行终末处理。 ④医务人员进入或离开发热门诊时，要按照有关要求，正确穿脱防护用品。 ⑤陪伴者及病情允许的患者应当戴外科口罩。
	急诊	①应当建立预检分诊制度，制定并完善重症患者的转出、救治应急预案并严格执行。 ②应当设置一定的隔离区域以满足疑似或确诊者就地隔离和救治的需要。 ③医务人员应当严格遵照标准预防的原则进行个人防护和诊疗环境的管理。 ④诊疗区域应保持良好的通风并定时清洁消毒。
	普通病区	①应当备有应急隔离室，用于疑似或确诊患者的隔离与救治，建立相关工作制度及流程，备有充足的应对急性呼吸道传染病的消毒和防护用品。 ②病区（房）内发现疑似或确诊患者，启动相关应急预案和工作流程，对患者实施及时有效隔离和救治。 ③疑似或确诊者宜专人诊疗与护理，限制无关医务人员的出入，原则不探视；有条件的可以安置在负压病房或及时转到有隔离和救治能力的专科医院。患者转出后按《医疗机构消毒技术规范》进行终末处理。
	收治疑似或确诊人感染 H7N9 禽流感感染患者的病区(房)	①建筑布局和工作流程应当符合《医院隔离技术规范》等有关要求。 ②对疑似或确诊患者应当及时采取隔离措施，疑似患者和确诊患者应当分开安置；疑似患者进行单间隔离，经病原学确诊的同类型感染患者可以同室安置。 ③根据人感染 H7N9 禽流感的传播途径，在实施标准预防的基础上，采取飞沫隔离和接触隔离等措施。具体措施包括： a.医务人员进入或离开隔离病房时，应当遵循《医院隔离技术规范》的有关要求，并正确穿脱防护用品。 b.原则上患者的活动限制在隔离病房内，若确需离开隔离病房或隔离区域时，应当采取相应措施如佩戴外科口罩，防止造成交叉感染。 c.用于疑似或确诊患者的听诊器、体温计、血压计等医疗器具应专人专用。非专人专用的医疗器具使用后，应当进行彻底清洁和消毒。 d.严格探视制度，原则上不设陪护。

项目		内容
预防与控制管理要点	医务人员的防护	①医务人员应当按照标准预防的原则，根据其传播途径采取飞沫隔离和接触隔离的防护措施。 ②医务人员使用的防护用品应当符合国家有关标准。 ③每次接触患者前后应当严格遵循《医务人员手卫生规范》要求，及时正确进行手卫生。 ④医务人员应当根据导致感染的风险程度采取相应的防护措施。 a.接触患者的血液、体液、分泌物、排泄物、呕吐物及污染物品时应戴清洁手套，脱手套后洗手。 b.可能受到患者血液、体液、分泌物等物质喷溅时，应戴外科口罩或者医用防护口罩、护目镜、穿隔离衣。 c.对疑似或确诊患者进行气管插管操作时，应戴医用防护口罩、护目镜、穿隔离衣。 d.外科口罩、医用防护口罩、护目镜、隔离衣等防护用品被患者血液、体液、分泌物等污染时应当及时更换。 e.正确穿戴和脱摘防护用品，脱去手套或隔离服后立即洗手或手消毒。 f.处理所有的锐器时应当防止被刺伤。 g.每个患者用后的医疗器械、器具应当按照《医疗机构消毒技术规范》的要求进行清洁与消毒。
	加强对患者的管理	①应当对疑似或确诊患者及时进行隔离，并按照指定路线由专人引导进入病区。 ②病情允许时，患者应当戴外科口罩；指导患者咳嗽或者打喷嚏时用卫生纸遮掩口鼻，在接触呼吸道分泌物后应当使用清洁剂洗手或者使用手消毒剂消毒双手。 ③患者出院、转院后按《医疗机构消毒技术规范》进行终末消毒。 ④患者死亡后，应当及时对尸体进行处理。处理方法为：用双层布单包裹尸体，装入双层尸体袋中，由专用车辆直接送至指定地点火化；因民族习惯和宗教信仰不能进行火化的，应当经上述处理后，按照规定深埋。

6. 猴痘预防与控制要点

项目		内容
病原学		①猴痘病毒（MPXV）是全长约为197kb的双链DNA病毒，属于痘病毒科正痘病毒属，该病毒很容易人工培养，在人、猴、鼠、兔等来源的细胞和鸡胚绒毛尿囊膜中都能很好地生长并引起细胞病变。 ②猴痘病毒耐干燥和低温，在土壤、痂皮和衣被上可生存数月。 ③该病毒对热敏感，加热至56℃ 30min或60℃ 10min即可灭活，紫外线和一般消毒剂均可使之灭活，对次氯酸钠、氯二甲酚、戊二醛、甲醛和多聚甲醛等敏感。
流行病学	传染源	①猴痘病毒的主要宿主为非洲啮齿类（非洲松鼠、树松鼠、冈比亚袋鼠、睡鼠等），灵长类（多种猴类和猿类）由于与感染的啮齿类动物接触偶可感染。 ②感染动物及猴痘病毒感染者是主要传染源。
	传播途径	病毒经黏膜和破损皮肤侵入人体。 ①主要通过接触感染动物的呼吸道分泌物、病变渗出物、血液、其他体液，或被感染动物咬伤、抓伤而感染。

项目		内容
流行病学	传播途径	②人与人之间主要通过密切接触传播，亦可在长时间近距离接触时通过飞沫传播，接触病毒污染的物品也有可能感染。 ③病毒还可通过胎盘从孕妇传播给胎儿。
	易感人群	既往接种过天花疫苗者对猴痘病毒存在一定程度的交叉保护力，因此，未接种过天花疫苗的人群对猴痘病毒普遍易感。
	临床表现	潜伏期5~21d，多为6~13d。 ①发病早期出现发热、寒战、头痛、嗜睡、乏力、背部疼痛和肌痛等前驱症状。90%患者出现明显的浅表淋巴结肿大，如颈部、腋窝、腹股沟等。 ②发病后1~3d出现皮疹。首先出现在面部，逐渐蔓延至四肢，手心和脚掌均可出现皮疹。皮疹经历从斑疹、丘疹、疱疹、脓疱和结痂几个阶段，不同形态的皮疹可同时存在。病程约2~4周。 ③结痂脱落后可遗留红斑或色素沉着，甚至瘢痕，瘢痕持续时间可长达数年。部分患者可出现并发症，包括皮损部位继发细菌感染、呕吐和腹泻引起的严重脱水、支气管肺炎、脑炎、角膜感染等。
预防与控制管理要点	监测报备	疾病控制旨在实现早发现、早报告、早诊断、早调查、早处置。
	疫苗接种	①由于既往猴痘流行地区局限，且是一种自限性疾病，临床症状通常较轻，猴痘预防一般采取以管理传染源为主的综合性防治措施，但亦有疫苗可以对特定人群进行预防。 ②由于存在交叉免疫，接种天花疫苗可预防猴痘，我国既往的天花疫苗为复制型组织培养痘苗，暴露前接种可有效保护人群免受感染，而暴露后2周内，尤其是最初4d内接种者，约85%可产生免疫力，减轻症状严重性。
	院内感染控制	①疑似病例和确诊病例应安置在隔离病房。疑似病例单间隔离。确诊病例需隔离至结痂完全脱落。 ②医务人员执行标准预防，佩戴一次性乳胶手套、佩戴医用防护口罩、防护面屏或护目镜、一次性隔离衣等，同时做好手卫生。经专家评估后，可考虑为一线诊疗人员及时安排接种天花疫苗。
	手卫生	①可选用速干手消毒剂，或直接用75%乙醇进行擦拭消毒。 ②醇类过敏者，可选择季铵盐类等有效的非醇类手消毒剂。 ③有肉眼可见污染物时，应先使用洗手液（或肥皂）在流动水下按照六步洗手法清洗双手，然后按上述方法消毒。
	皮肤黏膜	①皮肤被污染物污染时，应立即清除污染物，再用一次性吸水材料蘸取0.5%碘伏或过氧化氢消毒剂擦拭消毒3min以上，使用清水清洗干净； ②黏膜应用大量生理盐水冲洗或0.05%碘伏冲洗消毒。
	衣服床单毛巾等纺织品	①病例使用的衣服、床单、毛巾等纺织品，无肉眼可见污染物时，若需重复使用，可用流通蒸汽或煮沸消毒30min；或用有效氯500mg/L的含氯消毒剂或1000mg/L的季铵盐类消毒剂浸泡30min后，按照常规清洗；或采用其他有效的消毒方法。 ②怕湿的衣物可选用环氧乙烷或干热方法进行消毒处理。 ③有血液、体液、分泌物、排泄物等污染物时，建议均按医疗废物集中处理。
	餐饮具	病例用后的碗、盘、筷、杯等餐（饮）具清除食物残渣后，煮沸消毒30min，或使用有效氯500mg/L的含氯消毒剂浸泡30min后，再用清水洗净。

项目		内容
预防与控制管理要点	污染物	①对病例的血液、体液、分泌物、排泄物等少量污染物，可用一次性吸水材料（如纱布、抹布等）蘸取有效氯 5000~10 000mg/L 的含氯消毒剂（或能达到高水平消毒的消毒湿巾／干巾）小心移除。 ②对病例的血液、体液、分泌物、排泄物等大量污染物，应使用含吸水成分的消毒粉或漂白粉完全覆盖，或用一次性吸水材料完全覆盖后，用足量的有效氯 5000~10 000mg/L 的含氯消毒剂浇在吸水材料上，作用 30min 以上（或能达到高水平消毒的消毒干巾），小心清除干净。 ③清除过程中避免接触污染物，清理的污染物按医疗废物集中处置。 ④病例的分泌物等应采用专门容器收集，用有效氯 20 000mg/L 的含氯消毒剂，按物、药比例 1∶2 浸泡消毒 2h。 ⑤清除污染物后，应对污染的环境物体表面进行消毒。 ⑥盛放污染物的容器可用有效氯 5000mg/L 的含氯消毒剂溶液浸泡消毒 30min，然后清洗干净。
	地面墙壁	①有肉眼可见污染物时，应先完全清除污染物再消毒。 ②无肉眼可见污染物时，可用有效氯 1000mg/L 的含氯消毒剂或 500mg/L 的二氧化氯消毒剂擦拭或喷洒消毒；不耐腐蚀的地面和墙壁，也可用 2000mg/L 的季铵盐类消毒剂喷洒或擦拭；消毒作用时间不少于 30min。
	物体表面	①诊疗设施设备表面以及床围栏、床头柜、家具、门把手和家居用品等有肉眼可见污染物时，应先完全清除污染物再消毒。 ②无肉眼可见污染物时，用有效氯 1000mg/L 的含氯消毒剂或 500mg/L 的二氧化氯消毒剂、不耐腐蚀的物体表面也可用 2000mg/L 的季铵盐类消毒剂进行喷洒、擦拭或浸泡消毒，作用 30min 后清水擦拭干净。
	污水和粪便	①具有独立化粪池的医疗机构，在进入市政排水管网前需进行消毒处理，消毒后污水应当符合《医疗机构水污染物排放标准》（GB18466-2005）。 ②无独立化粪池的医疗机构，使用专门容器收集排泄物，消毒处理后排放。用有效氯 20 000mg/L 的含氯消毒剂，按粪、药比例 1∶2 浸泡消毒 2h；若有大量稀释排泄物，应用含有效氯 70%~80% 漂白粉精干粉，按粪、药比例 20∶1 加药后充分搅匀，消毒 2h。
	室内空气	如经科学评估，需对室内进行空气消毒，则在无人情况下，可选择 5000mg/L 过氧乙酸、3% 过氧化氢、二氧化氯（按产品说明书）等消毒剂，按 20mL/m³ 用超低容量（气溶胶）喷雾法进行消毒。
	患者生活垃圾	患者生活垃圾按医疗废物处理。
	医疗废物	医疗废物的处置应遵循《医疗废物管理条例》和《医疗卫生机构医疗废物管理办法》的要求，规范使用双层黄色医疗废物收集袋封装后按照常规处置流程进行处置。

7.结核病预防控制预防与控制要点

项目		内容
病原学		结核菌属分枝杆菌，在显微镜下，结核菌为细长稍弯曲或直的杆菌。结核菌是专性需氧菌，生长很缓慢，在固体培养基上，结核菌增代时间为 18~20h，培养时间需 8d 以上至 8 周。在大部分培养基上菌落呈粗糙型。具有抗酸和抗酸性乙醇脱色的特点，故又称之为抗酸杆菌。结核菌实际上包括人型、牛型、鼠型和非洲型，为结核分枝杆菌复合群，其中人型、牛型和非洲型为致病菌。
流行病学	传染源	结核病的传染源主要是痰涂片或培养阳性的肺结核患者，其中尤以痰涂片阳性肺结核的传染性为强。
	传播途径	结核菌主要通过呼吸道传染，活动性肺结核患者咳嗽、喷嚏或大声说话时，会形成以单个结核菌为核心的飞沫核悬浮于空气中，从而感染新的宿主。
	易感人群	糖尿病、硅肺、肿瘤、器官移植、长期使用免疫抑制药物或皮质激素者易伴发结核病，生活贫困、居住条件差，以及营养不良是经济落后社会中人群结核病高发的原因。
临床表现		典型肺结核起病缓慢，病程较长，有低热、乏力、食欲缺乏、咳嗽和少量咯血。但多数患者病灶轻微，常无明显症状，经 X 线检查时被发现；有些患者以突然咯血才被发现，但在病程中可追溯到轻微的毒性症状。少数患者急剧发病，有高度毒性症状和明显的呼吸道症状，经 X 线检查，往往是急性粟粒型肺结核或干酪性肺炎。
预防与控制管理要点	结核病预防	①接种卡介苗：为新生儿、婴幼儿接种卡介苗。 ②推行潜伏感染者的预防性治疗：逐步对结核分枝杆菌潜伏感染者中的结核病高危人群开展预防性治疗。特别是 HIV 感染者 / 艾滋病患者和与病原学阳性肺结核患者有密切接触的 5 岁以下儿童。 ③实施感染控制：在医疗卫生机构和人口聚集场所等高风险区域将肺结核患者与其他人员进行分区管理，在医疗卫生机构实行预检分诊、快速诊断并提供有效治疗、倡导呼吸卫生、保证良好通风、采用紫外线杀菌和佩戴医用防护口罩等措施进行感染控制。
	控制传染源	开展以患者为中心的诊断、治疗、管理和关怀服务。通过早发现、早治疗肺结核患者，减少并避免结核病在人群中的传播。 ①多途径发现患者：通过因症就诊、重点地区、重点人群主动发现和健康体检等多种途径发现肺结核患者。对所有病原学阳性肺结核患者开展耐药筛查。 ②推广使用新诊断技术：在巩固原有实用技术的基础上，推广使用快速、准确的分子诊断技术。 ③规范治疗患者：推行以标准化治疗方案为主的规范性治疗措施，对于有循证医学证据（药敏试验结果、临床药理学检查结果等）的患者可结合其治疗史以及合并症等具体情况，科学、慎重地调整治疗方案、疗程和药物剂量。 ④开展全方位的患者健康管理和关怀服务：推行结核病患者家庭医生签约服务制度，逐步利用"互联网 +"技术辅助等创新方法开展患者管理工作。

项目	内容
环境控制措施	①结核病定点医疗机构需进行结核感染风险区域划分并严格区域管理，高风险区域应相对集中，处于整个建筑群的下风向并通风良好。 ②采用适宜的通风方法使室内的每小时换气次数不少于 12 次，并使医务人员处于上风向。 ③在采用紫外线照射进行空气消毒时，其设备安装高度和数量、辐照强度均应满足要求，并规范使用和维护。
个人防护措施	①医疗机构要为肺结核可疑症状者和肺结核患者提供外科口罩并要求其佩戴。 ②与其接触的医务人员在进行适合性检测的基础上佩戴适合的医用防护口罩，在进入支气管镜检查室、结核病实验室、耐药肺结核病房等环境时，需根据操作的不同危险级别或生物安全水平使用相应的防护用品。 ③在对肺结核患者进行访视、督导服药时，访视者需佩戴适合的医用防护口罩。

参考文献

1. 第十二届全国人民代表大会常务委员会第三次会议.关于修改＜中华人民共和国文物保护法＞等十二部法律的决定（修正）.中华人民共和国传染病防治法（2013-06-29）.医院感染管理文件汇编（2015—2021）[G].北京：中国质量标准出版传媒有限公司，2021：3-13.

2. 国务院联防联控机制综合组.关于印发新型冠状病毒感染诊疗方案（试行第十版）的通知（国卫办医急函〔2023〕4 号）[EB/OL].（2023-01-05）.https：//www.gov.cn/zhengce/zhengceku/2023-01/06/content_5735343.htm.

3. 国务院联防联控机制综合组.关于印发新型冠状病毒感染防控方案（第十版）的通知（联防联控机制综发〔2023〕5 号）[EB/OL].（2023-01-07）.https：//www.gov.cn/fuwu/2023-01/07/content_5735448.htm.

4. 国务院联防联控机制综合组.关于印发新型冠状病毒感染疫情防控操作指南的通知（联防联控机制综发〔2023〕6 号）[EB/OL].（2023-01-07）.https：//www.gov.cn/xinwen/2023-01/09/content_5735787.htm.

5. 国家卫生健康委员会办公厅.关于印发流行性感冒诊疗方案（2020 年版）的通知（国卫办医函〔2020〕893 号）（2020-10-27）.医院感染管理文件汇编（2015—2021）[G].北京：中国质量标准出版传媒有限公司，2021：665-673.

6. 中国疾病预防控制中心.诺如病毒感染暴发调查和预防控制技术指南（2015 版）[EB/OL]（2015—11-20）.https：//www.chinacdc.cn/tzgg/201511/t20151120_122120.html.

7. 国家卫生健康委员会办公厅.关于印发《手足口病诊疗指南（2018 年版）》的通知（国卫办医函〔2018〕327 号）（2018-05-15）.医院感染管理文件汇编（2015—2021）[G].北京：中国质量标准出版传媒有限公司，2021：404-413.

8. 国家卫生和计划生育委员会办公厅 . 关于印发《人感染 H7N9 禽流感医院感染预防与控制技术指南（2013 年版）》的通知 [EB/OL]. （2013-04-02）. http：//www.nhc. gov.cn/yjb/bmdt/201304/78b2497cfd1c437982fd2ff3ea7b43bb.shtml.

9. 国家卫生和计划生育委员会办公厅 . 关于做好人感染 H7N9 禽流感医疗救治工作的通知（国卫发明电〔2017〕3 号）[EB/OL]. （2017-01-24）. http：//www.nhc.gov.cn/yzygj/ s3593g/201701/2dbdbc6e82dd4fdfa57508499f61cdfc.shtml.

10. 国家卫生健康委办公厅，国家卫生健康委办公厅 . 关于印发猴痘防控技术指南（2022 年版）的通知（国卫办应急函〔2022〕221 号）[EB/OL]. （2022-06-27）. https：//www.gov.cn/zhengce/zhengceku/2022-07/01/content_56.

11. 国家卫生健康委员会办公厅，国家卫生健康委办公厅 . 关于印发中国结核病预防控制工作技术规范（2020 年版）的通知（国卫办疾控函〔2020〕279 号）[EB/OL]. （2020-04-02）. http://www.cqbn.gov.cn/bmjz/bm/wsjkw/zwgk_88897/gkml/jczwgk/ylws/fwzn/jkfw/202112/W020211201409396304290.pdf.

第十一部分

医院感染管理软件的操作应用

一、医院感染实时监控系统医生端的使用说明

1. 医生端的启动方法

方式一：登陆谷歌浏览器网址：172.16.1.250/nis/dw

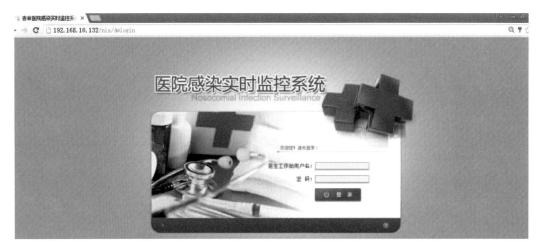

方式二：进入杏林医生端，点击"医嘱录入"界面"院感管理"跳转按钮，对应患者"医嘱录入"界面会跳转至院感系统对应的患者预警界面。

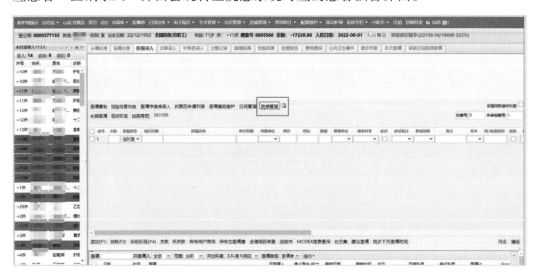

2. 查看院感预警并处理

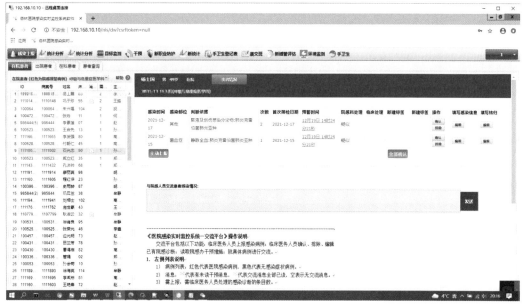

注：

在院患者：显示当前在院且在科室的患者列表。

出院患者：显示某段时间段内的出院患者列表，用于处理已出院患者的感染上报。

在科患者：显示某天在本科室的患者列表，用于处理从本科室转出的患者的感染上报。

患者查询：用于通过患者姓名或者 ID 号查询患者，可快速搜索到想要上报感染的患者。

3. 感染病例上报

3.1 选择病区

在感染上报界面，选择医生所需查看的病区。

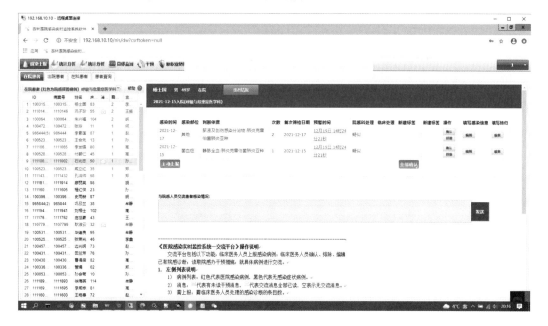

3.2 查看患者情况

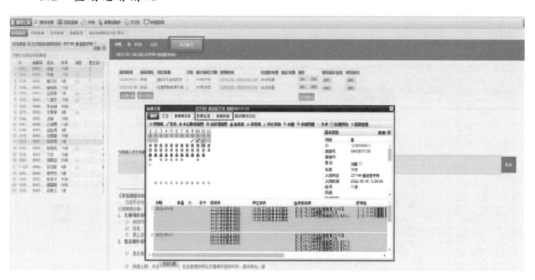

3.3 选择患者

红色患者：NIS 系统进行数据分析之后，怀疑该患者存在感染的情况，需临床医生重点处理。

黑色患者：正常患者。

蓝色患者：有预警，但是预警已经处理完的患者。

点击选择患者后，界面右侧会显示该患者的相关感染情况。

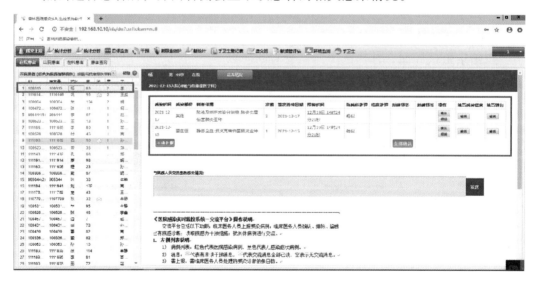

3.4 对患者进行感染诊断

（1）诊 断

临床医生只需对 NIS 系统产生的感染预警进行处理即可，分别对应"确认"和"排除"按钮，"确认"表示该患者为医院感染病例，"排除"表示该患者未感染。

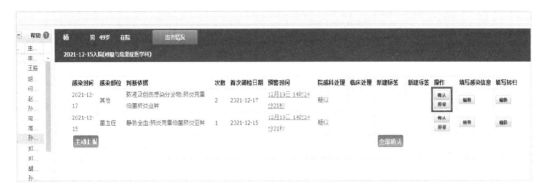

（2）填写感染信息

点击"编辑"按钮，根据患者实际情况填写感染时间、感染部位、易感因素、与原发病关系、症状、是否送检和感染诊断。

感染时间：由于患者会发生转科，将感染带入下个科室的情况，临床医生可编辑患者的感染时间，NIS系统可根据感染时间所在科室，自动定位感染科室。

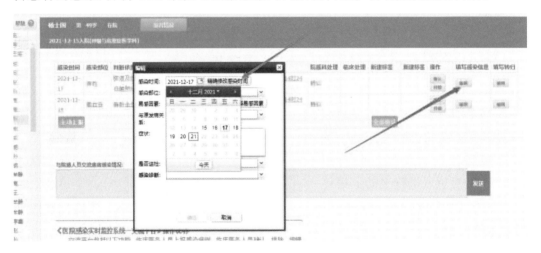

编辑完感染信息之后，直接点击"确定"，可看到界面上，该感染例次变为黑色，并且临床处理结果为"已处理"，即已完成该患者的感染上报工作。

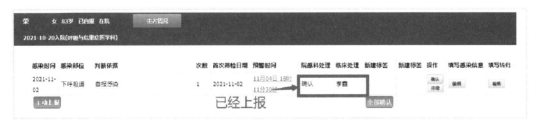

（3）对患者进行感染排除

若患者未发生感染，则点击"排除"即可。

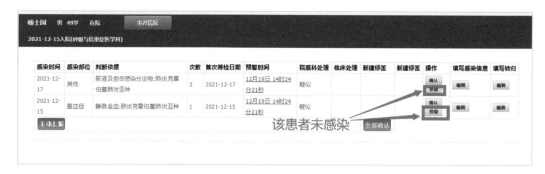

编辑完排除信息之后，直接点击"确定"，可看到界面上，该感染例次变为灰色，并且临床处理结果为"已排除"，即已完成该患者的感染排除工作。

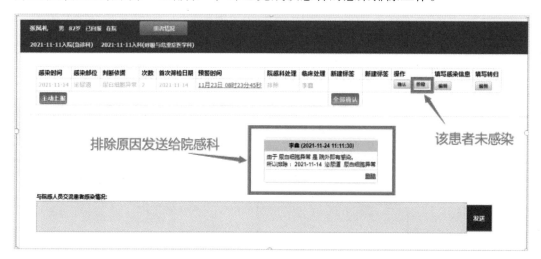

（4）对患者进行主动上报

对于某些临床诊断的感染，如上呼吸道感染，NIS 系统未提示，则临床医生可进行主动上报。

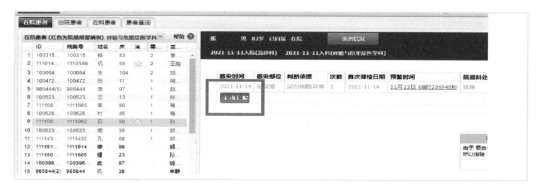

点击"主动上报"之后会弹出感染时间，选择感染日期即可。

感染部位：对于三管相关的感染，感染部位必须选择"呼吸机相关""导管相关""尿管相关"。

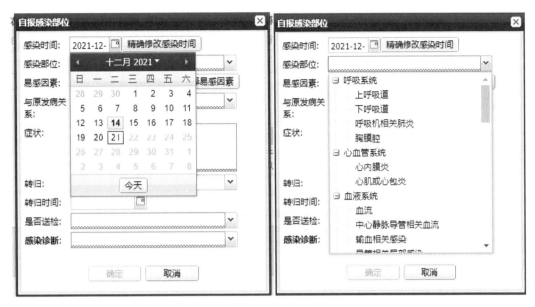

完成主动上报后对应的患者出现感染信息。

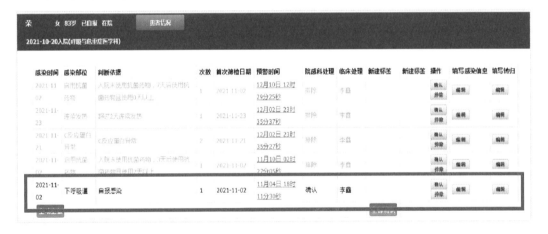

（5）消息发送

在界面的消息框中，可发送患者感染消息给院感科，便于院感科了解患者情况。

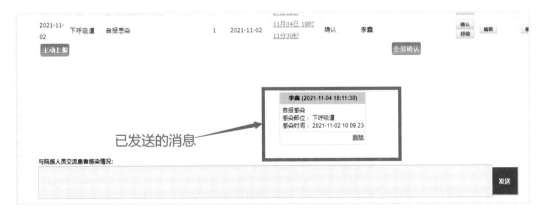

4. 多重耐药菌感染病例上报

方法：点击"报卡监测"按钮→点击"报卡登记"按钮→点击"添加＋"按钮→弹出请确认报卡所属科室及患者对话框→填写科室并输入患者 ID 或姓名后进行搜索→选中患者信息→点击"确认"按钮→填写"多重耐药菌感染防控措施实施记录表"→点击"提交"按钮。

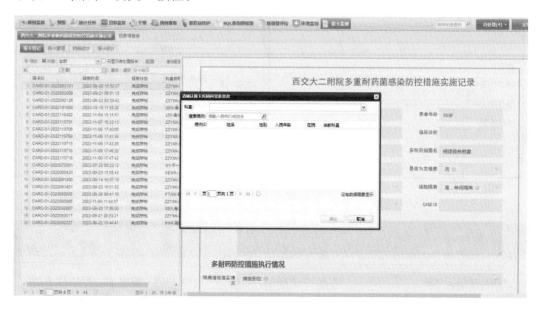

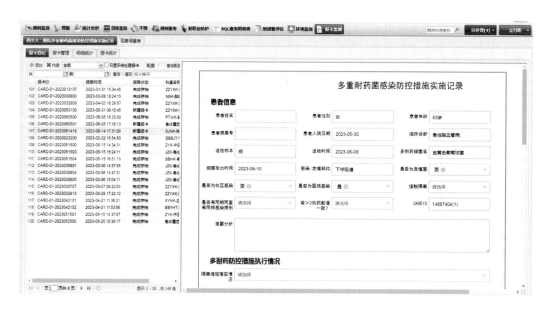

二、医院感染实时监控系统护士端的使用说明

1. 护士端的启动方法

方式一：登陆谷歌浏览器网址：172.16.1.250/nis/nw。

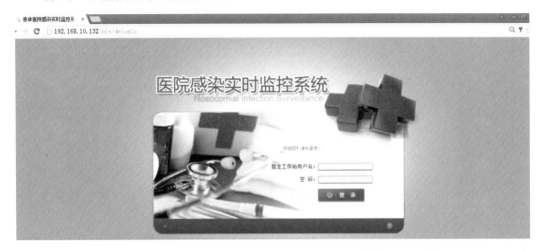

方式二：进入 HIS 护士端，点击床位图界面"院感管理"跳转按钮，进入院感管理系统界面。

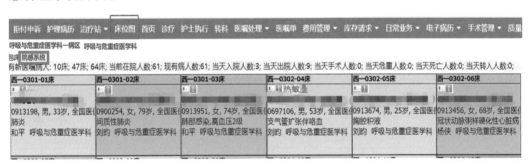

2. 手卫生依从性调查

2.1　方　法

点击"手卫生"按钮→"手卫生依从性登记表"按钮→"添加"按钮→填写调查信息（调查日期、时间、调查人、调查时长、调查对象、职业）→"保存"按钮。

若要删除本次所有调查内容，需点击"删除本次调查"按钮。若想修改或者删除某个调查对象的调查内容，选中该名调查对象所在的调查位置，点击移除即可或者直接在表中修改。

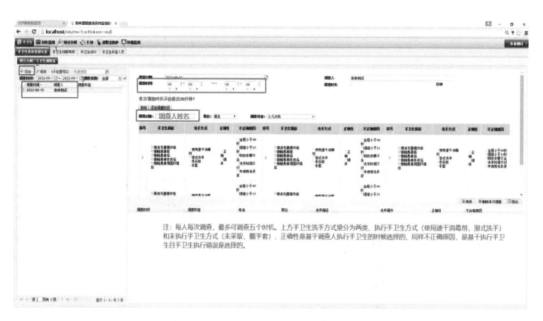

注：每人每次调查，最多可调查五个时机。上方手卫生洗手方式里分为两类，执行手卫生方式（使用速干消毒剂，湿式洗手）和未执行手卫生方式（未采取，戴手套）。正确性是基于调查人执行手卫生的时候选择的，同样不正确原因，是基于执行手卫生且手卫生执行错误是选择的。

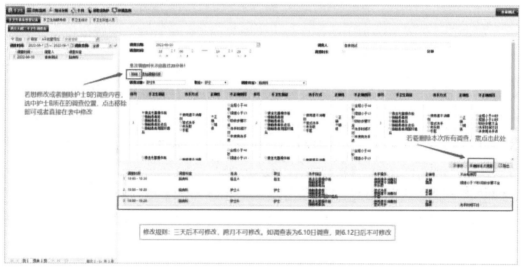

若想修改或者删除护士B的调查内容，选中护士B所在的调查位置，点击稽除即可或者直接在表中修改

若要删除本次所有调查，需点击此处

修改规则：三天后不可修改，跨月不可修改。如调查表为6.10日调查，则6.12日后不可修改

2.2 调查要求

每人每次调查，最多可调查五个时机。手卫生洗手方式里分为两类，执行手卫生方式（使用速干消毒剂，湿式洗手）和未执行手卫生方式（未采取，戴手套），正确性是基于调查人执行手卫生的时候选择的，同样不正确原因，是基于执行手卫生且手卫生执行错误是选择的。

每张调查表调查时间不可超过 20min 且不可超过调查 3 人；若要继续调查，点击左上添加，重新生成一张调查表继续调查。

修改规则：调查内容填写完成 3d 后不可修改，跨月不可修改。

3. 手卫生知识知晓率调查

3.1 方 法

点击"手卫生知晓考核"按钮→点击"添加"按钮→填写"调查科室"选项→
点击"添加"按钮→添加调查职业和调查某职业的人数→点击"确定"按钮。

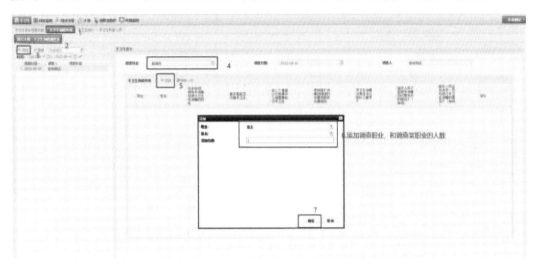

3.2 题目判断

点击为正确，双击为错误，点击三次为取消。

3.3 答题规则

答对两题以上为合格，两题以下为不合格。

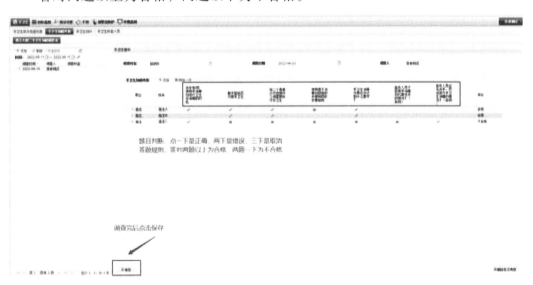

4.手卫生依从性调查统计

方法： 点击"手卫生统计"按钮→点击"手卫生依从性统计"按钮→分别点击"依从性统计（按科室）"或"依从性统计（按调查人）"按钮→选择调查时间、科室、调查人→提交。

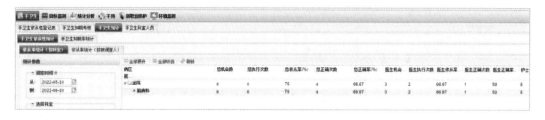

5.手卫生知晓率调查统计

方法： 点击"手卫生统计"按钮→点击"手卫生知晓率统计"按钮→点击"知晓率统计（按科室）"按钮→填写调查时间、科室、调查人→提交。

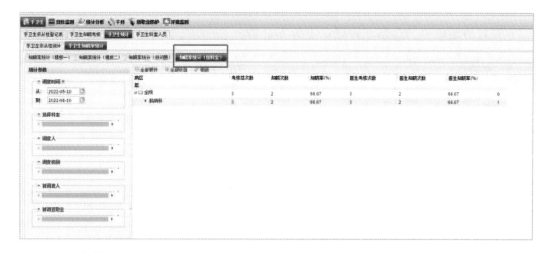

6.职业暴露登记与追踪监测

6.1 职业暴露等级方法

点击"新职业防护"按钮→填写职业接触登记表→提交。

注意事项： 若暴露源患者存在传染病，暴露者需进行追踪监测；感染结论需进行二次填写。

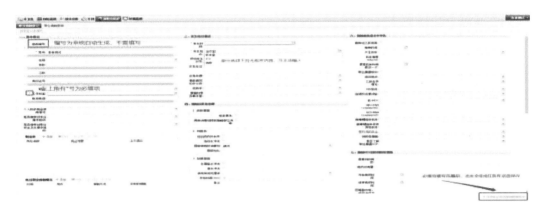

6.2　职业暴露追踪监测方法

点击"新职业防护"按钮→点击"职业接触登查询"→输入搜索条件→点击"查询"按钮→选中需追踪对象→点开"接触后追踪检测"→点击"编辑"按钮→输入检测时间和检测结果→若暴露者发生感染，点击右上角"编辑"按钮→在登记表结论项输入感染结论。

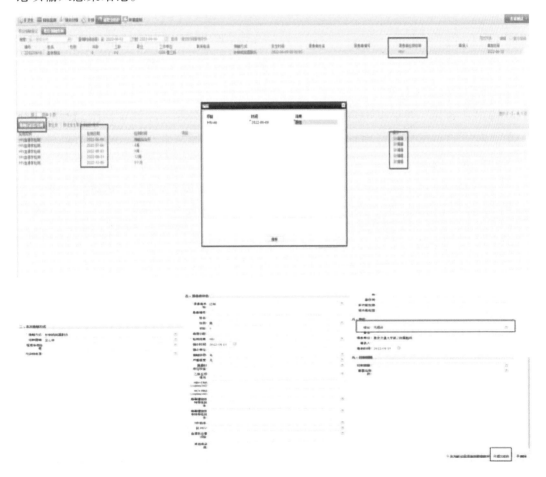

7. 环境卫生学监测

7.1 手动添加模版

点击"环境监测"按钮→点击"登记界面"按钮→点击"监测内容申请"按钮→点击"+"按钮→勾选环境类别和环境监测项目→左下方点击"保存模版"按钮。

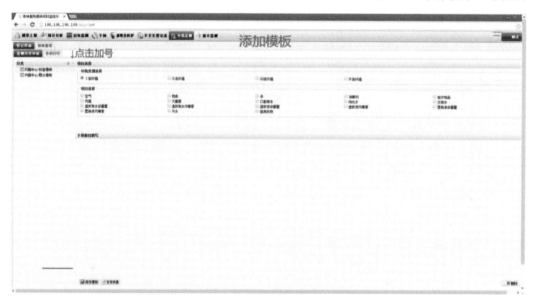

7.2 修改模版信息

弹出"新建"对话框→进行科室选择并填写模版名称→左侧选择刚建好的模版→依次对检验单模板进行项目选择→子项目由项目选择产生，输入检测数量→点击"保存模版"按钮→点击"发布申请"按钮。

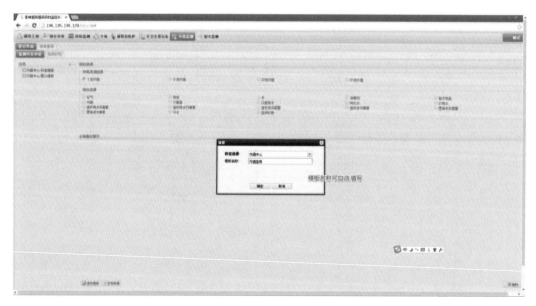

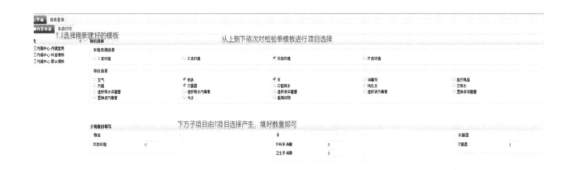

发布申请：修改模版信息并点击"发布申请"按钮→弹出"监测内容选择"弹框→核对并修改申请人、采样人和采样时间→输入采样点名称→"启用"勾选→填写核对信息无误后点击"确定"提交。

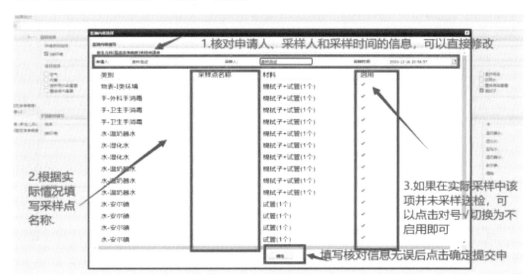

打印申请条码：提交申请信息→弹出申请条码信息→核对申请信息→点击"条码打印"按钮。

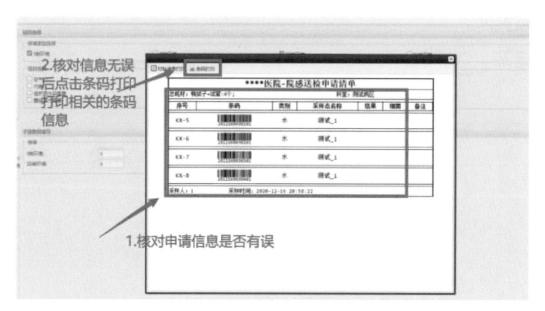

再次打印条码：条码打印页面→勾选需要打印的条码→点击"条码打印"按钮。

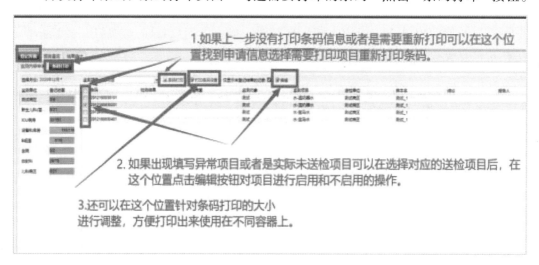

修改条码信息：条码打印页面→勾选需要打印的条码→点击"编辑"按钮。

改变条码尺寸：条码打印页面→勾选需要打印的条码→点击"打印条码设置"按钮。

送检：将条码贴在对应培养皿或试管，采样后送去检验科。

监测结果：登记进展指细菌室录入结果的进展，此处表示结果已登记完成可以查看报告，双击结果弹出检验报告预览。

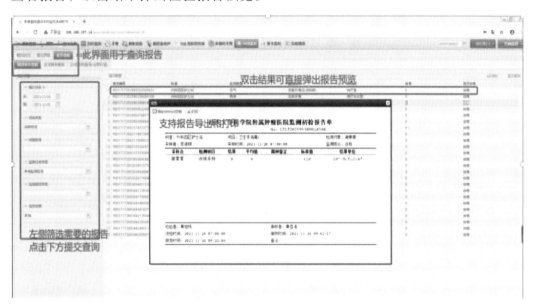

检测报告查询和打印：点击"报告查询"按钮→输入查询参数→点击"提交"按钮→选择报告→点击"打印"按钮→报告支持汇总打印。

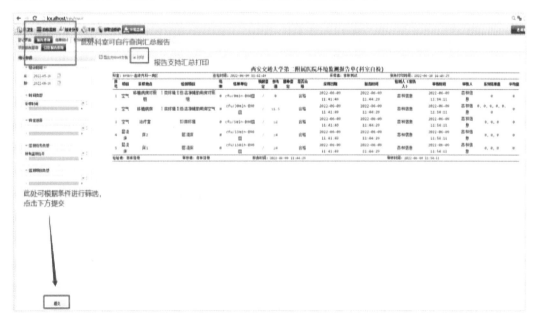

统计结果：点击"结果统计"按钮→点击"项目合格率"按钮→点击"项目合格率"按钮→选择统计时间和科室→显示送检结果合格合格率。

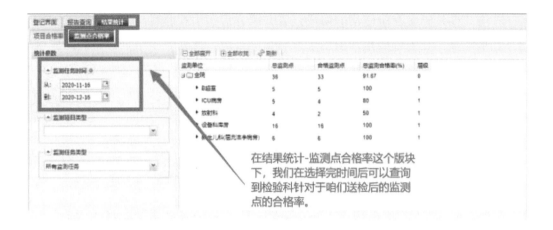

在结果统计-监测点合格率这个版块下，我们在选择完时间后可以查询到检验科针对于咱们送检后的监测点的合格率。

三、医院感染实时监控系统院感专职端的使用说明

1. 预警病例的监测和处理

方法：按科室点开预警病例→点开预警病例全景→查看病例检查结果和病历分析→判断患者是否为院内感染→点击确认或排除。

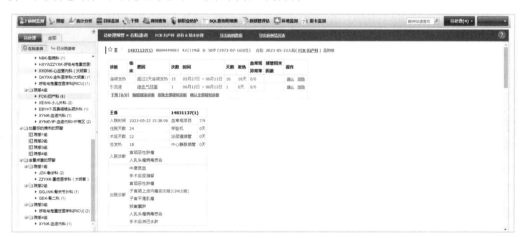

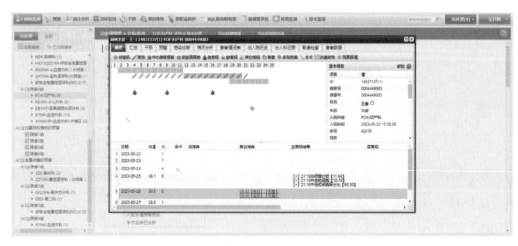

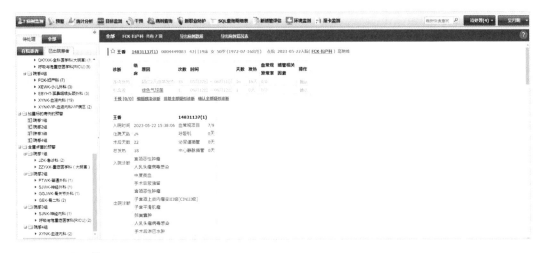

2. 预　警

2.1　预警高危因素

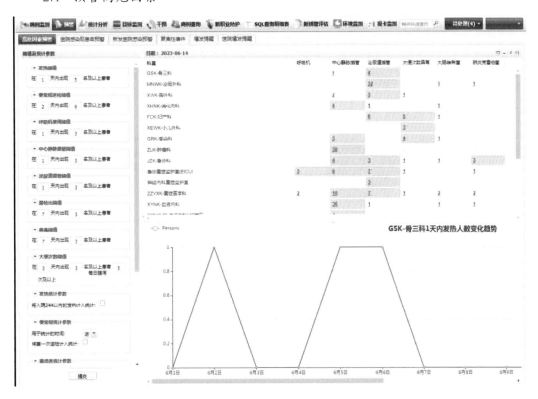

2.2　医院感染现患率预警

查看各科每日医院感染现患率情况。

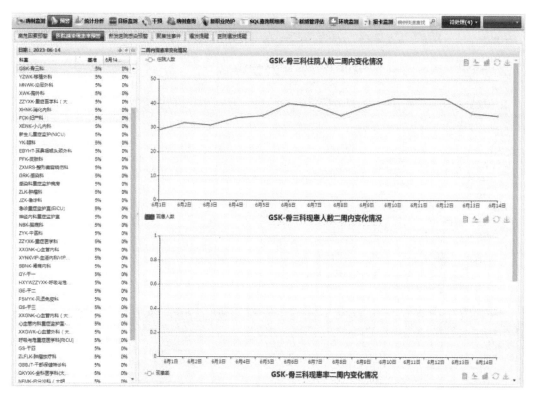

2.3 聚集性事件预警

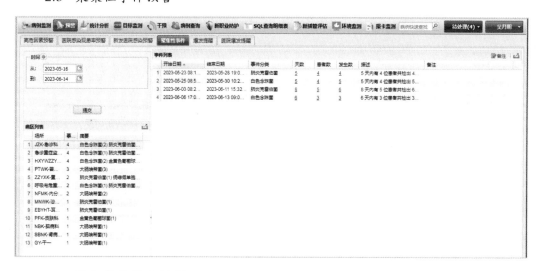

2.4 疑似感染暴发提醒

预警→暴发提醒。

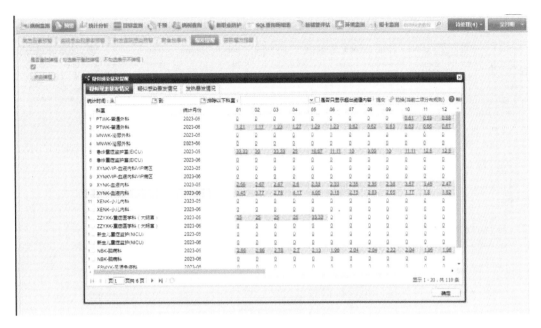

3. 统计分析

3.1　现患调查

（1）调查时点医院感染现患率

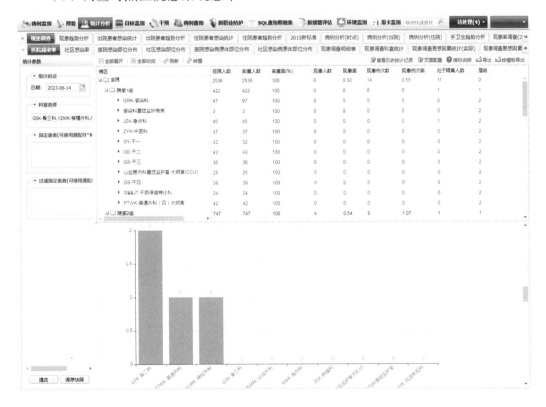

（2）调查时点医院感染部位分布

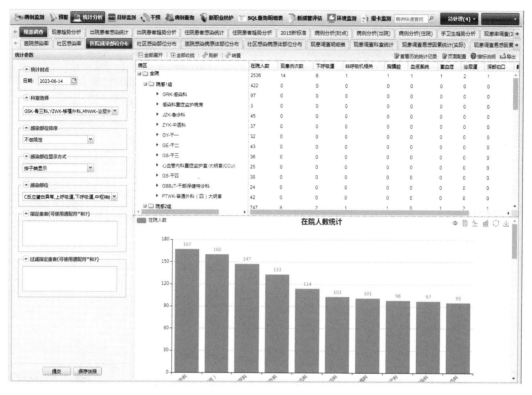

（3）现患调查明细表

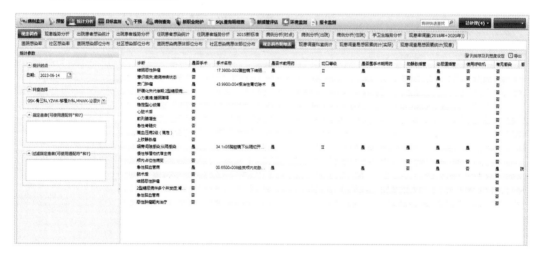

（4）现患调查科室统计

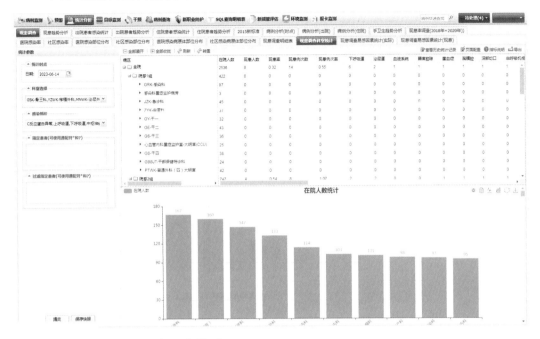

（5）现患调查易感因素统计

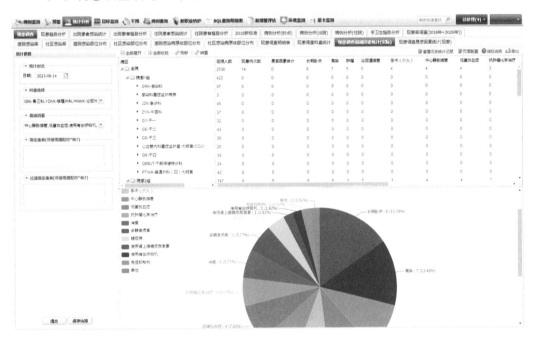

（6）现患率趋势分析

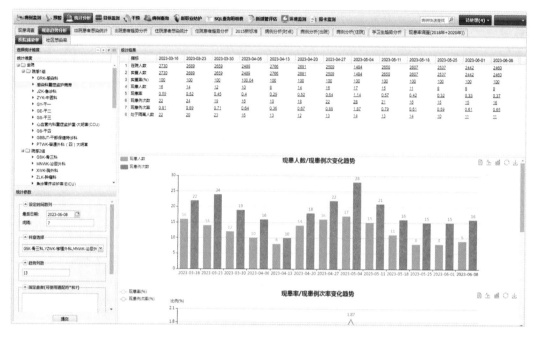

3.2 出院患者感染统计（出院患者医院感染率）

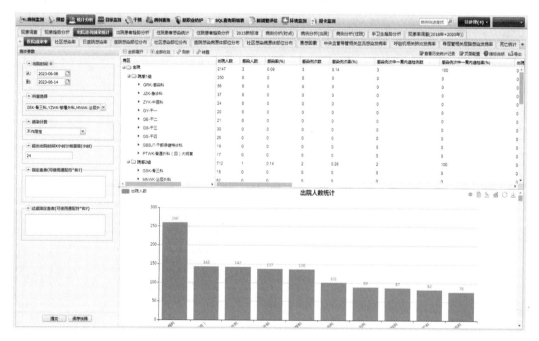

3.3　住院患者感染统计

（1）医院感染率

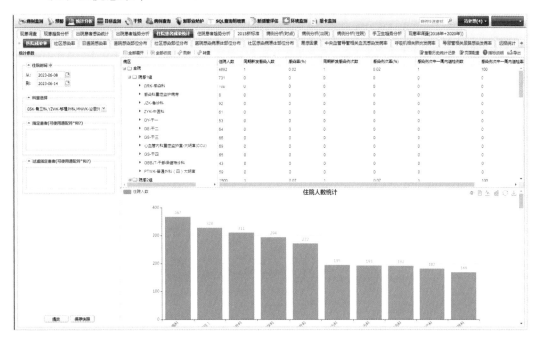

（2）中央血管导管相关血流感染发病率

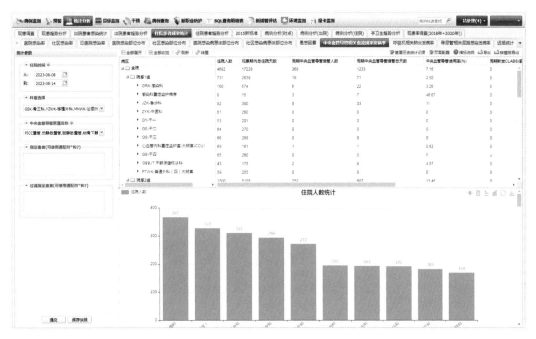

（3）呼吸机相关肺炎发病率

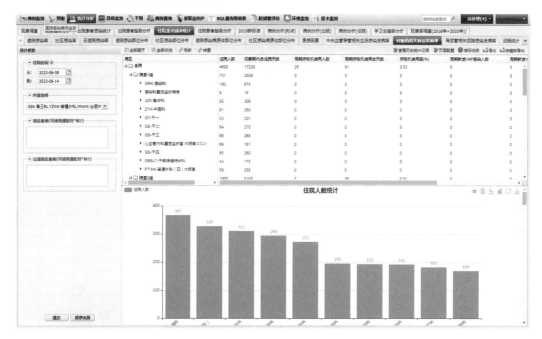

（4）导尿管相关感染发病率

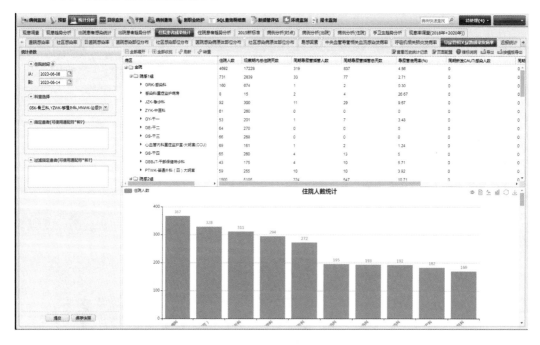

4. 目标性监测

4.1　手术监测

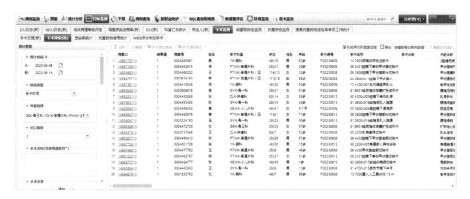

4.2　细菌耐药性监测

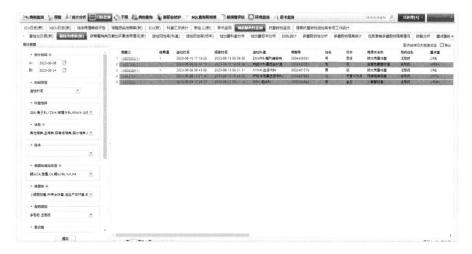

4.3　抗菌药物监测

（1）抗菌药物治疗前送检率调查

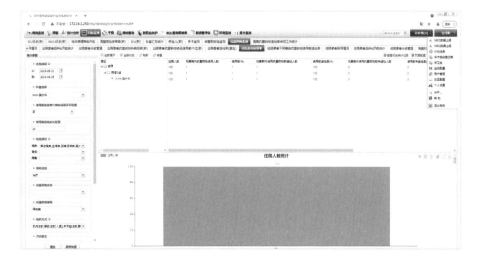

（2）Ⅰ类切口围手术期用药情况调查

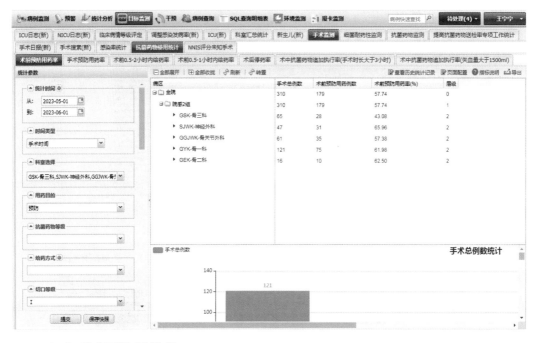

（3）手术预防用药率

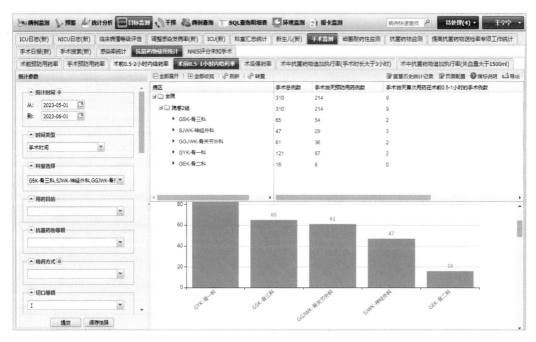

（4）术中抗菌药物追加执行率（手术时长＞3h）

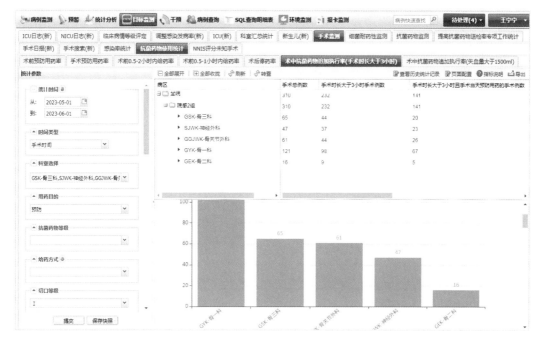

（5）术中抗菌药物追加执行率（失血量＞1500mL）

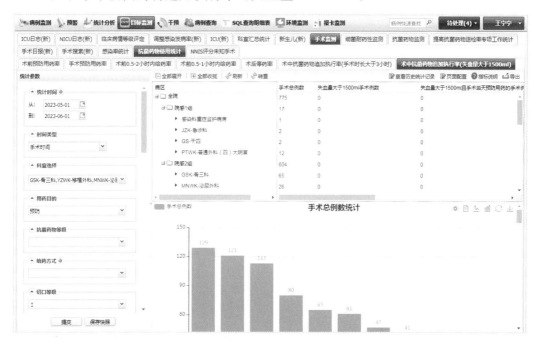

4.4 职业接触统计

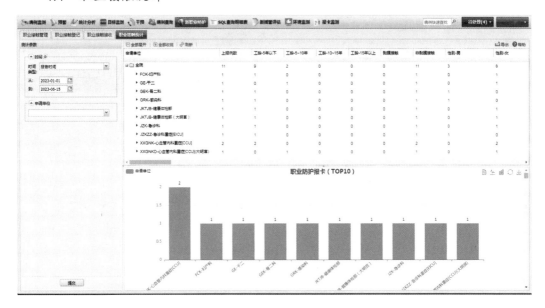

4.5 环境监测

（1）环境监测总览

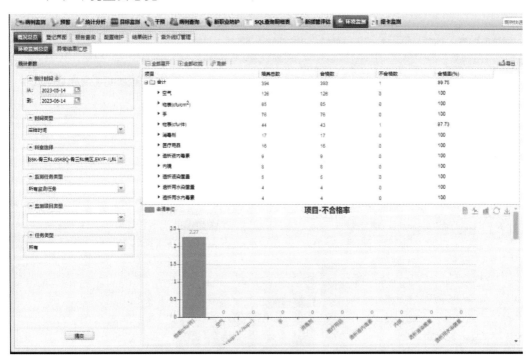

（2）项目合格率结果统计

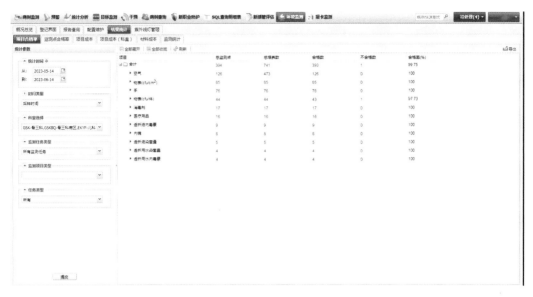

4.6　多重耐药上报统计

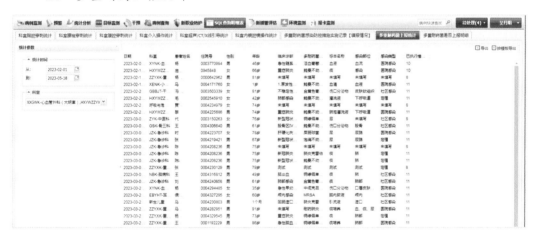